标准化全科诊疗路径

主编 吴 华

副主编 李树然 李 阳

清华大学出版社

北京

图书在版编目（CIP）数据

标准化全科诊疗路径 / 吴华主编. —北京：清华大学出版社，2023.3
ISBN 978-7-302-63019-7

Ⅰ. ①标… Ⅱ. ①吴… Ⅲ. ①家庭医学 – 诊疗 – 标准化 – 研究 Ⅳ. ①R499

中国国家版本馆 CIP 数据核字（2023）第 038725 号

责任编辑：孙　宇
封面设计：王晓旭
责任校对：李建庄
责任印制：杨　艳

出版发行：清华大学出版社
　　　　网　　　址：http://www.tup.com.cn，http://www.wqbook.com
　　　　地　　　址：北京清华大学学研大厦 A 座　　　邮　　　编：100084
　　　　社 总 机：010-83470000　　　　　　　　邮　　　购：010-62786544
　　　　投稿与读者服务：010-62776969，c-service@tup.tsinghua.edu.cn
　　　　质量反馈：010-62772015，zhiliang@tup.tsinghua.edu.cn
印 装 者：三河市君旺印务有限公司
经　　销：全国新华书店
开　　本：185mm×260mm　　　印　张：21.75　　　字　数：438 千字
版　　次：2023 年 5 月第 1 版　　　　　　　印　次：2023 年 5 月第 1 次印刷
定　　价：168.00 元

产品编号：099837-01

编 委 会

主　编　吴　华

副主编　李树然　李　阳

编　委（以姓氏笔画为序）

方良如*　广州中医药大学深圳医院景华社区健康服务中心

叶远区*　深圳市龙华区人民医院百丽社区健康服务中心

向宇凌　香港大学深圳医院

李　阳　深圳市卫生健康能力建设和继续教育中心

李树然　深圳市宝安区公共卫生服务中心

李秋燕　中国科学院大学深圳医院（光明）

李绮媚*　深圳市龙岗区第二人民医院德兴社区健康服务中心

吴　华*　深圳市宝安区人民医院

张永建*　北京大学深圳医院

张晓辉　深圳市宝安区中心医院福中福社区健康服务中心

张　淼　中山大学附属第八医院（深圳福田）八卦岭社区健康服务中心

郑燕萍　深圳市宝安区中医院壹方城健康服务中心

肖晓莉　广州中医药大学深圳医院（福田）特发社区健康服务中心

邱陆珏骓　深圳市宝安区松岗人民医院红星社区健康服务中心

周贝丽　深圳市宝安区人民医院安乐社区健康服务站

赵雯文*　深圳市宝安区福永人民医院永福苑社区健康服务站

高　蕾　深圳市宝安区人民医院海华社区健康服务站

徐军妮　中山大学附属第八医院（深圳福田）南天社区健康服务中心

徐　锐　深圳市南山区医疗集团总部深圳湾社区健康服务中心

梁成竹　深圳市宝安区人民医院

谢玉萍　深圳市宝安区人民医院第五大道社区健康服务站

谢思聪*　深圳市宝安区人民医院大浪社区健康服务中心

谭美洁　深圳市中西医结合医院民主社区健康服务站

注：*为同时参与助记口诀编纂的作者

出版说明

  标准化、规范化是提高临床医疗质量和同质化服务的重要手段，我国自2010年开始推广应用专科临床路径，旨在规范各专科医疗行为，提高医疗质量。由于诊疗任务的差异，专科临床路径以疾病为导向，且更加注重住院治疗，因此并不适用于以健康问题为导向的全科门诊工作。

  为解决这一问题，本书编者团队基于临床实证研究，遵循以人为中心的健康照顾模式，以全科临床思维为指导，以全科医生的基本功（病史采集、体格检查）为基础，以循证医学证据为依托，探索并建立了36种常见社区健康问题（症状）的标准化全科诊疗路径（以下简称全科路径）。全科路径将复杂的全科诊疗流程化，并通过行为和思维工具的应用实现标准化，从而帮助全科医生的诊疗行为在较高水准达到同质化。

  本书的另一特色是以症状、体征或健康问题为导向，打通症状、体征、健康问题与疾病谱的横向联系，充分体现全科医学的广度，有助于医生建立系统性的临床思维。

  本书内容丰富，可作为社区全科医生（包括乡村医生）临床工作的实践指导手册，也可作为住院医生规范化培训、全科转岗培训、全科医学继续教育培训中提高诊疗能力的参考资料，也冀望本书的出版对整合基本医疗和基本公共卫生于一体的全科临床实践提供有益帮助。

  全科路径不能替代医生个人良好的医学知识和技能，临床医生在应用时应根据患者实际病情进行合理诊疗和健康管理。医学知识也在不断更新，本书内容如与最新循证医学证据或诊疗规范相矛盾，则以新的证据和规范为准。除非得到明确授权，本书内容不能用于商业用途，读者不得以任何方式改变、转换或构建内容、自行出版或计算机信息化。

医生的诊疗过程受临床思维的指导，良好的临床思维对提高医生诊疗水准具有重要作用。如果没有充分的思维训练，医生的临床思维容易出现各种各样的缺陷。常见的思维缺陷可表现为：①感性有余，理性不足。一些医生过于重视直观感受和经验，习惯"见山就是山"，例如患者咳嗽就常常直接联想到呼吸系统疾病，而没想到患者可能是因服用降压药物引起的咳嗽。这种基于浅层的临床经验来指导临床的感性思维模式，当"见山而那不是山"的时候就有可能出现误诊和误治；②逻辑混乱，思维僵化。部分医生临床思维缺乏足够的条理性和逻辑性，其主要表现是诊疗行为的随意性，不注重诊疗的基本规则，如病史询问缺项漏项或没有条理，不习惯规范的体格检查甚至不做必要的体查项目，诊疗方案的考虑缺乏系统性和逻辑性等，这种诊疗方式容易漏掉或忽视重要的临床线索，有可能把常见病看成疑难杂症，或者使医生诊疗过度依赖辅助检查，同时更存在一些医疗风险。由于不注重临床思维的方式和方法，还导致医生的诊疗行为惯于按着模糊而僵化的思维套路（简单的类比思维）去进行，僵化又会加深医生常犯同一类错误的机率，临床思维僵化的另一种表现是缺乏循证医学素养，医生的诊疗处置是凭借"大家都这样做的诊疗常规"，而不是"将临床可得的最佳研究证据应用于临床"。

　　全科和其他专科相比自有其学科特点，其中重要一点是在兼顾一定深度基础上强调知识面和服务范围的广度，如全科诊疗以常见病、多发病、疾病未分化阶段为主，但这里面又可能会隐藏着严重的疾病，这种以常见病为主的广度之中有难度的特点更容易导致全科诊疗上的随意性。并且全科医生后面还有大医院和专科做为转诊的依靠，这种情形又容易让人放松要求，要求一放松就更加"随意"。因此全科医生更需要逻辑思维、理性思维。

　　那么全科医生临床思维模式应该是怎么样的？首先应打破以感性思维为主的思维定式，明确我们需要践行的全科临床思维：（1）以安全诊断策略为基础的全科诊断思维；（2）以循证医学证据为基础的全科处置和照顾思维；（3）以人为中心的系统思维和整体思维。

　　有了理性的全科临床思维模式，怎样去改造、实践我们的思维模式是第二个重要的命题。本书介绍的"标准化全科诊疗路径"在这个方面应能发挥重要作用。全科路径从感性认识（疾病的各种临床表现）出发，经过知性的抽象（通过口诀化、思维工具的运用，提醒医生面对纷繁复杂的临床表现时不要忘记疾病和诊疗的一般规律），把医生能感知的、临床表现模糊的疾病分解为简单的要素，逐步去探究，再在诊疗和处置上还原为清晰的整体，从而实现理性思维和逻辑思维的具体化。在表现形式上全科路径通过将复杂的诊疗行为流程化，再在每个具体的步骤借助思维和行为的工具（问病史的口诀、诊断的策略和思维方法、全科处置内容口诀化的工具），来规范医生的诊疗行为，从而达到标准化和较高水准的同质化。简言之，复杂问题流程化，流程问题标准化，从而实现同质化。全科路径的设计思路就是在不断强调逻辑思维、循证医学以及系统思维、整体思维。

全科医生在路径的实践过程中应注意三个循序渐进的阶段：首先是"强化"阶段，即开始阶段医生应学会"守规矩"，病史要求询问"奇特城市不加班"，就应全部询问到位，行为量化之后才会有确定性。"强化"阶段需要医生时时提醒自己按照路径去做，当积累到一定的时候，路径就会在大脑建立固定的反射回路，这时候诊疗行为就进入了"固化"阶段，不用刻意提醒了。随着临床经验的积累，大脑的反射回路应该就会更精准，即进入"优化"阶段，诊疗行为会因更有针对性（个性化诊疗）而有重点、有取舍，此时医生的诊疗行为就又好像又回到"感性、灵活"的直觉，但这种更高层次的直觉其实是建立在已经固化的理性思维之上。

人生而有涯，学而思则无涯。最后借用罗素的半句话共勉："长盛不衰的好奇心以及热烈而不带偏见的探索"是我们去填补中国全科医学各种空白的关键驱动力。

吴 华

2022年11月28日

目 录

第一章　标准化全科诊疗路径通则

随着分级诊疗的推进，患者健康问题（症状/疾病的未分化阶段）的社区首诊已经成为全科医生的重要工作内容。由于全科医学的宽度和广度，这种以问题为导向的诊疗方式会扩大全科诊疗中的不确定性。为提升全科医学诊疗水平和教学水准，编者以全科临床思维为指导，以全科医生的基本功（病史采集、体格检查）为基础，以循证医学为依托，遵循以人为中心的健康照顾模式，建立了针对社区常见症状/健康问题的标准化全科诊疗路径。

一、标准化全科诊疗路径主体框架

（一）病史采集

全科病史采集流程分为如下6步，详见表1-1。

1. 问主要临床表现（主诉）：使用助记口诀"奇特城市不加班"规范全科医生问诊，利用谐音，分别代表主要症状的起病情况、性质或特征、严重程度、时间特征、部位、加重缓解因素、伴随症状。

2. 排除红旗征：本步流程要求全科医生注意在患者的诊疗中排除相应的急危重症，通常可使用助记口诀"V.I.P"代表3类相对常见的严重疾病：Vascular diseases（血管性疾病）、Infection diseases（严重感染性疾病）和Pernicious diseases（恶性疾病：肿瘤、器官功能衰竭）/Pernicious tumors（恶性肿瘤）。"V.I.P"为上述英文医学术语的首字母。

3. 鉴别诊断：结合患者的临床特点，主要应排除容易漏诊误诊的疾病。询问是否存在相关临床表现，以排除一些可能出现该主诉但又较容易被忽视的疾病（一般非严重疾病）。

4. 问已有的诊治、精神、饮食、睡眠、大小便等一般情况。

5. 问其他病史：使用助记口诀"过往家人均要旅行社工作"规范问诊其他病史，包括过敏史、既往史、家族史、个人生活史、月经婚育史、药物使用、旅行史、心理健康状况、社会经济状况以及工作和职业等。

6. 探询患者ICE：包括患者对其症状或健康的理解（Idea）、担忧（Concern）和期望（Expectation）。

表1-1 全科病史采集流程

项目	助记口诀	要素
问主要症状	奇（起）	起病情况
	特（特）	特征
	城（程）	程度
	市（时）	时间
	不（部）	部位
	加（加）	加重或减轻
	班（伴）	伴随症状
排除红旗征	V（vascular diseases）	心脑血管急危重症表现
	I（infection diseases）	严重的感染性疾病表现
	P（pernicious diseases/ pernicious tumors）	恶性疾病表现/ 恶性肿瘤表现
鉴别诊断	容易漏诊误诊的疾病	该症状下容易漏诊误诊的疾病的相关表现
一般情况	—	已有的诊治、精神、饮食、睡眠、大小便
问其他病史	过（过）	过敏史
	往（往）	既往史
	家（家）	家族史
	人（人）	个人生活史
	均（经）	月经婚育史
	要（药）	药物使用
	旅（旅）	旅行史
	行（心）	心理健康状况
	社（社）	社会经济状况
	工作（工作）	工作和职业
ICE	I（idea） C（concern） E（expectation）	患者对健康问题的想法、担忧和期望

（二）全科体格检查

应体现全科医学体格检查两个要求：

（1）系统性体格检查：初诊患者应进行系统性体格检查，通常情况下完成各系统基本检查为主，如心肺检查以听诊为主，如有阳性体征再做系统的视、触、叩和听诊。

（2）针对性体格检查：根据患者症状/健康问题以及初步诊断，对患者进行有重点的针对性体格检查。因不同健康问题（症状）背后的侧重点不同，体格检查的标准化体现在各个具体健康问题的体格检查流程和要求之中。

（三）全科诊断和综合健康评估

包括对患者现患问题的诊断和全面评估健康状况两部分，其中在病因诊断中应贯彻安全诊断策略，详见表1-2。

表1-2　全科诊断和综合健康评估

流程	项目	思考流程（问题）	思考方向	常用思维工具
第一步	现患问题的诊断	最可能的诊断？	常见病、多发病	模型识别
		需要排除的严重疾病？	红旗征（VIP）： 心脑血管性疾病 严重感染性疾病 恶性肿瘤/器官功能衰竭	安全诊断策略
		还有哪些病因需要鉴别？	依据患者临床特点作出排除及鉴别诊断（注意容易漏诊误诊的疾病）	穷极推理、流程图算法推理、解剖定位诊断法等
第二步	全面评估健康状况	对患者存在的其他健康问题的诊断和评估		

（四）全科诊疗计划和健康管理

应体现共同决策，以患者能够理解和接受的语言说明诊疗计划和健康照顾方案，使用助记口诀"世（解释）卫（安慰）建议（建议）厨房（处方）钻（转诊）研（化验或检查）水（随访）鱼（预防）"，利用谐音提醒全科医生规范诊疗行为，提供全人照顾，详见表1-3。

表1-3　全科诊疗计划和健康管理流程

步骤要素	助记口诀	内容	备注
解释和安慰	世（释）	1. 认同患者的特殊感受	
	卫（慰）	2. 告知诊断	
		3. 解释病情急缓危重	
		4. 安慰，给予信心、关怀	
建议	建议	1. 确定原发病的治疗、处置方案	患者参与讨论，共同决定进一步诊断和治疗方案
		2. 健康教育、指导	危险因素管理、生活方式指导等
处方	厨房（处方）	1. 原发病的治疗和处理 2. 对症治疗	
转诊指征	钻（转）	是否需要转诊	
化验和检查	研（验）	需要做哪些辅助检查	根据初步临床诊断，选择合适的辅助检查以帮助明确诊断

续表

步骤要素	助记口诀	内容	备注
随访和观察	水（随）	1. 是否需要随诊、随访 2. 观察（安全网）	告知患者："如果*天内不好转，请及时复诊"或"如果出现***等症状请及时复诊"
机会性预防	鱼（预）	适时提供机会性预防，落实国家基本公共卫生服务	根据患者的具体情况，提供孕产妇保健、老年保健、预防接种、传染病报告、癌症筛查等

（五）结束

如患者病情复杂或接诊需要，医生在结束诊疗时可根据具体情况，引导患者确认如下三个问题中的一个或多个：①患者的主要健康问题是什么？②患者应该怎样做？③为什么要这样做？可使用开放式提问请患者复述，如"您能否总结一下我们今天讨论的重点？或者您还有哪些不清楚的问题吗？"

二、标准化全科诊疗路径的特点及意义

（一）将复杂的全科诊疗行为流程化，以规范诊疗和保障医疗安全

门诊患者的诊疗过程主要有病史采集、体格检查、诊断/评估、诊疗决策，这也是全科诊疗的基本流程。本路径的一个重要特点是在主体框架中更加注重流程的细化与系统性，如病史采集的流程中，要求获得主要症状的相关信息之后（第一步），排除可能存在的严重疾病或原因（第二步），然后再排除其他的需要鉴别的疾病（第三步）。设计这种问诊流程的原因是全科医生日常看诊的大多数疾病是常见病、多发病，但在常见病、多发病中肯定会隐藏着一些急危重症，由于思维的惰性，如果缺乏良好的诊疗行为习惯以及行为背后严谨的临床思维，很容易导致误诊误治。这种病史采集流程的设计借鉴了澳大利亚全科医生Murtagh教授的安全诊断策略。

（二）应用临床助记小工具使具体各步诊疗流程达到标准化

在医学教育的发展历程中，特别是在英国、美国、澳大利亚等现代医学教育的发源地，开发出了各种有效的全科诊疗小工具，如规范病史采集的"OPQRSTUV"：Onset（发生）、Provoking/Palliating（诱发/缓解）、Quality（性质）、Region/Radiation（部位/放射）、Severity（严重性）、Time/Treatment（时间/治疗）、Understanding（对疾病的理解）、Valuve（期望）；再如全科诊疗计划和管理系统化的工具RAPRIOP：Reassure（解释和安慰）、Advice（建议）、Prescription（处方）、Referral（转诊）、Investigation（辅助检查）、Observation（随访和观察）、Prevention（预防），这些小工具的应用可以起到提高全科诊疗水准的作用。但是，目前未见有能整合各种有效的临床工具于一体的系

统的全科医学诊疗路径的相关文献报道。考虑到国人的使用习惯，编者团队开发了中文化的诊疗行为工具——助记口诀，通过谐音提醒全科医生在每一步应该做哪些事情，如在全科诊疗计划和健康照顾阶段，通过思维流程或助记口诀将每一步大的流程细分解为具体的环节。更重要的是整合各种临床小工具于一体而形成标准化的诊疗路径，从而保证了全科诊疗行为的系统性和规范性，以达到标准化和同质化的功效。

（三）强调诊疗基本功的重要性

全科医生由于工作条件所限，往往没有大型医学仪器设备，医生的基本功如病史采集、体格检查等对全科诊疗就显得格外重要。2000年，德国Christioan-Alberchtsd大学的一个经典研究探讨了不同临床技术的诊断价值，显示病史采集的诊断符合率为73%～84%，体格检查诊断符合率为67%～75%，而影像学诊断符合率为34%～35%，实验室检查诊断符合率为22%～67%，微生物检查诊断符合率为18%～23%。因此，合格的全科首诊医生凭借扎实的基本功：病史采集、体格检查、临床思维和全人照顾模式的运用，可以解决患者85%～90%的健康问题，更可以使一些危急重症得到及时救助与合理处置。全科路径通过流程的细化、诊疗助记工具的使用，可帮助全科医生规范病史采集、体格检查、安全诊断策略运用，可以解决大部分患者的健康问题。

（四）落实全人照顾的全科理念

全科诊疗应该体现以人为中心，注重对人的照顾（care），即在诊疗全过程中体现全人照顾（whole person care）。本路径的主体框架中将各种体现全人照顾的全科诊疗小工具，如将"RICE""世卫建议厨房钻研水鱼"整合进诊疗流程中，从而落实以人为中心，融合基本医疗和基本公共卫生于一体的综合性、协调性照顾。

（五）强调循证医学

现代医学的进展日新月异，无论是医生的处方、转介等诊疗决策，还是健康指导，都应该基于循证医学证据，结合临床经验和患者意愿给予最佳的方案。全科诊疗面对的健康问题包罗万象，问题背后的病因涵盖各个医学专科，如果仅依靠医生个人积累临床经验来解决所有的健康问题几乎不可能，而循证医学证据是"当前可得的最佳临床证据"，是更为科学的临床经验，因此全科诊疗行为更应强调循证医学证据。编者团队在各个具体的健康问题的诊疗路径编订中强调循证医学依据，尤其在诊疗计划和健康照顾中将循证医学证据应用于指导具体的任务步骤。

三、需要注意的问题

1. 本书各章节的全科路径主要适用于普通的全科门诊场景，虽然全科诊疗面临的健康问题（症状）以常见病和多发病为主，但医生接诊时应注意其中潜藏的危急重症，因此接诊医生应保持对相应症状下红旗征的敏感性，如患者存在危及生命的临床表现或生命体征不稳，应立即进行病情的初步评估并同时应立即进入急救流程，而不是按部就班地按全科路径进行诊疗。

2. 标准化全科诊疗路径提供的是通常情况下的全科诊疗一般规律，其作用是提供全科诊疗质量水准的基线保证和全科服务水平的同质化。但是疾病和健康问题的表现千变万化，更重要的是人的复杂性，患者的生理、心理、社会背景都会影响个人的健康及诊疗或健康照顾方案，这就要求全科医生在使用路径的时候不能僵硬地照搬流程、机械地使用工具，应根据患者的具体情况有所取舍、有所侧重，结合自身的医学知识和技能做出合理的临床决策，因此为达到最好效果，也需要大量针对性的培训和全科医生反复实践和内化。

（吴　华）

第二章　全身症状相关的标准化全科诊疗路径

第一节　发　　热

发热（fever）是社区门诊的常见症状之一，通常可将发热分为感染性和非感染性发热。随着社会发展，发热的疾病谱也不断发生变化，感染性发热常见于病毒、细菌感染，而非感染性发热的比例逐渐上升，其常见病因为恶性肿瘤和系统性风湿病。全面的病史采集和规范体格检查是诊断发热的基础。发热患者的标准化全科诊疗路径如下：

一、病史采集

（一）问主诉

询问患者发热的临床特征，使用助记口诀"奇特城市不加班"，利用谐音工具帮助全科医生规范问诊，详见表2-1-1。

表2-1-1　发热患者问诊内容及临床意义

助记口诀	问诊主要内容	临床意义（可能性）
奇（起）	起病情况： 1. 急性或慢性起病	· 一般感染性疾病起病较急，尤其是细菌、病毒感染，伤寒、结核等除外 · 非感染性疾病发病相对较慢，如癌性发热、系统性风湿病，但恶性组织细胞病、淋巴瘤、噬血细胞综合征等血液系统疾病可以表现为急骤起病，且病情凶险 · 病毒感染大多发热时间为数天，EB病毒和巨细胞病毒感染除外 · 免疫缺陷型患者中性粒细胞数低于500/mm³可反复发热
	2. 原因和诱因	· 受凉、感冒：上呼吸道感染 · 近期是否手术、脑外伤、皮肤是否有损伤 · 发热性传染病：与周围人接触是否有类似病史 · 过敏可以引起免疫性非感染性发热 · 儿童注意询问预防接种史以排除接种反应 · HIV相关型发热：HIV感染的门诊患者持续发热4周，或住院的HIV感染患者持续3天反复发热，其发热原因多为机会性感染

续表

助记口诀	问诊主要内容	临床意义（可能性）
特（特）	性质、特征 ·热型 ·发热的特点	·首先明确是否是发热，排除：排卵期体温升高，运动、饮食、衣着的影响 ·稽留热：指体温恒定地维持在39～40℃以上，达数天或数周，24h内体温波动范围不超过1℃。常见于大叶性肺炎、伤寒高热期 ·弛张热：体温常在39℃以上，波动幅度大，24h内波动范围超过2℃，但都在正常水平以上。常见于败血症、风湿热、重症肺结核及化脓性炎症等 ·间歇热：体温骤升达高峰后持续数小时，又迅速降至正常水平，无热期（间歇期）可持续1天至数天，如此高热期与无热期反复交替出现。常见于疟疾、急性肾盂肾炎等 ·波状热：体温逐渐上升达39℃或以上，数天后又逐渐下降至正常水平，持续数天后又逐渐升高，如此反复多次。常见于布鲁氏菌病 ·回归热：体温急剧上升至39℃或以上，持续数天后又骤然下降至正常水平。高热期与无热期各持续若干天后规律性交替一次。可见于霍奇金病等 ·不规则热：发热的体温曲线无一定的规律。可见于结核病、风湿热、支气管肺炎、渗出性胸膜炎等 注意： 1. 药物的应用对热型会产生影响：如由于抗生素的广泛应用或因解热药或糖皮质激素的应用 2. 不同患者存在个体差异：如老年人休克型肺炎时可仅有低热或无发热，而不具备肺炎的典型热型
城（程）	严重程度	·不能仅凭热型及热度高低进行诊断或判断病情轻重 ·老人、儿童需观察精神状况、伴随症状等来判断严重程度
市（时）	时间特征： 1. 短程热：<1个月 2. 中程热：1～3个月 3. 长程热：>3个月	·短程热发热的原因多因感染性疾病所致，病原体可为病毒、支原体、衣原体、立克次体、细菌、真菌等 ·中程热多见于感染性疾病，多见于原发疾病基础上合并其他感染，或原发疾病隐匿或迁延未愈 ·长程热需注意患者的发热症状可有反复，并非发热持续达3个月以上。在这部分疾患中，以免疫系统疾病、结缔组织疾病、肿瘤为多见，感染性疾病相对少见
不（部）	部位	·是否存在原发病灶，如肺脓疡、肝脓肿、皮肤化脓性感染等
加（加）	1. 加重因素 2. 缓解因素	·发热的时间规律，缓慢起热还是急骤起热，是否能自行退热，服药是否能退热，服药退热后多久再发热
班（伴）	伴随症状： ·寒战 ·流涕、鼻塞、咳嗽 ·乏力、头痛、全身肌肉酸痛，呼吸道症状轻微 ·咳嗽、咳痰，气急	·常见于大叶性肺炎、败血症、急性胆囊炎、急性肾盂肾炎、流行性脑脊髓膜炎、疟疾、急性溶血或输血反应等 ·上呼吸道感染 ·流行性感冒、特殊病毒感染 ·支气管炎、肺部感染

续表

助记口诀	问诊主要内容	临床意义（可能性）
班（伴）	·恶心、呕吐、腹痛、腹泻等消化系统症状	·消化系统感染性疾病：如胃肠炎、憩室炎、阑尾炎、胆囊炎等；炎症性肠病：如克罗恩病、溃疡性结肠炎
	·尿频、尿急、尿痛等泌尿系统症状	·泌尿系感染
	·女性患者白带异常、下腹不适	·女性生殖系统感染
	·皮疹	·常见于麻疹、猩红热、风疹、水痘、结缔组织病等
	·淋巴结肿大	·常见于传染性单核细胞增多症、风疹、淋巴结结核、局灶性化脓性感染、丝虫病、白血病、淋巴瘤、转移癌等
	·肝脾大	·常见于传染性单核细胞增多症、病毒性肝炎、肝及胆道感染、白血病、急性血吸虫病等
	·出血倾向	·伴皮肤黏膜出血：重症感染及某些急性传染病，如流行性出血热、病毒性肝炎、斑疹伤寒、败血症等；某些血液病，如急性白血病、重症再生障碍性贫血等
	·关节肿痛	·常见于猩红热、风湿热、结缔组织病、痛风等
	·结膜充血	·常见于麻疹、流行性出血热、斑疹伤寒、钩端螺旋体感染等
	·盗汗	·盗汗、咳嗽、咯血：肺结核
		·盗汗、潮热、失眠：更年期综合征

（二）排除红旗征——严重疾病

此处使用助记口诀"V.I.P"代表血管性疾病、感染性疾病、恶性肿瘤三类严重疾病，本步流程要求全科医生注意在发热患者的诊疗中排除这三类严重疾病的临床表现，详见表2-1-2。

表2-1-2　发热患者的红旗征及临床意义

助记口诀	红旗征	临床意义（可能性）
V	胸部不适或心动过速等相关表现	急性感染性心内膜炎、心肌炎
I	儿童发热或伴有皮疹等表现	川崎病、传染性单核细胞增多症、猩红热、手足口等传染性疾病
	成年人反复发热、腹泻、皮疹等	艾滋病
	剧烈头痛、喷射性呕吐、意识状态改变等	颅内感染
	气急、呼吸困难	重症肺炎、呼吸系统严重感染
I/P	严重的夜间盗汗	排除肺结核、恶性淋巴瘤
P	慢性发热、体重减轻、淋巴结肿大等	恶性肿瘤、结核病、淋巴瘤等
	儿童反复发热、血象异常	血液系统疾病

注：助记口诀V.I.P分别为英文单词Vascular diseases，Infection diseases，Pernicious tumors的首字母。

（三）鉴别诊断

询问相关临床表现以排除容易漏诊误诊的疾病，本步流程提醒全科医生注意鉴别诊断，尤其是以发热为主诉，而又容易被医生忽视的疾病（一般非严重疾病），详见

表2-1-3。

表2-1-3　发热患者中容易漏诊误诊的疾病及临床表现

疾病	临床表现
HIV病毒感染相关疾病	HIV感染相关病史，反复发热、腹泻、皮疹等
旅行获得性感染	旅行病史，旅游地特殊疾病流行史，发热、腹泻、皮疹等
动物源性寄生虫	某特殊动物接触史，发热、皮疹等
药物热	近期药物使用史，发热，少数有过敏症状
系统性风湿病	热型多样，多伴有发热、皮肤改变、关节症状等
EB病毒感染	咽痛、发热、淋巴结肿、肝脾大、皮疹等

（四）问一般情况

询问目前治疗、精神、饮食、睡眠、大小便等一般情况。

（五）问其他病史

采用助记口诀"过往家人均要旅行社工作"，利用谐音帮助全科医生规范问诊，详见表2-1-4。

表2-1-4　发热患者其他病史问诊内容及临床意义

助记口诀	内容	临床意义（可能性）
过（敏）	过敏：是否有食物、药物过敏史	·过敏可以引起发热
往（往）	既往史：近期有无上呼吸道感染、外伤 既往类似疾病史、其他疾病史、手术史	·颅脑外伤损伤中枢调节系统 ·大型手术、创伤后吸收热 ·多种疾病都以上呼吸道症状为最初表现
家（家）	家族史：家族疾病情况	·家族史：肿瘤、结缔组织疾病等
人（人）	个人生活史：饮食习惯、抽烟、饮酒、毒品摄入情况，锻炼等	—
均（经）	月经婚育史、冶游史	·注意排卵期体温升高 ·注意冶游史与性传播疾病
要（药）	药物：最近口服哪些药物 ·抗菌药物：如β-内酰胺类、磺胺类、呋喃妥因、米诺环素等 ·抗癫痫药 ·别嘌醇 ·肝素	·排除药物热，尤其是使用多种药物的老年人和儿童
旅（旅）	旅行史：最近是否出去旅游过，当地是否存在特殊流行病或地方病	—
行（心）	心理：情绪、兴趣等心理健康状况	·压力、紧张、情绪、兴趣及人际关系等
社（社）	社会经济状况	—
工作	工作和职业	·注意特殊职业病或职业中毒

（六）探询ICE

探询患者对其症状或健康的想法（Idea）、担忧（Concern）和期望（Expectation）。

二、体格检查

发热患者体格检查流程、内容及临床意义，详见表2-1-5。

表2-1-5　发热患者体格检查内容及临床意义

要素	内容	阳性体征的临床意义（常见病因）
生命体征	体温*	·注意热型与相对应疾病的关系
	脉搏*	·注意心血管疾病，如心律失常、心肌炎等
	血压	
	呼吸*	·呼吸频率不规则，考虑是否存在颅脑疾病 ·呼吸频率过快，考虑是否存在重症肺部感染
体型	身高，体重	计算BMI
一般情况	*神志、体位、面容、体态	·是否有颅脑方面疾病
皮肤*	颜色（是否苍白）、发绀、皮疹、皮下出血	·鉴别各种传染病和全身系统性疾病（如系统性风湿病）
头颅五官	眼：眼睑	·眼睑苍白：提示明显的贫血
	耳：是否有流脓	·是否有中耳炎
	鼻：鼻腔，鼻窦压痛	·是否有上呼吸道感染、鼻炎、鼻窦炎
	口腔*：口唇、口腔、扁桃体、咽喉	·口腔念珠菌病（口腔黏膜上的白色糜烂）：提示铁缺乏/免疫缺陷 ·口腔溃疡：提示手足口病、克罗恩病等 ·牙龈是否有脓肿 ·扁桃体是否有脓肿、白膜
颈部	甲状腺触诊*	·甲亢会导致发热
	触诊浅表淋巴结*	·颈部浅表淋巴结肿大：感染或转移性恶性肿瘤可能 ·耳部淋巴结—左锁骨上窝淋巴结肿大：提示胃恶性肿瘤
	颈强直、克氏征、布氏征	·颅内感染
胸部	视诊*：胸壁皮肤	·蜘蛛痣（中央红点及红色扩张）：慢性肝病 ·是否有带状疱疹或者其他皮疹
	心脏听诊*：五个瓣膜听诊区（心率、心律、心音、杂音）	·如有心脏节律、心音、杂音等阳性体征，应做系统心血管检查排除心肌炎等
	肺部听诊*：呼吸音、干湿啰音	·注意肺部感染

要素	内容	阳性体征的临床意义（常见病因）
腹部	视诊*：皮疹、特殊体征 听诊*：肠鸣音 触诊*：腹肌紧张度、包块、压痛 *叩诊 妇科检查（必要时）	·腹部皮肤是否有皮疹 ·肠鸣音亢进提示急性胃肠炎 ·浅部触诊（压痛、反跳痛、肌紧张、肿块） ·肝脏检查（从右髂窝到右侧肋缘触诊）：排除肝脏肿大 ·脾脏检查（从右髂窝到左侧肋缘触诊）：排除脾肿大 ·肝肾区叩击痛，排除脓肿、泌尿系统感染等炎症病变 ·女性检查子宫、附件是否有压痛，以排除妇科炎症
四肢	手 手臂 腋下 双下肢	·关节是否有变性：结缔组织疾病 ·杵状指：心血管疾病、呼吸系统疾病、消化系统疾病等 ·反甲、凹甲：慢性缺铁（缺铁性贫血） ·白甲：甲床变白，提示低蛋白血症（肝衰竭/肠道疾病） ·手掌红斑：手掌变红，提示肝病或者怀孕 ·掌腱膜挛缩、手掌筋膜增厚，过度饮酒/家族史有关（肝硬化） ·扑翼样震颤-肝性脑病、尿毒症、二氧化碳潴留 ·针眼：注射药物的使用，如注射毒品可导致病毒性肝炎和HIV感染 ·各种皮疹：过敏、真菌感染、细菌感染等 ·淋巴结肿大：恶性肿瘤、感染 ·黑棘皮病（色素沉着）：胃肠道腺癌/肥胖 ·皮肤损害（如结节性红斑）、双下肢有无水肿 ·是否存在脑部疾病导致肌力、肌张力的变化 ·关节活动是否正常，排除结缔组织疾病
神经系统	四肢肌力、肌张力、腱反射、病理征	·颅内感染时可有异常

注：1. *为建议每次查体应做的重点项目，尤其是初诊患者，此为系统性体格检查的体现；2. 针对具体患者，根据初步诊断做有针对性的体格检查，选择性完成病情需要的其他体格检查项目。

三、诊断和评估

（一）现患问题的诊断

贯彻安全诊断策略。对患者发热的病因诊断时应考虑如下3个要素问题（表2-1-6）：

表2-1-6　发热患者病因诊断的安全诊断策略

要素	思维工具	可能的病因
最可能的诊断（常见病、多发病）？	模型识别	·病毒性呼吸道感染：上呼吸道感染、流感、肺部感染 ·细菌性呼吸系统感染：链球菌感染、葡萄球菌感染 ·消化系统感染（病毒或细菌）：胃肠炎、肠炎
需要排除的严重疾病？	V.I.P	·V：心肌炎、脉管炎、感染性心内膜炎、心肌梗死等 ·I：肺部、泌尿系、肝胆、盆腔生殖系统、败血症等严重感染 ·P：恶性肿瘤

要素	思维工具	可能的病因
需要鉴别的可能病因？	基于症状特点的穷极推理	·感染性发热：病毒、细菌、真菌、支原体、立克次体、螺旋体、寄生虫引起的感染 ◇特殊病毒感染*：EB病毒感染、传染性单核细胞增多症 ◇传染性疾病*：猩红热、HIV感染、结核病 ◇寄生虫感染*：弓形虫感染 ◇非典型泌尿系统感染* ·非感染性发热 ◇系统性风湿病*：系统性红斑狼疮（SLE）、类风湿关节炎、川崎病（儿童） ◇炎症性肠病*：克罗恩病、溃疡性结肠炎 ◇内分泌与代谢疾病：甲亢*、脱水 ◇无菌性坏死物质吸收：组织损伤/梗死、内出血、血肿、较大面积烧伤等 ◇药物热* ◇体温调节中枢功能异常：中暑、安眠药中毒、脑出血、颅骨骨折、脑震荡等、感染后低热 ◇生理性低热：精神紧张、剧烈运动、经前期或妊娠

注：*为容易漏诊误诊的疾病。

（二）健康问题的综合评估

对患者存在的其他健康问题进行诊断和评估。

四、全科诊疗计划和健康照顾

共同决策，以患者能够理解和接受的语言说明并执行诊疗和健康照顾方案，以助记口诀"世（解释）卫（安慰）建议（建议）厨房（处方）钻（转诊）研（化验或检查）水（随访）鱼（预防）"，利用谐音提醒全科医生规范诊疗行为，提供全人照顾。具体内容如下：

（一）解释和安慰

1. 认同患者及家属的特殊感受，表达关注和理解。
2. 告知诊断。
3. 解释病情急危缓重；解释能否或如何排除"红旗征"及背后的严重疾病；如果病因明确且体液丢失已补充，大多数发热是良性和自限性的。
4. 安慰，给予信心、关怀。本步包含对患者ICE的回应。

（二）建议

患者参与讨论，共同决定进一步诊断和治疗方案：

1. 确定原发病的治疗、处理方案；

2. 退热方案；

3. 注意休息，饮食以易消化的流质食物为宜，多喝水。

（三）处方

1. 原发病的治疗和处理，对急性高热患者，疑为感染性发热且严重时，在必要实验室检查和必要时各种培养标本采取后，根据初步临床诊断以经验性抗感染治疗。

2. 物理降温

（1）可作为紧急降温措施；温水擦浴，冰袋或冷水袋置于患者前额、腋窝、腹股沟部冷敷；降低室温（27℃）；室内空气须流通，减少患者衣被；患者出汗多时，须为其擦干汗液，必要时更换衣服、被单。

（2）因物理降温获益不确定或短暂，对于病前身体状况良好的发热婴儿和儿童，不建议采取物理降温；如果儿童需要比单独应用退热剂治疗获得更快速和更大程度的体温降低，体外降温可作为退热剂的辅助手段。

（3）对于寒冷敏感的患者，不建议采取物理降温，冷刺激会使患者产生寒战，寒战时横纹肌产生热量增多影响降温效果；使用冰块降温不能只对一个部位进行长时间冰敷，避免冻伤；擦浴降温不能擦拭患者的前胸、后背、腹部、脚底等部位，防止出现不良反应。

（4）物理降温半小时后，要及时测患者体温（如果测腋温则需要在测量一侧停止物理降温30分钟后进行），密切观察患者脉搏、呼吸和血压。

3. 退热药物治疗

（1）解热镇痛药：适用于持续发热不退者，伴有头痛、意识障碍、谵妄的中度发热，病因明确的长期发热性疾病等。对乙酰氨基酚为儿童安全退热药物首选，适用于3个月以上儿童，布洛芬可用于6个月以上儿童及成人，该药物用于降温效果较好；原则上不能同时使用两种退热药，不提倡两种退热药交替使用，但一种退热药效果不佳时可换另一种试用。

（2）糖皮质激素：具有抗炎、抗毒、抗休克以及免疫抑制作用；一般情况下不用，少数情况（如疑有药物热、Still病等）慎用。

4. 液体疗法：发热患者应注意补充水分和电解质，通常口服补液，必要时静脉补液。

（四）转诊

患者出现下述情况时，应注意及时进行转诊。

1. 出现红旗征或者怀疑V.I.P严重疾病者。

2. 对适当的药物治疗或其他处理无效时。

3. 满足不明原因发热条件者（Petersdorf的标准）：

（1）发热病程≥3周；

（2）体温多次≥38.3℃；

（3）经一周详细的检查仍未明确诊断者；

（4）出现水电解质失衡需要补液者。

（五）化验和检查

根据初步临床诊断，选择合适的辅助检查以帮助明确诊断，详见表2-1-7。

表2-1-7　发热患者辅助检查项目选择参考

发热病因初步诊断	辅助检查项目选择
感染	血常规、C反应蛋白（CRP）；抗体、血液涂片、培养及药敏等病原学检查
全身系统性疾病	血生化：血糖、肝肾功能、电解质；风湿免疫学检查等
病灶影像学检查	X线、B型超声、CT等
其他专科检查	淋巴结活检、结核菌素试验、病理检查、PET检查等

（六）随访和观察

安排随诊时间，告知患者："如果＊天内不好转，请及时复诊"或"如果合并皮疹/呼吸困难/剧烈头痛或颈痛/癫痫或意识模糊/严重呕吐或腹泻/腹部等身体部位剧烈疼痛等症状时须及时就医。"

（七）机会性预防

适时提供健康照顾，落实国家基本公共卫生服务。①对慢性健康问题的连续性照顾：针对患者合并存在的儿童生长发育问题或成年人高血压、冠心病、糖尿病、慢性阻塞性肺疾病（COPD）、慢性肾脏疾病、肝硬化、脑血管意外后遗症等慢性非传染性疾病进行连续性管理；②根据患者的具体情况，落实国家基本公共卫生服务，提供诊疗过程中的全人健康照顾服务：儿童保健、孕产妇保健、老年保健、预防接种、传染病报告、癌症筛查等。

（八）结束

对病情复杂的患者，可引导患者确认如下三个问题中的一个或多个：①患者的主要健康问题是什么？②患者应该怎样做？③为什么要这样做？可使用开放式提问请患者复述，如"您可以总结一下我们今天讨论的重点吗？或者您还有哪些不清楚的问题吗？"

（周贝丽　吴　华）

第二节 疲 劳

疲劳（fatigue）是一种非特异性的主观感觉，可表现为全身乏力，难以开始活动或维持活动状态，以及难以集中注意力和保持情绪稳定。疲劳是常见的主诉，在社区就诊的患者中占比达20%~30%；同时，患者的疲劳主诉常较模糊且易发生变化、不一定可靠，因此，全面的病史采集和规范的体格检查是诊断疲劳的基础。疲劳患者的标准化全科诊疗路径如下。

一、病史采集

（一）问主诉

询问患者疲劳的临床特征。可使用助记口诀"奇特城市不加班"帮助全科医生规范问诊，详见表2-2-1。

表 2-2-1　疲劳患者问诊内容及临床意义

助记口诀	问诊主要内容	临床意义（可能性）
奇（起）	1. 原因和诱因 2. 如何开始：突发的或渐进的	·工作、运动过度、压力过大、睡眠障碍、怀孕、节食等提示生理性 ·感染后、内分泌疾病、心肺疾病、药物、酗酒、烟瘾等提示器质性 ·精神心理性疾病常有相关创伤或痛苦事件
特（特）	性质、特征	·疲劳问诊中无特殊意义
城（程）	严重程度：对生活、工作及社交的影响	·生理性的程度多较轻 ·严重的器质性及心理性疾病的影响可较为严重 ·抑郁症可有自杀倾向
市（时）	1. 持续时间 ·短期（＜1个月） ·持续（1~6个月） ·慢性（＞6个月） 2. 病程：稳定、好转或渐进、恶化 3. 发作频率	·短期内多考虑生理性或器质性疾病 ·器质性疾病病程多是逐步进展的 ·非器质性病变的疲劳通常持续存在 ·心理性疾病病程通常为波动性 ·持续6个月或者以上注意慢性疲劳综合征、心理性疾病的可能
不（部）	部位	·注意和某个肢体或局部肌肉无力相鉴别
加（加）	1. 加重因素 2. 缓解因素	·活动加重，休息和睡眠可改善：生理性或器质性 ·活动时缓解，休息或睡眠无改善甚至加重：心理性
班（伴）	伴随症状： ·发热 ·心悸 ·气促 ·饮食、腹胀、嗳气、上腹部不适等消化不良表现 ·失眠、嗜睡、睡眠不安	·感染性疾病、系统性风湿病、癌症 ·冠心病、心力衰竭、瓣膜病 ·高血压性心脏病、COPD、肺部感染 ·消化系统疾病：功能性消化不良、幽门螺杆菌感染、慢性肝病等 ·睡眠障碍

（二）排除红旗征——严重疾病

使用助记口诀"V.I.P"代表三类严重疾病：血管性疾病、感染性疾病、恶性疾病（肿瘤和器官功能衰竭），本步流程要求对疲劳患者应注意问诊相关临床表现以排除严重疾病，详见表2-2-2。

表2-2-2　疲劳患者的红旗征及临床意义

助记口诀	红旗征	临床意义（可能性）
V	呼吸困难	心力衰竭、心脏压塞、冠心病等；严重的气道阻塞、肺疾病、胸壁与胸膜疾病
	神经系统症状头晕、意识改变、定位体征	脑血管意外
	肌无力、腹胀、心悸	低钾血症
I/P	反复低热	亚急性感染性心内膜炎、结核、恶性肿瘤
P	体重减轻	恶性肿瘤
	水肿、尿量变化	肾功能损害（尿毒症）
	腹胀、饮食、轻度黄疸	肝硬化/肝功能损害

注：V.I.P分别为英文单词Vascular diseases，Infection diseases和Pernicious diseases的首字母。

（三）鉴别诊断

询问相关临床表现以排除容易漏诊、误诊的疾病。本步流程提醒全科医生注意鉴别诊断，尤其是以疲劳为主诉，而又容易被忽视的疾病（一般非严重疾病），详见表2-2-3。

表2-2-3　疲劳患者中容易漏诊误诊的疾病及临床表现

疾病	临床表现
阻塞性睡眠呼吸暂停低通气综合征（OSAHS）	白天嗜睡、睡眠打鼾，肥胖多发
贫血	贫血患者会有头晕、心悸、皮肤黏膜苍白
甲状腺功能减退	心血管、消化、运动、神经等多个系统功能减低表现
2型糖尿病	多食、多饮、多尿，血糖升高
Addison病	皮肤色素沉着、直立性低血压
抑郁、焦虑	失眠、多虑、容易紧张或心境低落、兴趣丧失等表现
早孕	恶心、呕吐，停经史
更年期综合征	潮热、盗汗、睡眠障碍，月经改变

（四）问一般情况

主要了解患者目前的治疗、精神、饮食、睡眠和大小便等一般情况。问诊中应注意患者的精神、饮食和睡眠异常与疲乏互为因果。

（五）问其他病史

采用助记口诀"过往家人均要旅行社工作"，帮助全科医生规范问诊，详见表 2-2-4。

表 2-2-4　疲劳患者其他病史问诊内容及临床意义

助记口诀	内容	临床意义（可能性）
过（过）	过敏史：尤其药物过敏	
往（往）	既往史：近期有无感染、外伤 既往类似疾病史、其他疾病史、手术史	·感染，尤其病毒感染是疲劳的常见原因
家（家）	家族史：家族疾病情况	·恶性肿瘤、甲状腺疾病、糖尿病、精神性疾病家族史
人（人）	个人生活史：烟、酒、毒品、锻炼、饮食习惯等	·烟酒毒品习惯及其戒断症状都可有疲劳表现
均（经）	月经婚育史	·更年期综合征、妊娠均可引起疲劳
要（药）	药物：最近有服用的药物 ·β受体阻滞剂 ·地高辛 ·氨基糖苷类抗生素 ·抗组胺药、感冒药 ·抗癫痫药 ·抗抑郁药 ·安眠药 ·避孕药	·很多药物可以导致疲劳 ·撤药综合征也需考虑
旅（旅）	旅行史：最近是否出去旅游过，当地是否存在特殊流行病	
行（心）	心理：情绪、兴趣等心理健康状况	·心理因素可能是导致疲劳的根源
社（社）	社会、心理因素	·社会因素可能是导致疲劳的根源 ·家人的支持对患者尤为重要
工作	工作和职业	·注意特殊工种病或职业中毒

（六）探询 ICE

包括患者对其症状或健康的理解（Idea）、担忧（Concern）和期望（Expectation）。

二、体格检查

疲劳患者的全科体格检查流程、内容及临床意义详见表 2-2-5。

表 2-2-5 疲劳患者的全科体格检查内容及临床意义

要素	内容	阳性体征的临床意义（常见病因）
生命体征	体温*	·发热：感染、肿瘤
	脉搏*	·注意甲减，安静时心率偏慢；心律失常
	血压*	·注意体位性低血压：仰卧位、立位、坐位，如原发性肾上腺皮质功能减退症
	呼吸*	·注意肺部疾病，端坐呼吸提示心力衰竭
体型	身高、体重*、腹围	·计算BMI，明确是否有营养不良或肥胖
一般情况	神志*：意识清醒程度、精神运动性应激或迟缓	·紧张、激动：焦虑等心因性疾病
	面容：特殊面容	·萎靡：抑郁
	体位	·结核病面容：面色苍白，颊红如胭脂
	步态	·甲状腺功能亢进症面容：眼球凸出，眼裂增宽，目光炯炯
		·体位异常：腹部疾病、脊柱问题
皮肤	颜色*（是否苍白）、发绀、皮疹、皮下出血	·注意贫血症、红细胞增多症、蜘蛛痣、肝掌、色素沉着、营养不良、黄疸
淋巴结	浅表淋巴结是否肿大*	·恶性肿瘤、血液系统疾病、HIV、结核
头颅五官	十二对颅神经检查	·视力视野问题：颅内肿瘤
		·听力障碍：药物毒性
	眼*：眼睑、眼征	·眼睑苍白：贫血；眼征：甲亢
	耳、鼻	
	口腔：口唇、口腔	·注意咽部充血、扁桃体肿大、牙龈红肿等感染表现
		·口腔溃疡：克罗恩病/腹腔疾病
颈部	甲状腺触诊*	·结节、肿大：甲亢、甲减
	甲状腺血管听诊	·血管杂音：甲亢
	脑膜刺激征	
胸部	心脏听诊：五个瓣膜听诊区（心率、心律、心音、杂音）	·如怀疑心源性，应做详细的心脏检查
	肺部听诊：呼吸音、干湿啰音	·如疑似COPD、哮喘、肺癌，应做系统肺部检查
腹部	腹肌紧张度、包块、压痛	·如怀疑消化系统疾病应做系统的腹部视触叩听诊检查
脊柱	畸形、压痛	·脊椎结核、肿瘤
四肢	肌力	·中枢和周围神经系统疾病、低钾
	肌张力	·中枢和周围神经系统疾病、低钾
	不自主运动	·小脑障碍、颅内感染或中毒
共济运动	指鼻试验/轮替试验	·小脑、脑干问题、前庭问题、颅内肿瘤
姿势和步态	姿势和步态	·中枢和周围神经系统疾病
浅感觉	腹部、四肢	·中枢和周围神经系统疾病
浅反射	腹壁反射、跖反射	·中枢和周围神经系统疾病
深反射	肱二头肌、肱三头肌反射、膝反射、踝反射	·脑血管意外、DM神经病变、甲状腺功能减退、甲亢、维生素B_{12}缺乏

注：1. *为建议每次查体应做的重点项目，尤其是初诊患者，此为系统性体格检查的体现；2. 针对具体患者，根据初步诊断做有针对性的体格检查，选择性完成病情需要的其他体格检查项目。

三、诊断和评估

疲劳患者的诊断和评估包括现患问题的诊断和健康问题的综合评估两部分。

（一）现患问题的诊断

贯彻安全诊断策略，对疲劳的病因诊断时考虑可能的诊断、需要排除的严重疾病和还需要鉴别的病因等3个问题，详见表2-2-6。

表2-2-6　疲劳患者病因诊断的安全诊断策略

要素	工具	可能的病因
最可能的诊断 （常见病、 多发病）	模型识别	·生理性疲劳 ·病毒感染或感染后 ·贫血 ·紧张、应激、焦虑、抑郁 ·OSAHS
需要排除的严 重疾病	V.I.P	·V：心力衰竭、严重心律失常（如病窦综合征）、脑血管意外、低钾血症 ·I：艾滋病、结核病、丙型肝炎 ·P：白血病、淋巴瘤、肝肾功能损害
需要鉴别的可 能病因*	排除法	·器质性疾病 ◇呼吸系统：哮喘、慢性阻塞性肺疾病 ◇内分泌和代谢性：糖尿病、甲状腺疾病（甲减、甲亢）、更年期综合征、肾上腺性疾病（库欣综合征、原发性肾上腺皮质功能减退症）、垂体功能减退、代谢性疾病（如低钾血症、低镁血症） ◇系统性风湿疾病：类风湿关节炎、系统性红斑狼疮、皮肌炎、纤维肌痛等 ◇神经肌肉性：重症肌无力、帕金森病 ◇药物毒副作用、中毒、物质滥用（酒精、毒品） ·慢性疲劳综合征

注：*思考本问题时应结合患者临床特点进行必要的鉴别诊断，尤其应注意上述容易漏诊误诊的疾病。

（二）健康问题的综合评估

对患者存在的其他健康问题进行诊断和评估。

四、全科诊疗计划和健康照顾

医生与患者共同决策，用患者能理解的语言进行说明并制订诊疗和健康照顾方案。可通过"世（解释）卫（安慰）建议（建议）厨房（处方）钻（转）研（验）水（随）鱼（预）"口诀规范全科医生诊疗行为，提供全人照顾。具体内容如下：

（一）解释和安慰

1. 认同患者的特殊感受；

2. 告知诊断结果；

3. 解释病情轻重缓急；

4. 安慰，给予信心、关怀。本步包含对患者ICE的回应。

（二）建议

患者参与讨论，共同制订下一步诊断和治疗方案。

1. 确定原发病的治疗、处理方案；

2. 确定疲劳的治疗目标：包括完成日常生活活动，重返工作岗位，维持人际关系，进行某种形式的日常锻炼；

3. 锻炼指导：通过锻炼恢复躯体和心理功能；

4. 睡眠卫生建议：必要时除健康教育外可提供睡眠干预治疗；

5. 老人防跌倒教育。

（三）处方

除了对原发病的基础处理和管理外，对严重的疲劳患者，可根据患者的具体情况和原发病选择药物治疗，包括糖皮质激素、醋酸甲地孕酮、精神兴奋药物等；此外还包括认知行为疗法、社会心理干预和心理支持或治疗。

（四）转诊

当患者出现下述情况，应注意及时转诊：

1. 当疲劳持续且经过仔细评估仍然无法得到确切的诊断；

2. 对适当的药物或非药物干预仍无明显改善时；

3. 严重器质性疾病；

4. 严重精神心理疾病（如有自杀倾向的抑郁）。

（五）检查或化验

根据初步诊断，选择合适的辅助检查以明确诊断，详见表2-2-7。

表2-2-7 疲劳患者辅助检查参考项目

疲劳病因初步诊断	辅助检查参考项目
感染性疾病	血常规、CRP
肾功能衰竭、其他泌尿系疾病	尿常规
早孕筛查	尿hCG
风湿性疾病筛查	红细胞沉降率、CRP、抗核抗体、类风湿因子
基础内科疾病	生化检查：血糖、肝肾功能、血电解质
肌肉痛、肌无力	肌酸激酶（CK）

续表

疲劳病因初步诊断	辅助检查参考项目
心力衰竭	B型利钠肽（BNP）、心脏彩超
甲状腺疾病	促甲状腺激素（TSH）、游离甲状腺素（FT_4）、游离三碘甲状腺原氨酸（FT_3）
艾滋病、结核筛查	HIV检测、结核菌素试验
肺结核、慢性心力衰竭、肺疾病	胸部X线
腹部脏器、盆腔脏器	B超
心律失常、冠心病	心电图
焦虑、抑郁	焦虑、抑郁症状的简易筛查量表
根据原发病选择	其他专科检查

（六）随访和观察

确定随访时间，告知患者"如果*天内不好转，请及时复诊"或"如果出现发热、水肿、胸痛等症状请及时复诊"，建立安全网。

（七）预防

根据患者的具体情况适时提供诊疗过程中的全人健康照顾服务，落实国家基本公共卫生服务，具体包括孕产妇保健、老年保健、预防接种、传染病报告、癌症筛查等，并针对患者合并的高血压、冠心病、糖尿病、COPD、慢性肾脏疾病、肝硬化、脑血管意外后遗症等慢性非传染性疾病进行连续性管理。

（八）结束

对病情复杂的患者，可引导患者确认如下三个问题中的一个或多个：①患者的主要健康问题是什么？②患者应该怎样做？③为什么要这样做？可使用开放式提问请患者复述，如"您可以总结一下我们今天讨论的重点吗？或者您还有哪些不清楚的问题吗？"

（李树然）

第三节 体重增加

体重增加是一种常见的健康问题，其中肥胖症（单纯性肥胖）在成人、青少年和儿童中的患病率逐年增加，对人的心理、生活和工作会产生较大的影响，其并发症甚至会导致过早死亡。通过全面的病史采集、规范体格检查，配合必要的辅助检查，通常全科医生可以完成体重增加的诊断或方向性判断，一部分体重增加（肥胖）的患者可以在社区得到合理的处理，但值得注意的是有的体重增加背后隐藏着严重的疾病，需要全科医生具备相应的识别和鉴别诊断能力，并能合理处置或及时转诊。体重增加患者的标准化全科诊疗路径如下：

一、病史采集

（一）问主诉

询问患者体重增加（主诉）的临床特点，使用助记口诀"奇特城市不加班"，利用谐音工具帮助全科医生规范问诊，详见表2-3-1。

表2-3-1　体重增加的问诊及临床意义

助记口诀	问诊主要内容	临床意义（可能性）
奇（起）	起病情况： 1. 急性或慢性起病 2. 原因及诱因： 营养摄入增加 活动量减少	·缓慢的或者波动性的体重增加 ◇食量增加、饮食结构变化（高热量食物占比较高）、运动减少：外源性（非病理性—单纯性肥胖） ◇无明显原因及诱因：体质性肥胖（常有家族史，工作生活如常） ·渐进性或者短期快速的体重增加：多为病理性 ◇神经性：下丘脑病变、垂体病变 ◇内分泌性：皮质醇增多症、甲减、多囊卵巢综合征、2型糖尿病、胰岛B细胞瘤 ◇药源性：详见其他病史 ◇精神心理性：抑郁症 ◇先天性疾病、染色体异常
特（特）	性质、特征： ·水肿型 ·脂肪型	·凹陷性水肿和非凹陷性水肿，多为局部性 ·脂肪堆积
城（程）	严重程度： 基础体重、体重变化及体重增加的具体量是影响生活、工作	·生理性体重增加大多为中度肥胖以下，比较少影响生理功能导致疾病 ·病理性体重增加往往比较严重 ·BMI＞30kg/m² 的肥胖症往往引起各种生理功能下降导致疾病
市（时）	时间特征	·短期内进行性加重，多考虑恶性肿瘤、病理性水肿等 ·病程长、症状时轻时重，多为良性病变，如特发性水肿、进食增加、运动减少
不（部）	部位	·水肿型 ◇心源性水肿（心衰）：重力性水肿 ◇肾源性水肿（肾综）：晨起眼睑水肿，下午、晚间下肢水肿 ◇肝源性水肿（肝衰）：腹腔积液 ◇黏液性水肿（甲低）：眼睑颜面水肿比较常见 ◇特发性水肿：全身性，周期性或持续性 ◇药源性水肿 ◇下肢凹陷性水肿：心力衰竭 ·脂肪型 ◇向心性：库欣综合征 ◇单纯型（周围型、全身匀称型）：年龄，饮食，运动相关

续表

助记口诀	问诊主要内容	临床意义（可能性）
加（加）	1. 加重因素 2. 缓解因素	·非器质性疾病通常可通过改变生活方式减轻或恢复：活动量相关、饮食结构相关、药物相关 ·水肿型体重增加通过减少液体入量或者使用利尿剂可以明显减重
班（伴）	伴随症状：	
	·视力、视野障碍	·颅咽管瘤、视神经胶质瘤
	·乏力	·甲状腺功能低下、肝肾功能损害、库欣综合征（低血钾）
	·腹胀	·肝、肾功能损害
	·黄疸	·肝功能异常
	·水肿	·心源性、肝源性、肾源性、黏液性、药源性、特发性
	·月经异常、不育	·甲状腺功能减退、库欣综合征、高泌乳素血症、多囊卵巢综合征
	·情绪低落、自卑、食欲改变等	·抑郁症可有情绪低落、自卑、暴饮暴食

（二）排除红旗征——严重疾病

本步流程要求全科医生注意在体重增加患者的诊疗中排除恶性疾病（Pernicious diseases：肿瘤、器官功能衰竭）的临床表现，详见表2-3-2。

表2-3-2　体重增加患者的红旗征及其临床意义

红旗征	临床意义（可能性）
劳力性呼吸困难、端坐呼吸、腹胀	心力衰竭
水肿、蛋白尿、低蛋白血症	肾病综合征等肾功能损害
恶心、皮肤瘀点瘀斑、鼻出血、黄疸、腹胀、腹腔积液	肝衰竭
呕吐和视力减退，生殖功能受损，尿崩症、甲状腺或肾上腺功能不全，惊厥、嗜睡、低温或高热	颅咽管瘤，视神经胶质瘤

（三）鉴别诊断

询问相关临床表现以排除容易漏诊误诊的疾病，本步流程提醒全科医生注意鉴别诊断，尤其是以体重增加为主诉，而又容易被医生忽视的疾病（一般非严重疾病），详见表2-3-3。

表2-3-3　与体重增加相关容易漏诊误诊的疾病及其临床表现

疾病	临床表现
妊娠（早期）	停经史，早孕反应
甲状腺疾病（甲状腺功能减退）	代谢率降低＋交感神经兴奋性下降：畏寒、乏力，少汗等

续表

疾病	临床表现
库欣综合征	向心性肥胖、腹部和面部宽紫色纹、瘀伤，月经异常（女性），肾上腺雄激素过度征，高血压，低血钾
肢端肥大症	手足粗大、面容粗犷、系统功能代谢紊乱
高泌乳素血症	溢乳、月经紊乱、不育、头痛、肥胖
多囊卵巢综合征	多毛、月经异常、不育、肥胖
特发性水肿	女性多见，周期性或持续性，白天直立后体重多增加，可伴有头痛、腹胀、抑郁、紧张，利尿剂会加重
药物	抗精神病药、抗抑郁药（三环类）、降糖药、抗癫痫药、赛庚啶、β受体阻滞剂和糖皮质激素
更年期综合征	月经紊乱、阵发性潮热、出汗、失眠、心悸等

（四）问一般情况

询问目前的治疗、精神、食欲、睡眠、大小便等一般情况。

（五）问其他病史

采用助记口诀"过往家人均要旅行社工作"，帮助全科医生规范问诊，详见表2-3-4。

表2-3-4　体重增加患者其他病史问诊内容及临床意义

助记口诀	内容	临床意义（可能性）
过（过）	过敏史：尤其药物过敏史	
往（往）	既往史：既往有无体重增加的情况 既往类似病史、其他疾病史、手术史	·甲状腺功能减退 ·糖尿病病史 ·肝肾疾病等
家（家）	家族史：家族疾病情况	·单纯性肥胖可因遗传背景和共同的生活方式有家族聚集
人（人）	个人生活史：抽烟，喝酒，毒品，二便，睡眠，锻炼，冶游史，食欲变化	·注意食欲、饮食习惯和饮食结构的变化
均（经）	月经婚育史：月经初潮，量，周期，节律，末次月经	·早孕 ·肥胖并发绝经期综合征临床常见
要（药）	药物：最近服用的药物 ·精神病药 ·抗抑郁药（三环类） ·降糖药 ·抗癫痫药 ·赛庚啶 ·β受体阻滞剂 ·糖皮质激素 ·部分避孕药	·任何引起食欲增加或运动减少（负性肌力或者降低代谢）的处方药物都可以导致体重增加

续表

助记口诀	内容	临床意义（可能性）
旅（旅）	旅行史：最近是否出去旅游过，当地是否存在特殊流行病	
行（心）	心理：情绪、兴趣等心理健康状况	·肥胖与抑郁、焦虑互为因果 ·注意肥胖患者的心理健康
社（社）	社会经济状况	·经济压力、社会压力是肥胖的危险因素 ·肥胖可引起社会、心理问题
工作	工作和职业	·注意特殊工种病或职业中毒

（六）探询ICE

包括患者对他/她的症状或健康理解（Idea）、担忧（Concern）和期望（Expectation）。

二、体格检查

体重增加患者全科体格检查流程详见表2-3-5。

表2-3-5　体重增加患者的体格检查内容及临床意义

要素	内容	阳性体征的临床意义（常见原因）
生命体征	体温	·基础体温偏低，提示低代谢率
	脉搏	·注意心血管病如心律失常，甲减或者服用β受体阻滞剂有心率减慢
	血压	·低血压：心脏疾病和内分泌疾病（慢性心衰、甲状腺疾病、肾上腺功能不全）、孕期低血压、三环类抗抑郁药 ·高血压：库欣综合征
	呼吸	·端坐呼吸：心力衰竭
体型	身高、体重、腹围，腰臀比	·计算BMI，明确是否体重增加及增加幅度，以及评估是否腹型肥胖
一般情况	神志、体位、面容、体态	·淡漠：甲减以及抑郁等心因性疾病 ·满月脸面容、向心性肥胖：库欣综合征 ·甲状腺功能低下面容：颜面水肿（尤其眼睑水肿），表情单一 ·手足粗大、面容粗犷：肢端肥大症
皮肤	颜色（是否苍白）、发绀、皮疹、皮下出血、多毛、少毛	·贫血征 ·腹部和面部宽紫色纹、瘀伤（库欣综合征） ·多毛症（多囊卵巢综合征）、少毛征（克兰菲尔特综合征） ·黄疸

要素	内容	阳性体征的临床意义（常见原因）
头颅五官	十二对颅神经检查 眼：眼睑，结膜黄染 耳：初步的听力检查 鼻：嗅觉、鼻腔、鼻窦压痛 口腔：口唇、舌	·视力、视野问题：颅内肿瘤 ·眼睑水肿可能提示甲减，结膜黄染提示黄疸 ·肥胖患者有可能导致听力下降，可做初步检查 ·嗅觉减退提示鼻炎、鼻窦炎或中枢肿瘤，鼻黏膜充血水肿、鼻甲肥大、鼻息肉等提示鼻腔狭窄，可导致呼吸睡眠暂停综合征，影响运动量 ·舌体肥大或者有齿痕提示甲减
颈部	甲状腺触诊 颈静脉检查 脑膜刺激征（颈强直、克氏征、布氏征） 颈部浅表淋巴结触诊	·结节、肿大需排除甲状腺功能减退 ·颈静脉充盈提示右心衰 ·颅内肿瘤 ·排除相关肿瘤
胸部	心脏听诊：五个瓣膜听诊区（心率、心律、心音、杂音） 肺部听诊：呼吸音、干湿啰音	·如有心脏节律、心音、杂音等阳性体征，应做系统心血管检查排除严重心律失常、心衰等 ·肺部满布湿啰音或哮鸣音提示充血性心衰
腹部	腹肌紧张度、包块、压痛、移动性浊音	·移动性浊音提示腹腔积液
脊柱	脊柱有无畸形	
下肢	双下肢水肿* 膝反射或踝反射	·双下肢凹陷性水肿：右心衰竭 ·双下肢非凹陷性水肿：甲状腺功能减退

三、诊断和评估

体重增加的诊断和评估包括两个部分。

（一）现患问题的诊断

贯彻安全诊断策略，对体重增加（肥胖）的病因诊断时考虑如下3个问题，详见表2-3-6。

表2-3-6　体重增加（肥胖）患者病因诊断的安全诊断策略

要素	思维工具	可能的病因
最可能的诊断 （常见病、多发病）	模型识别	单纯性肥胖 ·体质性 ·过食性 ·缺乏运动
需要排除的严重疾病	V.P	·V：心力衰竭 ·P：颅咽管瘤、视神经胶质瘤、肝肾功能损害

续表

要素	思维工具	可能的病因
需要鉴别的可能病因	基于疾病分类的穷极推理 1. 首先判断是肥胖还是水肿 2. 再鉴别是生理性还是病理性肥胖	· 病理性肥胖： ◇ 神经性：下丘脑病变、垂体病变（脑炎） ◇ 内分泌性：皮质醇增多症*、甲减*、多囊卵巢综合征*、2型糖尿病、胰岛 B 细胞瘤、肢端肥大症* ◇ 药源性*：皮质类固醇类、传统抗抑郁药（三环类、四环类、单胺氧化酶抑制剂）、苯二氮草类、降糖药（噻唑烷二酮类）、抗癫痫药、赛庚啶、β 受体阻滞剂、避孕药、其他抗精神病药等 ◇ 精神心理性*：抑郁症 ◇ 其他：遗传因素、先天性疾病、染色体异常、更年期综合征*等 · 水肿 ◇ 心源性水肿（心衰） ◇ 肾源性水肿（肾功能损害） ◇ 肝源性水肿（肝衰）：腹腔积液 ◇ 黏液性水肿（甲减）：眼睑、颜面水肿比较常见 ◇ 特发性水肿*：全身性、周期性或持续性 ◇ 药源性水肿

注：*为容易漏诊误诊的病因。

（二）健康问题的综合评估

对患者存在的其他健康问题进行诊断和评估，重点关注体重增加尤其是肥胖的常见并发症：阻塞性睡眠呼吸暂停、脂肪肝、糖尿病、高血压、脂肪肝、抑郁症、骨关节炎等。

四、全科诊疗计划和健康照顾

共同决策，以患者能够理解和接受的语言说明并执行诊疗和健康照顾方案，可用助记口诀"世（解释）卫（安慰）建议（建议）厨房（处方）钻（转诊）研（化验或检查）水（随访）鱼（预防）"利用谐音提醒全科医生规范诊疗行为，提供全人照顾。具体内容如下：

（一）解释和安慰

1. 认同患者的特殊感受；
2. 告知诊断；
3. 解释病情急危缓重；
4. 安慰，给予信心、关怀。回应患者ICE。

（二）建议

患者参与讨论，共同决定进一步诊断和治疗方案：

1．原发病的治疗、处理方案；

2．健康生活方式指导，饮食、运动等；

3．药物治疗手术治疗建议。

（三）处方

1．生理性肥胖

（1）目标：6～12个月的目标，下降5%～10%；

（2）生活方式调整：减少能量摄入，改变膳食的组成成分，增加体力活动，行为治疗；

（3）药物治疗：BMI＞30kg/m^2，或BMI介于27～29.9kg/m^{2}合并其他疾病，考虑药物治疗；

（4）手术：严重肥胖（BMI≥40kg/m^2）或BMI介于35～39.9kg/m^{2}伴有至少一种严重共存疾病，且通过调整生活方式和药物治疗无效者。

2．病理性肥胖（继发性）

（1）原发性疾病进行诊治；

（2）运动、控制饮食。

（四）转诊

当患者出现下述情况，应考虑转诊：

1．单纯性肥胖，BMI＞30kg/m^2，控制体重的简单措施对其无效；

2．合并严重医疗问题，如心绞痛或严重骨关节炎，需要尽快减重的患者；

3．考虑病因为内分泌性原因；

4．先天或遗传性疾病者；

5．病情复杂，诊断困难者。

（五）检查或化验

根据初步临床诊断，选择合适的辅助检查以帮助明确诊断，详见表2-3-7。

表2-3-7　体重增加患者的辅助检查项目选择

初步诊断	辅助检查项目选择
内分泌代谢性疾病	胆固醇、三酰甘油
糖尿病、肝衰竭、肾病综合征	血生化：血糖、肝肾功能、电解质等
甲减	甲状腺功能
库欣综合征	皮质醇检查
怀疑中枢性原因时	头部CT、MRI
多囊卵巢综合征	LH/FSH、睾酮
呼吸睡眠暂停综合征	睡眠呼吸监测
心血管疾病	心电图和胸部X线

（六）随访和观察

合理安排、定期复诊、评估和不适随诊；鼓励家人参与健康管理和减重监督支持。

（七）机会性预防

适时提供健康照顾，落实国家基本公共卫生服务。①对慢性健康问题的连续性照顾：针对患者合并存在的高血压、冠心病、糖尿病、COPD、慢性肾脏疾病、肝硬化、脑血管意外后遗症等慢性非传染性疾病进行连续性管理；②根据患者的具体情况，落实国家基本公共卫生服务，提供诊疗过程中的全人健康照顾服务：孕产妇保健、老年保健、预防接种、传染病报告、癌症筛查等。

（八）结束

对病情复杂的患者，可引导患者确认如下三个问题中的一个或多个：①患者的主要健康问题是什么？②患者应该怎样做？③为什么要这样做？可使用开放式提问请患者复述，如"您能不能总结一下我们今天讨论的重点？或者您还有什么不清楚的吗？"

五、注意事项

体重增加的原因复杂，全科医生在考虑诊断时应首先区分是水钠潴留（水肿）还是能量失衡（肥胖），再进一步鉴别"生理性/原发性"和"病理性/继发性"，对肥胖病人还要注意筛查常见的并发症，如阻塞性睡眠呼吸暂停、脂肪肝、糖尿病、高血压、脂肪肝、抑郁症、骨关节炎等，因为患者的并发症及生理、心理、社会背景都会影响个人的健康以及诊疗或健康照顾的方案和效果。

（张　森）

第四节　水　肿

水肿（edema）是指体内过多的液体潴留在组织间隙，导致组织肿胀。可分为全身性水肿和局限性水肿两大类。正常机体组织间隙的液体是恒定的，通过体内外和血管内外之间的液体交换来维持，若体内某脏器功能紊乱或受某些因素影响，液体交换失衡，组织间隙液体增多，便会形成水肿。水肿患者的标准化全科诊疗路径如下：

一、病史采集

（一）问主诉

询问患者水肿的临床特征，使用助记口诀"奇特城市不加班"，利用谐音工具帮助全科医生规范问诊，详见表2-4-1。

表2-4-1　水肿患者主诉问诊内容及临床意义

助记口诀	问诊主要内容	临床意义（可能性）
奇（起）	起病情况 1. 急性或慢性起病 2. 原因和诱因	·急性起病：深静脉血栓形成、炎性水肿、血管神经性水肿 ·血管性水肿可由食物、药物、昆虫叮咬、其他过敏原等触发 ·烧伤和创伤可引起微血管损伤，导致水肿 ·恶性肿瘤根治性淋巴结清扫术、丝虫病是淋巴性水肿的常见原因
特（特）	性质、特征 1. 全身或局部 2. 凹陷或非凹陷 3. 单侧或双侧	·许多全身性水肿疾病在发病早期可表现为局部水肿，逐渐进展为全身水肿 ·单侧或单个肢体水肿可能是静脉功能不全或血栓形成、炎性水肿或淋巴水肿、血管性水肿
城（程）	严重程度：是否影响生活、工作	·一般水肿的症状通常不严重，但所罹患的疾病（如心源性水肿等）的症状可以很严重
市（时）	时间特征 1. 时间进程 2. 发作频率 3. 发作持续时间 4. 间隔时间	·间歇性水肿是一种常见的经前期症状，一般出现于月经来潮前7～14天，水肿轻微，月经结束后好转 ·血管性水肿在几分钟或数小时内发生，随后在数小时或数日内自行缓解
不（部）	部位	·腹腔积液见于肝源性或心源性水肿、肾脏疾病、低蛋白血症、腹膜疾病、恶性肿瘤、泌尿道损伤、甲状腺功能减退、结核等；肝源性水肿主要表现为腹腔积液，也可首先出现在踝部，逐渐向上蔓延，而头面部、上肢一般无水肿 ·仅有外周性水肿可存在右心衰竭、心包疾病、肾脏疾病，或是局部静脉或淋巴系统疾病等 ·胫前黏液性水肿可见于甲状腺疾病患者 ·眶周水肿可见于肾脏疾病、神经母细胞瘤、眼部创伤、结膜炎、皮肌炎、甲状腺功能亢进、血管神经水肿等 ·对于无法解释的急性发作的单侧腿部水肿患者，一定要考虑深静脉血栓形成可能 ·唇部、口腔等上气道水肿可见血管性水肿 ·系统性红斑狼疮、皮肌炎等自身免疫性疾病可引起面部和眶周水肿，有时还有手部水肿 ·少数腔静脉综合征患者存在面部、颈部或上肢水肿伴颈静脉怒张 ·单纯阴囊水肿在排除睾丸异常后，可考虑为急性特发性阴囊水肿
加（加）	1. 加重因素 2. 缓解因素	·静脉功能不全水肿将下肢抬高后可减轻 ·妊娠水肿休息或平卧后可缓解，如妊娠水肿休息后不缓解，反而逐渐加重，需警惕妊娠高血压 ·血管性水肿在几分钟或数小时内发生，随后在数小时或数日内自行缓解 ·特发性水肿常在直立姿势时加重

助记口诀	问诊主要内容	临床意义（可能性）
班（伴）	伴随症状：	
	·呼吸困难、心悸	·心源性、血管性水肿（上气道阻塞）、自身免疫性疾病、成人呼吸窘迫综合征
	·血尿	·肾源性、系统性红斑狼疮等自身免疫性疾病
	·恶心、呕吐、腹痛、腹泻	·肝源性水肿、营养不良性水肿
	·乏力、食欲减退	·主要见于肝源性水肿、营养不良性水肿、内分泌性水肿、自身免疫性疾病。大部分疾病可有不同程度的乏力和食欲减退
	·肢体疼痛	·静脉功能不全或血栓形成、炎性水肿
	·皮肤瘙痒	·血管神经性水肿、药物性水肿
	·肌痛、肌无力	·自身免疫性疾病
	·乳房疼痛、盆腔坠胀	·经前水肿

（二）排除红旗征——严重疾病

使用助记口诀"V.I.P"代表血管性疾病、感染性疾病、恶性疾病（肿瘤和器官功能衰竭）三类严重疾病，本步流程要求对水肿患者应注意问诊相关临床表现以排除严重疾病，详见表2-4-2。

表2-4-2 水肿患者的红旗征及临床意义

助记口诀	红旗征	临床意义（可能性）
V	胸痛、呼吸困难、心悸、气急 急性发作的单侧腿部水肿	心力衰竭、心包疾病、冠心病等心血管疾病，血管性水肿 深静脉血栓形成
V/I	急性肢体疼痛	静脉血栓形成、蜂窝织炎、丹毒等
I	发热	蜂窝织炎、丹毒等细菌感染，寄生虫感染、结核
V/P	腹腔积液	肝硬化、慢性心功能不全、肾脏疾病、低蛋白血症、腹膜疾病、恶性肿瘤
P	体重减轻	肿瘤、自身免疫性疾病、营养不良、慢性消耗性疾病

注：V.I.P分别为英文单词Vascular diseases，Infection diseases和Pernicious diseases的首字母。

（三）鉴别诊断

询问相关临床表现以排除容易漏诊误诊的疾病，本步流程提醒全科医生注意鉴别诊断，尤其是以水肿为主诉，而又容易被忽视的疾病（一般非严重疾病），详见表2-4-3。

表2-4-3 水肿患者中容易漏诊误诊的疾病及临床表现

疾病	临床表现（可能性）
自身免疫性疾病	皮下组织呈急性非感染性炎症性水肿，多见于头面部、颈胸和上肢等部位，皮肤肿胀紧张，指压呈非凹陷性水肿，少部分为凹陷性水肿，多伴有全身不适、关节痛等症状

续表

疾病	临床表现（可能性）
内分泌性疾病	库欣综合征水肿常见于下肢和颜面部，也可表现为全身水肿；腺垂体功能减退见于产后大出血引起的垂体缺血性梗死
糖尿病	部分患者在发生心肾并发症前即可出现水肿

（四）问一般情况

主要了解患者目前的治疗、精神、饮食、睡眠、大小便等一般情况。

（五）问其他病史

采用助记口诀"过往家人均要旅行社工作"，帮助全科医生规范问诊，详见表2-4-4。

表2-4-4 水肿患者其他病史问诊内容及临床意义

助记口诀	内容	临床意义（可能性）
过（过）	过敏：是否有过敏史，尤其药物过敏史	
往（往）	既往史：近期荨麻疹或局部皮肤瘙痒、外伤、既往类似疾病史、其他疾病史、手术史	·近期或反复出现荨麻疹或局部皮肤瘙痒，可考虑血管性水肿
家（家）	家族史：家族疾病情况	·遗传性血管性水肿
人（人）	个人生活史：烟、酒、毒品、锻炼等情况	·长期酗酒注意酒精性肝硬化、维生素B$_1$缺乏
均（经）	月经、婚育史	·注意询问月经和水肿的相关性
要（药）	药物：最近服用的药物 ·非甾体抗炎药（NSAID） ·激素类：糖皮质激素、噻唑烷二酮（罗格列酮）、胰岛素、雌激素、孕激素、雄激素、睾酮 ·血管扩张剂（氢氯噻嗪、米诺地尔、低氮氧化物）、钙通道阻滞剂（二氢吡啶即氨氯地平、硝苯地平）、利尿药 ·抗惊厥药：加巴喷丁、普瑞巴林 ·抗肿瘤药：多西他赛、顺铂 ·抗帕金森病药：普拉克索、罗匹尼罗	·相关药物有可能引起药源性水肿
旅（旅）	旅行史：最近是否出去旅游过，当地是否存在特殊流行病	
行（心）	心理：情绪、兴趣等心理健康状况	·注意慢性水肿患者的心理健康
社（社）	社会、经济状况：包括家庭居住条件怎么样，和谁一起生活	·急症和有后遗症的患者，要注意是否有人照顾，是否有人谁能发现紧急病情，及时送其就医
工作	工作和职业	·长期久坐可诱发静脉血栓

（六）探询ICE

包括患者对他/她的症状或健康理解（Idea）、担忧（Concern）和期望（Expectation）。注意患者可能会因长期的躯体性疾病导致心理性疾病。

二、体格检查

水肿患者全科体格检查流程详见表2-4-5。

表2-4-5　水肿患者体格检查流程、内容及临床意义

要素	内容	阳性体征的临床意义（常见原因）
生命体征	体温*	·发热：蜂窝织炎、丹毒等细菌感染，寄生虫感染、结核、自身免疫性疾病
	脉搏*	·注意心血管疾病
	血压*	·特发性毛细血管渗漏综合征可出现低血压
	呼吸	—
体型*	身高、体重、腹围	·注意肥胖和水肿的鉴别
一般情况	神志、体位*、面容*、体态	·淡漠面容见于甲状腺功能减退，鸟状面容见于硬皮病，端坐体位见于左心衰
皮肤	颜色*（是否苍白）、发绀、皮疹*、皮下出血*	·注意贫血征，黄疸常见于肝源性疾病，发绀常见于心衰，皮肤红肿、青紫可见于静脉血栓或蜂窝织炎、丹毒等 ·皮疹：自身免疫性疾病可出现形态各异的皮疹，皮肤和皮下组织增厚可见于自身免疫性疾病和重度淋巴水肿，蜘蛛痣可见于肝源性疾病
全身浅表淋巴结	淋巴结的大小、形状、活动度、硬度、压痛等*	·淋巴结肿大可能是感染或是恶性肿瘤，质地硬且固定，恶性肿瘤的可能性更大
头颅五官	面部*：	·注意面部水肿、皮疹特点
	眼*：眼睑	·眼周水肿情况，是否贫血，眶周皮疹常见于皮肌炎
	耳、鼻	
	口腔*：口唇、舌	·注意口唇颜色，唇肿胀可见于血管性水肿，舌大可见于甲状腺功能减退或血管性水肿
颈部	甲状腺触诊*	·结节、肿大：甲状腺功能减退
	颈静脉视诊* 中心静脉压	·颈静脉怒张：见于右心衰、心包积液、上腔静脉综合征 ·中心静脉压力在心衰和肾衰时升高，在肝硬化和肾病综合征时通常正常
	颈动脉听诊 肝颈静脉回流征 脑膜刺激征	·颈动脉杂音：动脉粥样硬化 ·肝颈静脉回流征阳性：见于右心衰 —
胸部	心脏听诊*：五个瓣膜听诊区-心率、心律、心音、杂音	·如有心界扩大、心脏节律、心音、杂音等阳性体征，应做系统心血管检查以排除心源性疾病
	肺部听诊*：呼吸音、干湿啰音	·排除肺部疾病，心衰可闻及湿啰音
腹部	腹部视诊* 腹部触诊*：腹肌紧张度、包块、压痛 腹部叩诊*：是否有腹腔积液	·腹壁静脉曲张、肝大、脾大见于肝源性疾病 ·腹部包块、压痛可见于肿瘤

要素	内容	阳性体征的临床意义（常见原因）
脊柱	脊柱有无畸形	·长期卧床患者需查看看骶骨有无水肿
四肢	四肢皮肤*	·皮温、颜色改变、毛发分布，是否有溃疡、静脉曲张、水肿情况，肝掌见于肝源性疾病，Stemmer征阳性提示淋巴水肿
	四肢形态*	·杵状指最常发生于心血管疾病或肺部疾病、肝硬化、甲周病变，雷诺症常见于自身免疫性疾病
	四肢血管听诊、触诊	—
	关节形态*	·关节（特别是近端指间关节）肿胀、变形，可见于系统性红斑狼疮等自身免疫性疾病
	肌力、肌张力	·皮肌炎等自身免疫性疾病可见肌力减退

注：*1. 为建议每次查体应做的重点项目，尤其是初诊患者，此为系统性体格检查的体现；2. 针对具体患者，根据初步诊断做有针对性的体格检查，选择性完成病情需要的其他体格检查项目。

三、诊断和评估

（一）水肿分型和分类

为更好地快速区分水肿病因，首先应判定水肿是全身性还是局限性，是凹陷性水肿还是非凹陷性水肿，详见表2-4-6。

表2-4-6　水肿的病因

凹陷性全身水肿	非凹陷性全身水肿	凹陷性局部水肿	非凹陷性局部水肿
肾性水肿、心源性水肿、肝源性水肿、营养不良性水肿、妊娠水肿、经前水肿、药物性水肿、特发性水肿、特发性毛细血管渗漏综合征、成人呼吸窘迫综合征	内分泌性水肿（甲状腺功能减退、皮质醇增多症等）、自身免疫性疾病（系统性红斑狼疮、皮肌炎、系统性硬化症等）	炎性水肿、静脉功能不全或血栓形成	淋巴性水肿、血管神经性水肿，上、下腔静脉综合征和肿瘤、创伤等

（二）现患问题的诊断

贯彻安全诊断策略，对水肿的病因诊断时考虑如下3个问题，详见表2-4-7。

表2-4-7　水肿患者诊断的安全诊断策略

要素	思维工具	可能的病因
最可能的诊断（常见病、多发病）	模型识别	·心力衰竭 ·肝硬化 ·肾病综合征及其他类型的肾脏疾病 ·经前水肿及妊娠水肿

要素	思维工具	可能的病因
需要排除的严重疾病	V.I.P	· V：心力衰竭、心包疾病、冠心病、静脉血栓形成 · I：蜂窝织炎、丹毒等细菌感染，寄生虫感染 · P：肝癌、肺癌等恶性肿瘤
需要鉴别的可能病因	基于系统回顾的穷极推理	· 内分泌性水肿 · 自身免疫性疾病 · 营养性水肿 · 淋巴性水肿 · 血管神经性水肿 · 药物性水肿 · 特发性水肿

（三）健康问题的综合评估

对患者存在的其他健康问题进行诊断和评估。

四、全科诊疗计划和健康照顾

共同决策，以患者能够理解和接受的语言说明并执行诊疗和健康照顾方案，以助记口诀"世（解释）卫（安慰）建议（建议）厨房（处方）钻（转诊）研（化验或检查）水（随访）鱼（预防）"，利用谐音提醒全科医生规范诊疗行为，提供全人照顾。具体内容如下：

（一）解释和安慰

1. 认同患者的特殊感受；
2. 告知诊断结果；
3. 解释病情急危缓重；
4. 安慰，给予信心、关怀。本步包含对患者ICE的回应。

（二）建议

患者参与讨论，共同决定（共同决策）进一步诊断和治疗方案：
1. 确定原发病的治疗、处理方案；
2. 危险因素管理：避免诱因或加重因素，如药物性水肿应立即停药或中止接触变应原等；
3. 全身性水肿者宜清淡饮食，减少食盐摄入量；
4. 小儿如有反复发作的急性化脓性扁桃体炎，建议行扁桃体切除术，避免诱发肾炎；

5. 营养不良、体弱或大病后初愈而血清白蛋白较低者，应予高蛋白饮食；

6. 高龄妊娠妇女，加强产前检查；

7. 需要站立工作或长时间乘坐飞机、火车、汽车者，应定时活动下肢或走动。

（三）处方

1. 原发病的治疗和处理；

2. 水肿的药物治疗：利尿药物使用，同时注意电解质平衡。

（四）转诊

当患者出现下述情况应注意及时转诊：

1. 疑有心源性、肝源性、肾源性等全身性水肿的患者；

2. 妊娠妇女如有高血压表现；

3. 单侧肢体水肿应转至医院排除静脉血栓等疾病；

4. 水肿病因难以判断者。

（五）化验和检查

根据初步临床诊断，选择合适的辅助检查以帮助明确诊断，详见表2-4-8。

表2-4-8 水肿患者辅助检查项目参考

水肿病因初步诊断	辅助检查项目选择
感染	血常规（CBC）、CRP
心源性疾病	心电图（必要时Hotler）、心脏彩超、BNP、四肢血管彩超、D-二聚体等
肾源性疾病	尿液分析、肾功能、血脂四项、补体C3及C4、抗中性粒细胞质抗体（ANCA）等
肝源性疾病	CBC、肝功能、凝血酶原、腹部彩超、腹部CT等
营养性水肿	CBC、尿液分析、血清白蛋白等
自身免疫性疾病	CBC，CK、肾功能、肌酸激酶、尿液分析、抗核抗体（ANA）、抗拓扑异构酶Ⅰ（抗Scl-70）抗体、抗dsDNA抗体、抗着丝点抗体（ACA）、抗RNA聚合酶Ⅲ抗体、ESR等
内分泌疾病	甲状腺功能、甲状腺自身抗体、24h尿游离皮质醇、血浆促肾上腺皮质激素浓度、垂体MRI、肾上腺B型超声及CT，性激素测定等
淋巴性水肿	核素淋巴造影、磁共振淋巴造影、CT等
血管神经性水肿	CBC、CRP、肝肾功能、ESR、补体蛋白C4、血清类胰蛋白酶等
其他专科检查	

（六）随访和观察

安排随诊时间，告知患者，"如果*天内不好转，请及时复诊"或"如果出现胸闷、心慌或呼吸困难等症状请及时复诊或前往医院就诊"。

（七）机会性预防

适时提供健康照顾，落实国家基本公共卫生服务。①对慢性健康问题的连续性照顾：针对患者合并存在的高血压、冠心病、糖尿病、慢性阻塞性肺疾病（COPD）、慢性肾脏疾病、肝硬化、脑血管意外后遗症等慢性非传染性疾病进行连续性管理；②根据患者的具体情况，落实国家基本公共卫生服务，提供诊疗过程中的全人健康照顾服务，如孕产妇保健、老年保健、预防接种、传染病报告、癌症筛查等。

（八）结束

对病情复杂的患者，可引导患者确认如下三个问题中的一个或多个：①患者的主要健康问题是什么？②患者应该怎样做？③为什么要这样做？可使用开放式提问请患者复述，如"您能不能总结一下我们今天讨论的重点？或者您还有什么不清楚的吗？"

五、注意事项

注意肝病或腹部疾病引起的腹腔积液通常不伴外周水肿，即使有外周水肿，前者也比后者严重，全身疾病则相反。外周性水肿优先发生于重力依赖区，对于能走动的患者出现在下肢，卧床患者主要出现在骶骨部分，查体时不要遗漏骶骨部分。特发性水肿为排除性诊断，其血浆白蛋白和颈静脉压力处于正常低值且不存在心脏、肾脏或肝脏疾病。

（徐军妮）

第五节　婴儿哭闹

持续性/过度哭闹是婴儿期困扰父母及医生的常见问题，也是导致婴儿社区就诊的常见原因之一。对于小婴儿或新生儿来说，哭声就是他们的表达方式，在出生后的3个月中均会比其他任何时期更加频繁。目前对于持续/过度哭闹尚无标准定义，WESSEL标准提出过度哭闹必须每日持续不短于3小时，每周不少于3次，并持续出现至少3周（三法则）。另外，有学者将其定义为除了满足WESSEL标准外，还需满足"阵发性、与正常哭闹性质不同（音量、声调、变化程度等）、有肌张力过高表现、无法安抚"中的至少3项。在门急诊中经常会遇到哭闹不止的孩子，除了生理性哭闹外，还有很多哭闹声之下隐藏着危机，甚至危及生命。因此，作为全科医生，及时识别有无器质性原因导致的过度哭闹尤为重要。婴儿哭闹患儿的标准化全科诊疗路径如下：

一、病史采集

（一）问主诉

询问患儿婴儿持续/过度哭闹（主诉）的临床特点，使用助记口诀"奇特城市不加班"，利用谐音工具帮助医生规范问诊，详见表2-5-1。

表2-5-1 婴儿哭闹主诉问诊内容及临床意义

要素	主要内容	临床意义（可能性）
奇（起）	起病情况： 1. 原因或诱因 2. 起病方式 ·急性起病 ·慢性病程	·喂养诱发：喂养不当、鹅口疮、胃食管反流病等 ·排尿排便诱发：排除肛裂、泌尿系感染、尿道口溃疡等病因 ·喂养不当、尿布异物、毛发绞缠综合征、肛裂、胃肠道梗阻（肠套叠）、尿道口溃疡、泌尿系感染、尿路梗阻、卵巢/睾丸扭转、感染因素等 ·需注意心理社会因素、神经-肌肉疾病、室上性心动过速、心力衰竭、左冠状动脉起源异常、胃食管反流、便秘、肠绞痛、腹股沟疝等
特（特）	性质、特征	·器质性病因的婴儿哭闹可能存在持续、过度、难以安抚的特点，哭闹声更尖锐、音调更高且富于变化 ·照顾者对于这种哭声特点的感受可能是反感、不适和烦躁易怒
城（程）	·严重程度	·持续/过度/不能安抚的哭闹提示程度较重，均需进一步排除器质性病因
市（时）	时间特征： ·哭闹发生的时间 ·持续时长	·夜间：肠绞痛、蛲虫病多发生于晚上 ·喂养时：提示鹅口疮可能 ·喂养后：提示胃食管反流或喂养不当（吞咽空气） ·排尿排便时：提示肛裂、泌尿系感染 ·哭闹持续时间有助于鉴别过度哭闹和正常哭闹（参考WESSEL标准）
不（部）	—	
加（加）	·加重因素 ·缓解因素	·喂养时加重：胃食管反流、鹅口疮 ·夜间加重：肠绞痛、蛲虫病 ·排尿排便时加重：尿道口溃疡、肛裂、泌尿系感染 ·家长安抚时加重：安抚技巧不当（如摇晃婴儿） ·改善喂养技巧后改善：肠绞痛
班（伴）	伴随症状 ·营养不良 ·畏光（不敢睁眼）、流泪 ·发热 ·音调异常 ·消化系统症状 ·循环系统症状 ·肢体活动减少 ·非特异性症状	·营养不良表现如囟门凹陷、黏膜干燥、皮下脂肪减少等，需考虑喂养不足的问题 ·角膜磨损/异物、青光眼 ·中耳炎、泌尿系感染、骨髓炎/脓毒性关节炎、脑膜炎等感染 ·神经-肌肉疾病、中枢神经系统紊乱、代谢性疾病 ·腹胀、呕吐、腹泻、拒食等、排便用力、便血等：注意胃食管反流、便秘、肛裂、胃肠道梗阻、腹股沟疝气、牛乳蛋白过敏 ·苍白、发绀、呼吸窘迫等：注意左冠状动脉起源异常等先天异常、心力衰竭、室上性心动过速等循环系统疾病 ·骨折、骨髓炎/脓毒性关节炎 ·溢奶、烦躁、易激惹、喂养不良等：均需要进一步排除器质性的哭闹原因

（二）排除红旗征——严重疾病

使用助记口诀"V.I.V"代表血管性疾病、感染性疾病、创伤/伤口三类严重疾病，本步流程要求对哭闹婴儿应注意问诊相关临床表现以排除严重疾病，详见表2-5-2。

表2-5-2 婴儿哭闹的红旗征及临床意义

助记口诀	红旗征	临床意义（可能性）
V	嗜睡、呕吐	中枢神经系统疾病、颅内出血（颅内压增高）
	高调、尖锐哭闹声	颅内压增高、严重疼痛（毛发绞缠）、中毒反应、绞窄性腹股沟疝等
	腹胀、呕吐、拒食	胃肠道梗阻、睾丸/卵巢扭转
I	发热	严重的感染，如骨髓炎、脑膜炎、脓毒性关节炎
V/I/T	肢体活动减少	毛发绞缠综合征、脓毒性关节炎、骨折、关节脱位

注：助记口诀V.I.V分别为英文单词Vascular diseases、Infection diseases和Vulnus的首字母。

（三）鉴别诊断

询问相关临床表现以排除容易漏诊误诊的疾病，本步流程提醒全科医生注意鉴别诊断，尤其是以哭闹为主诉，而又容易被医生忽视的疾病（一般非严重疾病），详见表2-5-3。

表2-5-3 婴儿哭闹中容易漏诊误诊的疾病及临床表现

疾病	临床表现（可能性）
骨折	外伤史，肢体活动减少
泌尿系感染	排尿时哭闹
胃食管反流	溢奶、易激惹、体重增长不良等非特异性症状
青光眼/角膜异物	畏光、流泪
牛奶蛋白过敏	腹胀、呕吐、腹泻、便血、拒奶等
社会-心理-家庭因素	家庭经济状况不佳、夫妻关系不良、焦虑抑郁、照顾者角色缺失、家庭暴力

（四）问一般情况

主要询问患儿目前的治疗、精神状态、喂养情况、睡眠、排便排尿等一般情况。

（五）问其他病史

采用助记口诀"在家出生、吃饭做儿保、看病吃药打疫苗"，利用谐音帮助全科医生规范问诊，详见表2-5-4。

表2-5-4 婴儿哭闹其他病史问诊内容及临床意义

助记口诀	内容	临床意义（可能性）
在家	个人史： ·主要照顾者：一般是主要带孩子者 ·家庭环境：家居环境是否对婴儿友好，家人有无吸烟，有无药物或特殊物质被孩子误食的可能 ·旅行史：最近是否出去旅游过，当地是否存在特殊流行病 ·家族史：家族中传染病史、遗传病史、肿瘤病史	·孩子的主要照顾者不一定是父母，可能是长辈或保姆，主要照顾者提供的信息更全面、准确 ·肠绞痛和尼古丁暴露有关
出生	妊娠、出生史： ·产前及围生期病史，包括脓毒症的危险因素，如胎膜早破、宫内感染等 ·孕期用药史 ·是否足月生产、生产方式、出生状况	·6月龄以内婴儿尤其需详细了解妊娠、出生史 ·排除新生儿脓毒症等严重感染 ·注意先天戒断综合征的可能
吃饭	喂养史： ·母乳或配方奶喂养 ·辅食添加情况、有无过敏 ·近3天饮食情况	·关注消化不良 ·关注牛乳蛋白不耐受问题 ·关注喂养技巧问题
做儿保	儿保完成情况： ·询问体格发育情况 ·询问智力发育情况	·排除儿童生长发育迟缓
看病	既往史： ·既往有无胃肠道疾病、过敏性疾病（湿疹、过敏性鼻炎、哮喘）、近期感染性疾病史、先天性疾病史 ·手术史、意外事故	·注意基础病引起的婴儿哭闹，尤其营养不良、神经/循环系统、先天疾病、外伤
吃药	药物、食物过敏史和药物使用	·保障医疗安全 ·注意药物不良反应，如长期使用抗菌药需注意鹅口疮
打疫苗	免疫接种史： ·是否按计划免疫 ·近期有无接种疫苗	·注意疫苗接种不良反应

（六）探询患儿家长（照顾者）ICE

包括患儿家长（照顾者）对患儿的症状或健康的理解（Idea）、担忧（Concern）和期望（Expectation）。

二、体格检查

婴幼儿不会用言语表达，因此体格检查是诊断婴幼儿过度/持续哭闹的重要手段，要求全科医生既能系统地检查婴幼儿，又能根据病史进行针对性的体格检查。婴幼儿的体格检查需要在安静舒适的环境下进行，务必充分暴露患儿，仔细检查患儿全身，避免遗漏重要的体格检查结果，有些遗漏可能是致命的，详见表2-5-5。

表 2-5-5　婴儿哭闹体格检查内容及临床意义

要素	项目	临床意义（常见病因）
生命体征	体温	·发热：感染性疾病
	脉搏	·注意心律失常的问题
	血压	·注意心力衰竭等循环问题
	呼吸	·鼻翼翕动、三凹征：注意头部创伤、心力衰竭
体型	身高、体重	·初步评估生长发育
		·评估营养情况
一般情况	面容	·急性面容（剧烈疼痛）、贫血貌（营养不良、灌注不良）
	精神	·婴儿精神萎靡甚至嗜睡，应注意排除红旗征
	哭闹：哭的声调和强度	·强有力的哭声可能表明一般情况好
		·虚弱持续的哭闹声可能表明身患严重疾病
皮肤	温度、湿度、营养 皮疹、苍白、发绀	·排除毛发绞缠、尿布疹、创伤、烫伤的可能
淋巴结	浅表淋巴结触诊	·需注意婴幼儿期浅表淋巴结可扪及为正常体征
头颅五官	囟门 眼：流泪、畏光、角膜混浊/肿胀 耳：鼓膜 口腔：口腔黏膜白斑	·膨隆：注意颅内出血（高压） ·排除角膜异物/磨损、青光眼 ·中耳炎 ·鹅口疮 ·评估是否存在舌系带过短的问题
颈部	三凹征	·婴儿严重疾病不一定有典型临床表现，但常影响一般体征，三凹征是重要的红旗征
胸部	心听诊：心律、心率、心音、杂音 肺听诊：呼吸音、干湿啰音	·注意心律失常、心力衰竭 ·注意非典型肺炎问题
腹部	视诊：外形、包块、脐端	·注意胃肠道梗阻、腹股沟疝、脐炎
	触诊：腹肌紧张度、包块、肝脾触诊	·包块：注意胃肠道梗阻、腹股沟疝
	听诊：肠鸣音次数	·注意胃肠道梗阻、肠套叠、胃肠炎问题
会阴	视诊：皮疹、异物、肛裂	·排除尿布疹、尿不湿异物刺痛、肛裂
	生殖器官的视诊、触诊：尿道口溃疡、睾丸肿胀/压痛	·注意尿道口溃疡、睾丸扭转可能
肌肉骨骼系统	四肢视诊：有无毛发、束带绞缠、损伤 肢体活动度检查	·排除毛发绞缠综合征、骨折 ·四肢活动度减少需注意骨折可能
神经系统	生理反射：拥抱反射、吸吮反射、握持反射	·拥抱反射不对称可见于骨折和骨髓炎/脓毒性关节炎 ·1岁以下健康婴儿病理征多阳性
	四肢肌力、肌张力	·肌肉无力需注意神经-肌肉疾病

三、诊断和评估

（一）现患问题诊断

贯彻安全诊断策略，对婴儿哭闹的病因诊断时考虑如下3个问题，详见表2-5-6。

表2-5-6　婴儿哭闹病因诊断的安全诊断策略

要素	思维工具	可能的病因
最可能的诊断 （常见病、 多发病）	模型识别	·喂养不当 ·尿布疹 ·肠绞痛 ·中耳炎 ·鹅口疮 ·便秘/肛裂
不能忽视的严 重疾病	V.I.V	·V：心律失常、心力衰竭、血液循环障碍［毛发绞缠综合征（截肢可能）、胃肠道梗 阻（肠套叠、绞窄性腹股沟疝）、睾丸/卵巢扭转］ ·I：脓毒性关节炎、非典型肺炎、骨髓炎、脑膜炎 ·V：头部创伤、骨折、外伤
需要鉴别的可 能病因*	排除法、模 型识别	·泌尿系感染 ·消化系统疾病：牛奶蛋白过敏、胃食管反流 ·角膜异物、青光眼 ·营养不良 ·社会-心理-家庭因素，如紧张的夫妻关系、照顾者角色缺失、照顾者角色焦虑、压 力传递给婴幼儿

注：*思考本问题时应结合患者临床特点进行必要的鉴别诊断，尤其应注意上述容易漏诊误诊的疾病。

（二）健康问题综合评估

评估婴幼儿存在的其他健康问题，包括生长发育、营养、智能发育等的全面评估，疫苗接种情况等。

四、全科诊疗计划和健康照顾

共同决策，以患儿照顾者能够理解和接受的语言说明并执行诊疗和健康照顾方案，以助记口诀"世（解释）卫（安慰）建议（建议）厨房（处方）钻（转诊）研（化验或检查）水（随访）鱼（预防）"，利用谐音提醒全科医生规范诊疗行为，提供全人照顾。具体内容如下：

（一）解释和安慰

1. 认同患儿家属的特殊感受；
2. 告知诊断结果；
3. 解释病情急危缓重；
4. 安慰，给予信心、关怀。本步包含对患儿家属ICE的回应。

（二）建议

患儿照顾者参与讨论，共同决定进一步诊断和治疗方案：

1. 原发病的治疗、处理方案；
2. 改善喂养技巧和安抚技巧；
3. 食物转换情况的指导和建议；
4. 定期评估生长发育情况，全程接种疫苗；
5. 加强户外活动，加强日光浴；
6. 家庭成员关系、照顾者角色的评估。

（三）处方

1. 喂养不当：指导患儿家长正确喂养的方法；
2. 中耳炎、鹅口疮、便秘、肛裂、尿布疹：积极针对原发病治疗，如中耳炎、鹅口疮的抗感染治疗、尿布皮炎的外用类固醇类激素和保湿治疗；
3. 肠绞痛：除了必要的解释和安慰外，针对可能存在的喂养不当的指导、牛乳蛋白过敏的处理、益生菌的补充是可行的办法；
4. 心理-社会-家庭因素：可能需要心理治疗办法的干预。

（四）转诊

当患儿出现下列情况时应及时转诊：
1. 哭闹伴有发绀、苍白、心律失常等症状不能排除心血管疾病；
2. 哭闹音调异常伴嗜睡、呕吐等症状不能排除中枢神经系统疾病；
3. 哭闹高调、尖锐伴发热、拒食、精神萎靡等症状不能排除严重感染；
4. 哭闹伴腹胀、呕吐、拒食等不能排除胃肠道梗阻；
5. 哭闹高调、尖锐，怀疑有睾丸或卵巢扭转；
6. 有外伤史，哭闹伴嗜睡、呕吐需警惕颅内高压时（颅内出血）；
7. 哭闹伴畏光、流泪不能排除青光眼；
8. 不能解释的持续性/过度哭闹。

（五）化验和检查

1. 血常规、尿常规可以帮助发现贫血、泌尿系感染等问题；
2. 彩超的选择，有助于发现胃肠道梗阻、卵巢/睾丸扭转等问题；
3. 精神心理评估量表对照顾者进行焦虑、抑郁等疾病的评估。

（六）随访

安排随诊时间，告知患儿家属："如果*天内不好转，请及时复诊"或"如果出现**等症状时请及时复诊"（安全网）。

（七）机会性预防

根据患儿的具体情况，落实国家基本公共卫生服务，提供诊疗过程中的全人健康照顾服务（儿童保健、预防接种等）。

（八）结束

对病情复杂的患儿，可引导患儿家长确认如下三个问题中的一个或多个：①患儿的主要健康问题是什么？②患儿应该怎样做？③为什么要这样做？可使用开放式提问请家长复述，如"您可否总结一下我们今天讨论的重点？或者您还有什么不清楚的吗？"

（叶远区）

第六节　体表肿物

体表肿物（lumps）是指皮肤细胞和皮下组织发生堆积并形成增生物，增生物在形态上可以是隆起的，也可以扁平的，颜色范围可以从深棕色或黑色到肉色再到红色，形成时间上可以出生时即有，也可以后天生成。如果肿块的增长可控且增生的细胞不扩散至身体其他部位，则是良性的；如果肿块的增长未被控制且增生的细胞侵犯了正常组织，甚至扩散至身体其他部位，则多为恶性。部分皮肤肿块可自行消退，部分需要药物或外科手术干预。体表肿物患者的全科医学标准化诊疗路径如下：

一、病史采集

（一）问主诉

询问患者肿块情况的临床特点，使用助记口诀"奇特城市不加班"，利用谐音工具帮助全科医生规范问诊，详见表2-6-1。

表2-6-1　体表肿物患者主诉问诊内容及临床意义

助记口诀	问诊主要内容	临床意义（可能性）
奇（起）	起病情况 1. 急性或慢性起病	·急性起病： ◇病毒性皮肤病：疣、传染性软疣、羊痘（传染性脓疱性皮炎）、挤奶工结节等 ◇创伤后皮肤改变：瘢痕增生、化脓性肉芽肿 ◇需要注意一些以体表肿物为主诉的外科疾病，如疝气、睾丸扭转等 ·慢性过程：痣、皮赘、脂肪瘤、血管瘤、皮肤纤维瘤等

续表

助记口诀	问诊主要内容	临床意义（可能性）
奇（起）	2. 原因和诱因	·接触类似患者或动物：病毒感染可能 ·外界刺激、外伤等：化脓性肉芽肿可能 ·手术后：瘢痕增生可能 ·阳光（紫外线）照射：皮肤癌可能 ·不洁性生活情况：生殖器疣可能
特（特）	性质、特征	·疼痛/肿胀感/灼热感：一般常见于急性的体表肿物 ·异物感/压迫感/异常感觉：见于肿块压迫局部组织时 ·瘙痒感：见于肿块受局部刺激时 ·异味：一般多见于肿块伴渗出时
城（程）	严重程度	·取决于肿块的部位及是否侵袭 ·若肿块部位在重要部位，如肿块位于咽喉部位，可能引起呼吸困难、吞咽困难；如肿块位于眼周，可引起视力改变 ·部分外科疾病以体表肿物为诉求时，有时常较严重，如睾丸扭转，嵌顿性疝 ·若恶性体表肿物侵袭、转移在后期可引起全身各系统相应严重改变
市（时）	时间特征	·急性起病时大多数与创伤、感染有关 ·大多数体表肿物都为慢性过程
不（部）	部位	·神经纤维瘤：常沿神经分布，最常伴随躯干的牛奶咖啡斑 ·脂肪瘤：多见于躯干、颈背部和前臂 ·脂溢性角化病：常见于躯干和颞部 ·化脓性肉芽肿、瘢痕疙瘩等与创伤体表位置相关 ·皮赘：常见于颈部、腋、腹股沟 ·角化棘皮瘤、皮肤癌多于曝光部位
加（加）	1. 加重因素 2. 缓解因素	·活动加重：剑鞘囊肿、假性动脉瘤、疝 ·摩擦加重：皮赘、化脓性肉芽肿 ·日晒加重：脂溢性角化病、日光角化病、皮肤癌 ·局部压力增加时加重：疝气、假性动脉瘤
班（伴）	是否有其他伴随症状 ·发热	·挤奶工结节、羊痘、疝气、睾丸扭转、风湿热引起的皮下小结可有发热
	·乏力 ·腹痛 ·局部神经功能损害 ·骨骼畸形 ·其他全身系统累及症状	·挤奶工结节、羊痘等感染相关肿块及皮肤癌可有乏力 ·疝气，睾丸扭转等腹部肿块可有腹痛 ·常见于恶性皮肤癌侵犯或神经纤维瘤累及相关神经时 ·常见于恶性皮肤癌累及骨骼及神经纤维瘤 ·主要取决于肿物部位或累及的器官组织，如血管瘤位于咽喉可引起呼吸困难，靠近眼部可引起视力损害；卡波西肉瘤可有消化道损害，引起出血；风湿热引起的皮下小结可引起心脏相关症状等

（二）排除红旗征——严重疾病

使用助记口诀"V.P"代表血管性疾病、恶性肿瘤两类严重疾病，本步流程要求全科医生注意在特定患者的诊疗中排除这两类严重疾病的临床表现，详见表2-6-2。

表2-6-2 体表肿物患者红旗征及临床意义

助记口诀	红旗征	临床意义（可能性）
V	局部搏动感	假性动脉瘤
	呼吸困难，视力损害	特殊位置的血管瘤
P	消化道出血	卡波西肉瘤
	暴露位置的色素痣溃烂或颜色改变	皮肤癌
	贫血症状、出血，感染时间长，全身多系统表现	皮肤癌侵犯累及其他系统
	局部神经功能损害，尤其是第5、9、10对颅神经	神经纤维瘤

注：V.P分别为英文单词Vascular diseases和Pernicious tumors的首字母。

（三）鉴别诊断

询问相关临床表现以排除容易漏诊误诊的疾病，本步流程提醒全科医生注意鉴别合并症，详见表2-6-3。

表2-6-3 体表肿物患者容易漏诊误诊的疾病及临床表现

疾病	临床表现	疾病	临床表现
糖尿病	可影响溃烂肿块愈合	自身免疫性疾病	因免疫功能受损易发生皮肤感染

（四）问一般情况

主要了解患者目前的治疗、精神、饮食、睡眠、大小便等一般情况。

（五）问其他病史

采用助记口诀"过往家人均要旅行社工作"，帮助全科医生规范问诊，详见表2-6-4。

表2-6-4 体表肿物患者其他病史问诊内容及临床意义

助记口诀	内容	临床意义（可能性）
过（过）	过敏：是否有过敏史	·光敏性提示日光相关疾病
往（往）	既往史：既往类似疾病史、其他疾病、手术史	·帮助评估皮肤癌、风湿免疫性皮肤改变
家（家）	家族史：家族类似疾病情况	·排除部分家族遗传疾病，如皮肤癌、神经纤维瘤等
人（人）	个人生活史：烟、酒、毒品、性生活情况、锻炼方式、防晒习惯等	·评估生活习惯及免疫状态，有助于肿块的诊断
均（经）	月经婚育史：末次月经及更年期女性	·间接反映肿块的性质，如生殖器疣等性传播疾病引起的包块 ·月经史对于评估肿块的发展以及治疗方案有帮助
要（药）	药物：最近在服用什么药物 ·抗精神病药 ·各种镇静催眠药 ·抗肿瘤药物	·目前服用药物可间接提示患者存在疾病（部分患者不承认自己有抑郁/焦虑状态/或者不清楚自己有肿瘤） ·部分药物可影响肿块发生、发展及康复

续表

助记口诀	内容	临床意义（可能性）
旅（旅）	旅行史：最近是否出去旅游过	·帮助排除性接触传播，如疣、传染性软疣
行（心）	心理：情绪、兴趣等	·肿块可引起焦虑抑郁，焦虑抑郁会加重患者对于肿块的过分关注
社（社）	社会经济状况	·经济情况可间接提示某类疾病的可能
工作	工作和职业： 注意特殊职业引起体表肿物	·手工工作可引起剑鞘囊肿 ·日光下工作者可引起皮肤角化病或皮肤癌 ·与动物接触工作者，可引起羊痘或挤奶工结节 ·性工作者可引起相关性传播疾病导致的肿块

（六）探询ICE

包括患者或家属对他/她的症状或健康理解（Idea）、担忧（Concern）和期望（Expectation）。

二、体格检查

体表肿物患者基于系统体格检查的针对性全科体格检查流程详见表2-6-5。

表2-6-5　体表肿物患者体格检查流程、内容及临床意义

要素	内容	阳性体征的临床意义（常见病因）
生命体征	体温*	·评估感染性疾病引起的肿块或肿块侵犯累及全身的可能
	脉搏*	·心率快时可间接反映体温及血压、呼吸问题；风湿热引起的皮下小结可引起心律异常改变
	血压*	·恶性皮肤癌后期或卡波西肉瘤累及消化道引起出血，可有血压下降
	呼吸*	·位于咽喉部的肿块（如血管瘤）可引起呼吸增快
体型	身高、体重、腹围	·用于综合评估患儿生长发育情况、成人的营养状况
一般情况	神志	·睾丸扭转、疝等可能不喜欢相关体位（如站立）
	体位	·咽喉部血管瘤严重时可有三脚架体位（咽部查体诱发窒息，应避免）：身体前倾，颈部过伸，张口并且下颌前突
	面容	·面容常用于评估病程急慢性及病情轻重情况
五官	眼	·当肿块位于眼周，如血管瘤或颜面部神经纤维瘤时需要评估其视力、视野、眼动是否改变
	耳	·若是风湿热引起的皮下小结，可能起初咽部症状，同时累及中耳；皮肤恶性肿瘤可先长于耳部，如角化棘皮瘤、基底细胞癌等
	鼻：鼻腔、鼻窦压痛	·当肿块累及时需评估

续表

要素	内容	阳性体征的临床意义（常见病因）
五官	口腔：口唇、口腔	·当肿块累及局部时需评估；基底细胞癌好发于唇部；皮下小结需评估咽部情况，以助风湿热诊断
肿块查体*:	部位	·具体见病史的部位部分
	位置	·主要评估肿块与皮肤的关系：肿块在皮肤内，肿块可随皮肤移动，如表皮囊肿；肿块在皮下，皮肤可在肿块表面移动，如脂肪瘤；肿块在肌肉内，肌肉放松时肿块移动，收缩时，肿块活动受限；在肌腱或关节内，这些结构的运动可导致肿块移动或形状发生改变；在骨骼内，肿块固定不动，且在肌肉放松时轮廓更清楚
	形状	·是否规则
	轮廓	·是否清晰
	颜色	·血管瘤呈红色，脂溢性角化病呈黑色，恶性黑色素痣在黑色的基础上有晕染
	数量	·单发或多发
	质地	·实性或囊实性
	相关特性	·有无破溃，皮温有无升高，有无粘连，有无触痛，有无波动感，有无搏动感
颈部	气管	·根据肿块的位置，评估有无累及气管
淋巴结触诊	单纯局部淋巴结	·提示局部感染，如挤奶工结节
	全色淋巴结肿大	·HIV感染引起的卡波西肉瘤、皮肤癌
胸部*	肺部听诊：呼吸音、干湿啰音	·HIV感染引起的卡波西肉瘤可有肺部改变；风湿热引起的皮下小结可有肺部改变；恶性肿块后期时可有肺部改变
	心脏听诊：五个瓣膜听诊（心率，节律，心音，额外心音及病理性杂音）	·风湿热引起的皮下小结，可因链球菌累及心脏瓣膜闻及杂音；需要注意，HIV感染引起的卡波西肉瘤或恶性肿瘤后期可在心脏有多种表现
腹部	压痛/反跳痛/肠鸣音异常*	·疝气、睾丸扭转、卡波西肉瘤引起的消化道出血查体可有相关改变
	局部包块	·疝
	肝脾肿大	·恶性肿块侵犯后期可有查体改变
脊柱、四肢	脊柱、四肢异常	·神经纤维瘤可引起骨骼畸形、脊柱侧弯

注：1. *为建议每次体检应做项目，尤其是初诊患者；2. 针对具体患者，根据初步诊断做有针对性的体格检查，选择性完成病情需要的其他详细的体格检查项目。

三、诊断和评估

（一）现患问题的诊断

贯彻安全诊断策略，对体表肿物的评估时考虑2个问题，详见表2-6-6。

表 2-6-6　体表肿物患者诊断的安全诊断策略

要素	思维工具	可能的病因
最可能的诊断（常见病、多发病）	模型识别	主要结合病史和查体综合考虑
需要排除的严重疾病	V.I.P	·假性动脉瘤 ·特殊位置的血管瘤 ·皮肤癌 ·特殊部位的神经纤维瘤 ·卡波西肉瘤

（二）健康问题的综合评估

对患者存在的其他健康问题进行诊断和评估。

四、全科诊疗计划和健康照顾

共同决策，以患者及家属能够理解和接受的语言说明并执行诊疗和健康照顾方案，以助记口诀"世（解释）卫（安慰）建议（建议）厨房（处方）钻（转诊）研（化验或检查）水（随访）鱼（预防）"，利用谐音提醒全科医生规范诊疗行为，提供全人照顾。具体内容如下：

（一）解释和安慰

1. 认同患者及家属的特殊感受；
2. 告知诊断结果；
3. 解释病情急危缓重；
4. 安慰，给予信心、关怀。本步包含对患者及家属ICE的回应。

（二）建议

患者及家属参与讨论，共同决定进一步诊断和治疗方案。
1. 确定原发病的治疗、处理方案；
2. 危险因素管理：避免诱因或加重因素；
3. 戒烟限酒、生活规律，改善生活方式，鼓励患者参加力所能及的运动，调节饮食，提高体力，注意防晒，避免阳光直接照射。

（三）处方

1. 原发病的治疗和处理，观察，对症支持治疗；
2. 液氮，激光；
3. 活检，切除；

4. 部分肿块可考虑激素注射，如剑鞘囊肿、瘢痕组织、羊痘及挤奶工结节等。

（四）转诊

当患者出现下述情况应注意及时转诊：

1. 怀疑恶性皮肤肿块，需要专科活检或切除时；
2. 疝、睾丸扭转，需要紧急外科干预时；
3. 需要进行专科处理，如激光，激素注射时；
4. 患者出于明确诊断，拒绝对症观察处理时。

（五）化验或检查

根据初步临床诊断，选择合适的辅助检查以帮助明确诊断，或患者出于明确诊断，拒绝经验性治疗时，可完善相关检查，详见表2-6-7。

表2-6-7　体表肿物患者辅助检查项参考项目

初步诊断	辅助检查项目选择
感染	血常规，CRP，性传播疾病系列（包括血液和局部泌物的检查）包括HIV、梅毒、淋病、支原体、衣原体
怀疑病变良恶性	活检
累及全身系统性疾病	血生化：血糖、肝肾功能、电解质等
软组织来源肿块	局部B超
骨骼来源肿块	局部X线
特殊部位累及	视力表、眼底镜、耳镜、鼻内镜、喉镜等

（六）随访和观察

安排随诊时间，告知患者："病变在颜色、形状、质地、范围、数量、对称性发生变化时，请及时复诊"或"如果出现明显乏力，发热等不适症状时请及时复诊"（安全网）。

（七）机会性预防

适时提供健康照顾，落实国家基本公卫服务：①对慢性健康问题的连续性照顾：针对患儿合并龋齿、脊柱侧弯、屈光不正等，及成人合并高血压、冠心病、糖尿病、COPD、慢性肾脏疾病、肝硬化、脑血管意外后遗症等慢性非传染性疾病进行连续性管理；②根据患者的具体情况，落实国家基本公共卫生服务，提供诊疗过程中的全人健康照顾服务：孕产妇保健、老年保健、预防接种、传染病报告、癌症筛查等。

（八）结束

对病情复杂的患者，可引导患者确认如下三个问题中的一个或多个：①患者的主要健康问题是什么？②患者应该怎样做？③为什么要这样做？可使用开放式提问请患者复述，如"您能不能总结一下我们今天讨论的重点？或者您还有什么不清楚的吗？"

五、注意事项

1. 体表肿块的评估主要可以用定性定位去考量。定性主要分感染性、血管性、肿瘤性；定位主要分表皮、皮下、肌肉、肌腱、骨骼、神经、血管。

2. 体表肿物的评估可应用ABCDE原则进行恶性的判断：A（Asymmetrical），肿块不对称；B（Border），边缘不规则；C（Colors），颜色不均一，有晕染；D（Diameter），直径大于6mm；E（Evolution），较之前有明显变化。

（方良如）

第三章 神经系统相关症状的全科诊疗路径

第一节 头 晕

头晕是患者一个非特异性的主观表达，可将其分两类：非眩晕性头晕和眩晕。非眩晕性头晕（dizziness）是指空间定向能力受损或障碍的感觉，无运动的虚假或扭曲的感觉，即无或非旋转性的感觉，包括晕厥前期、姿势性症状、非特异性头晕。眩晕（vertigo）是指在没有自身运动时的自身运动感觉或在正常头部运动时扭曲的自身运动感觉，涵盖了虚假的旋转感觉（旋转性眩晕）及其他虚假感觉，如摇摆、倾倒、浮动、弹跳或滑动（非旋转性眩晕）。值得注意的是，患者的头晕主诉常较模糊，且易发生变化，不一定可靠，因此，进行全面的病史采集和规范体格检查是诊断头晕的基础。头晕患者的全科诊疗路径如下：

一、病史采集

（一）问主诉

询问患者头晕的临床特征，使用助记口诀"奇特城市不加班"，利用谐音工具帮助全科医生规范问诊，详见表3-1-1。

表3-1-1 头晕患者主诉问诊内容及临床意义

助记口诀	问诊主要内容	临床意义
奇（起）	起病情况： 1. 急性或慢性起病	·急性起病：前庭神经炎、迷路炎、严重心律失常、低血糖、卒中、短暂性脑缺血发作（TIA） ·反复自发性眩晕：良性阵发性位置性眩晕（BPPV）、前庭性偏头痛、梅尼埃病、前庭性偏头痛、惊恐发作等 ·慢性进行性加重：颅内占位性疾病（如脑干小脑肿瘤）、中枢神经系统退行性疾病和副肿瘤性亚急性小脑变性等 ·慢性稳定性： ⋄精神心理性：持续性姿势知觉性头晕（PPPD） ⋄双侧前庭病 ⋄全身系统性：低血压、贫血、OSAHS等 ⋄慢性中毒、药物源性

助记口诀	问诊主要内容	临床意义
奇（起）	2. 原因和诱因	·前庭神经炎患病前两周左右多有上呼吸道病毒感染史 ·BPPV头晕的发作特点为特定体位诱发头晕，患者平躺、起床以及翻身时易发生头晕，限制体位活动时头晕好转 ·前庭性偏头痛发作期可出现与头位、体位变化有关的头晕 ·姿势改变引起的头晕注意直立性低血压、严重椎-基底动脉狭窄或锁骨下动脉窃血综合征 ·Valsalva动作（排便、屏气）、大声诱发的眩晕可见于外淋巴瘘、上半规管裂综合征
特（特）	性质、特征： 1. 眩晕 2. 晕厥前期 3. 姿势性症状 4. 头昏（非特异性头晕）	·眩晕多为前庭周围性疾病，如良性阵发性位置性眩晕、前庭性偏头痛、前庭神经炎、迷路炎、梅尼埃病；前庭中枢性头晕包括后循环的TIA和梗死（少见），脑小血管病多为有基础疾病的老年人 ·晕厥前期（症状）指大脑供血下降后出现黑矇、即将晕倒、快失去意识的感觉，常见血管迷走神经性发作、直立性低血压、心源性、低血糖、贫血等；晕厥前期（症状）患者也可直接表现为晕厥 ·姿势性症状发生在直立位时，与维持姿势稳定相关的平衡症状，可表现为不稳感和摔倒感，可见于肌肉骨骼疾病、前庭疾病、小脑疾病和颈椎疾病以及周围神经疾病 ·头昏常指头重脚轻、身体漂浮、眼花等，多提示心理疾病与内科系统疾病，常见于心理因素（包括抑郁、焦虑）、急性前庭疾病恢复期、内科疾病或药物相关（包括药物副作用和撤药反应），老年人的非特异性头晕要注意排除脑小血管病可能 ·老年人注意排除脑卒中、帕金森病
城（程）	严重程度： 是否影响生活、工作	·梅尼埃病、前庭神经炎、迷路炎可表现为严重的眩晕，BPPV也可以较为严重
市（时）	时间特征： 1. 时间进程 2. 发作频率 3. 发作持续时间 4. 间隔时间	·发作持续数秒至1分钟者多见于BPPV、抑郁症、前庭性偏头痛、梅尼埃晚期、心律失常等； ·头晕发作持续数分钟至十几分钟多见于短暂性脑缺血发作、迷路梗死、惊恐发作、前庭性偏头痛； ·头晕发作达数小时则多见于急性脑梗死、脑出血、梅尼埃病及前庭性偏头痛和多发性硬化或感染性疾病 ·持续数天常见于前庭神经元炎、急性迷路炎、突发性耳聋、前庭性偏头痛、脑血管病等； ·持续数周以上的注意精神心理性头晕、慢性中毒、肿瘤或中枢神经系统退行性疾病 ·BPPV、梅尼埃病眩晕反复发作 ·前庭神经炎早晨发生更普遍
不（部）	部位	·非特异性头晕注意询问
加（加）	1. 加重因素 2. 缓解因素 ·注意询问患者发作时体位、头部运动及床上动作等信息 ·询问患者症状与活动的关系	·头部活动可以使所有类型的眩晕加重，如果头部活动未使患者眩晕加重，则可能是其他类型的头晕 ·头晕症状与体位变化存在相关性时，须明确是体位变化诱发头晕还是加重头晕，前者最常见的疾病是BPPV ·大部分头晕症状是活动后加重，制动后头晕减轻，仅抑郁症和焦虑症患者于活动后自觉头晕减轻 ·眩晕于咳嗽、喷嚏后加重常见于外淋巴瘘

续表

助记口诀	问诊主要内容	临床意义
班（伴）	伴随症状： ·自主神经症状：恶心、呕吐、心动过缓、血压变化、便意频繁 ·眼震和姿势不稳 ·耳部症状：耳鸣、耳闷胀感、听力下降或听觉过敏、耳痛、分泌物 ·脑干小脑功能失调症状：复视、构音障碍、面部及肢体感觉、运动障碍或共济失调 ·定位体征：偏瘫和偏身感觉障碍 ·心血管症状：心悸、胸闷、胸痛、面色苍白、晕厥 ·精神情绪症状：紧张、担心、坐立不安、情绪低落、恐惧、睡眠障碍 ·眼部症状：复视、黑矇、视力下降、斜视 ·颈部症状：颈肩痛、上肢或手指麻木 ·头痛 ·潮热、盗汗、失眠	·自主神经症状常见于前庭周围性眩晕和部分前庭中枢性眩晕 ·梅尼埃病、前庭神经元炎患者常伴有明显的恶心呕吐 ·前庭系统疾病眩晕通常伴有眼震和姿势不稳 ·耳鸣：梅尼埃病、迷路炎、听神经瘤、药物毒性（氨基苷类、水杨酸类、袢利尿剂） ·听力下降：梅尼埃病、迷路炎、听神经瘤、药物毒性 ·耳中有分泌物、耳痛：慢性化脓性中耳炎 ·脑干小脑功能失调症状：后循环缺血、脑干肿瘤、局部癫痫发作、偏头痛 ·后循环缺血多合并延髓性麻痹、复视、面瘫、面部感觉障碍等多个症状，单一的头晕、眩晕等症状较少，由后循环缺血所致 ·除脑肿瘤、脑卒中外、局部癫痫发作也可有定位体征 ·心血管症状提示心血管病变可能，如急性冠状动脉综合征（ACS）或心律失常、肺栓塞 ·精神情绪症状提示焦虑、抑郁状态、PPPD ·双眼复视提示脑干、眼动神经、眼外肌或神经-肌肉接头病变；单眼复视、单眼黑矇、单眼视力下降、斜视等提示眼球、眼内肌或视神经病变 ·脑干肿瘤、局部癫痫发作、偏头痛可有复视 ·颈部症状提示颈椎关节不稳、颈椎病、颅颈部发育异常等可能 ·小脑肿瘤、脑肿瘤可伴有进行加重的头痛 ·急性枕部持续性疼痛注意椎-基底动脉夹层 ·更年期综合征

（二）排除红旗征——严重疾病

使用助记口诀"V.I.P"代表血管性疾病、感染性疾病、恶性肿瘤三类严重疾病，本步流程要求对头晕患者应注意问诊相关临床表现以排除严重疾病，详见表3-1-2。

表3-1-2　头晕患者的红旗征及临床意义

助记口诀	红旗征	临床意义（可能性）
V	胸部不适或晕厥或昏厥及相关表现 急性枕部疼痛持续存在	严重心律失常、低血糖、心肌梗死、卒中 椎-基底动脉夹层
V/I	急性发作的眩晕加神经系统缺陷，如复视、偏瘫、构音障碍	脑干梗死/肿块、脑膜炎、血管炎、多发性硬化、卒中、TIA
V/P	急性眩晕超过1天，恶心呕吐，严重不平衡感	小脑卒中/肿瘤、脑干梗死
V/P	年龄>65岁	注意心脑血管重症、肿瘤相关表现

续表

助记口诀	红旗征	临床意义（可能性）
I	高热、喷射性呕吐	颅内感染
P	伴进行性加重的头痛	颅内肿瘤
其他	糖尿病患者 精神缺陷症状	低血糖、自主神经功能紊乱 癫痫、精神疾病

注：V.I.P分别为英文单词Vascular diseases，Infection diseases和Pernicious tumors的首字母。

（三）鉴别诊断

询问相关临床表现以排除容易漏诊误诊的疾病，本步流程提醒全科医生注意鉴别诊断，尤其是以头晕为主诉，而又容易被忽视的疾病（一般非严重疾病），详见表3-1-3。

表3-1-3　头晕患者中容易漏诊误诊的疾病及临床表现

疾病	临床表现
糖尿病	对高危人群要做糖尿病筛查（此处先做临床表现筛查） 对已诊断的糖尿病患者应重点询问患者进食及糖尿病用药情况
五官科疾病	鼻窦炎、眼屈光不正、眼肌麻痹、白内障的相关表现
更年期综合征	更年期综合征的非特异性表现

（四）问一般情况

主要了解患者目前的治疗、精神、饮食、睡眠、大小便等一般情况。

（五）问其他病史

采用助记口诀"过往家人均要旅行社工作"，帮助全科医生规范问诊，详见表3-1-4。

表3-1-4　头晕患者其他病史问诊内容及临床意义

助记口诀	内容	临床意义（可能性）
过（过）	过敏：是否有过敏史，尤其药物过敏史	·保障医疗安全
往（往）	既往史：近期有无上呼吸道感染、外伤 既往类似疾病史、其他疾病史、手术史	·年轻人继发于近期上呼吸道感染的突发眩晕：前庭神经炎 ·既往心脑血管病史的急性头晕/眩晕，需鉴别是否存在脑血管病 ·既往耳部疾病史，易并发迷路炎、瘘管形成等 ·颞骨骨折、外淋巴瘘常有外伤手术史
家（家）	家族史：家族疾病情况	偏头痛、梅尼埃病、遗传性小脑共济失调患者可有家族史
人（人）	个人生活史：烟、酒、毒品、锻炼等情况	—

续表

助记口诀	内容	临床意义（可能性）
均（经）	月经婚育史	·更年期妇女注意更年期综合征 ·月经前期或月经期头晕伴随偏头痛，常见于前庭性偏头痛
要（药）	药物：最近服用的药物。下述药物有可能引起药源性头晕（包括直立性低血压），尤其是老年人： ·酒精 ·阿司匹林 ·氨基糖苷类、四环素类抗感染药物 ·抗癫痫药（苯妥英钠） ·心血管药（硝酸甘油、降压药） ·抗精神病心理药、各种镇静催眠药 ·部分抗肿瘤药物 ·部分避孕药	·药源性头晕多在用药后不久发生，症状的出现与药物的使用呈锁时关系 ·部分头晕发生在患者突然停药后，如帕罗西汀、舍曲林等
旅（旅）	旅行史：最近是否出去旅游过，当地是否存在特殊流行病	
行（心）	兴趣、情绪等心理健康状况	·头晕是抑郁、焦虑的常见症状
社（社）	社会经济状况	·老年人、急症和有后遗症的患者，要注意是否有照顾者，能否及时发现紧急病情及送医
工作	工作和职业	·注意特殊工种病或职业中毒

（六）探询患者ICE

包括患者对他/她的症状或健康理解（Idea）、担忧（Concern）和期望（Expectation）。

二、体格检查

头晕患者全科体格检查流程详见表3-1-5。

表3-1-5 头晕患者体格检查项目及临床意义

要素	内容	阳性体征的临床意义（常见病因）
生命体征	体温*	·感染如肺部感染、流感可头晕，且有体温升高而患者不自知
	脉搏	·注意心血管疾病（如心律失常）
	血压*	·注意直立性低血压：仰卧位、立位、坐位 ·锁骨下动脉盗血综合征：双侧血压可相差20mmHg以上
	呼吸	·过度换气：心因性头晕
体型*	身高、体重、腹围	·计算BMI
一般情况	神志、体位*	·紧张、激动：焦虑等心因性头晕

要素	内容	阳性体征的临床意义（常见病因）
观察	面容、体态*	·体位异常：脑血管问题、小脑问题
皮肤	颜色（是否苍白）、发绀、皮疹、皮下出血*	·注意贫血症、红细胞增多症
头颅五官	十二对颅神经检查	·视力视野问题：颅内肿瘤 ·听力障碍：梅尼埃病、听神经瘤、药物毒性 ·多发性硬化损害脑干和小脑时视物可有"摇晃"感
	眼：眼睑、眼震	·持续眼震注意中枢疾病如脑梗死、颅内肿瘤、颅内感染等
	耳：初步的听力检查	·如果听力初步检查有问题，应做Weber试验和Rinner试验
	外耳道、鼓膜*	·注意慢性中耳炎改变、耳内耵聍
	鼻：鼻腔、鼻窦压痛	·鼻窦区压痛：鼻窦炎
	口腔：口唇、口腔	—
颈部	甲状腺触诊	·结节、肿大
	颈动脉听诊*	·颈动脉杂音：动脉粥样硬化
	脑膜刺激征（颈强直、克氏征、布氏征）	·颅内感染、颅内肿瘤
	触诊浅表淋巴结（颈部）*	·排除肿瘤、头部或耳感染
胸部	锁骨上窝听诊	·血管杂音：锁骨下动脉盗血综合征者多在左侧
	心脏听诊*：五个瓣膜听诊区（心率、心律、心音、杂音）	·如有心脏节律、心音、杂音等阳性体征，应做系统心血管检查排除严重心律失常、冠心病等
	肺部听诊*：呼吸音、干湿啰音	·排除肺部感染
腹部	腹肌紧张度、包块、压痛	
脊柱	颈椎活动度	·颈椎问题引起的头晕比较少见
	脊柱有无畸形	—
四肢	肌力	·脑肿瘤、脑血管意外、局部癫痫发作
	肌张力	·脑肿瘤、脑血管意外、局部癫痫发作
	不自主运动	·帕金森病、小脑障碍、颅内感染或中毒
共济运动	指鼻试验*、跟膝胫试验、轮替试验	·小脑、脑干问题，前庭、迷路性问题，颅内肿瘤
	闭目难立征*	·站立时睁眼正常，闭目不平衡：前庭问题 ·睁眼闭目都有不平衡：小脑问题
姿势和步态	姿势和步态*	·听神经瘤、TIA、脑血管意外
浅感觉	腹部、四肢	·脑血管意外、DM神经病变
浅反射	腹壁反射*	·脑血管意外、DM神经病变、甲减、甲亢、维生素B_{12}缺乏
病理反射	跖反射、奥本海姆征、戈登征	·大脑病变
BPPV变位试验	Dix-Hallpike试验 滚转试验	·后半规管或前半规管BPPV ·外半规管BPPV

注：1. *为建议每次查体应做的重点项目，尤其是初诊患者，此为系统性体格检查的体现；2. 针对具体患者，根据初步诊断做有针对性的体格检查，选择性完成病情需要的其他体格检查项目。

三、诊断和评估

（一）现患问题的诊断

贯彻安全诊断策略，对头晕的病因诊断时考虑如下3个问题，详见表3-1-6。

表3-1-6　头晕患者诊断的安全诊断策略

要素	思维工具	可能的病因
最可能的诊断（常见病、多发病）	模型识别	·上呼吸道感染（感冒）、高血压、贫血 ·BPPV ·精神心理因素
需要排除的严重疾病	V.I.P	·V：严重心律失常、心肌梗死、后循环的TIA或梗死 ·I：颅内感染 ·P：听神经瘤、后窝肿瘤、其他脑肿瘤
需要鉴别诊断的可能病因*	基于症状特点的穷极推理	·眩晕多为前庭周围性疾病 ·晕厥前（症状）常见血管迷走神经性发作、直立性低血压、心源性、低血糖、贫血等；晕厥前（症状）患者也可直接表现为晕厥 ·平衡障碍可见于肌肉骨骼疾病、前庭疾病、小脑疾病和颈椎疾病以及周围神经疾病 ·非特异性头晕提示心理疾病与内科系统疾病

注：*详见病史采集部分头晕性质分类及其疾病谱。

（二）健康问题的综合评估

对患者存在的其他健康问题进行诊断和评估。

四、全科诊疗计划和健康照顾

共同决策，以患者能够理解和接受的语言说明并执行诊疗和健康照顾方案，以助记口诀"世（解释）卫（安慰）建议（建议）厨房（处方）钻（转诊）研（化验或检查）水（随访）鱼（预防）"，利用谐音提醒全科医生规范诊疗行为，提供全人照顾。具体内容如下：

（一）解释和安慰

1. 认同患者的特殊感受；

2. 告知诊断结果；

3. 解释病情急危缓重；

4. 安慰，给予信心、关怀。本步包含对患者ICE的回应。

（二）建议

患者参与讨论，共同决定（共同决策）进一步诊断和治疗方案：

1. 确定原发病的治疗、处理方案；
2. 防跌倒教育；
3. 危险因素管理：避免诱因或加重因素如血压变化、头位或体位的剧烈变动等；
4. 鼓励患者参加力所能及的运动，提高体力；
5. 戒烟限酒、生活规律，改善生活方式。

（三）处方

1. 原发病的治疗和处理。
2. 眩晕的药物治疗

（1）抗眩晕：如氟桂利嗪、地芬尼多、倍他司汀，地西泮或短期应用异丙嗪、苯海拉明等抗组胺药；

（2）止呕吐：必要时可用多潘立酮、甲氧氯普胺口服或肌内注射。

（四）转诊

当患者出现下述情况应注意及时转诊：

1. 头晕伴有听力下降或耳鸣者；
2. 眩晕伴严重呕吐且进食少，出现水电解质失衡需要补液者；
3. 当出现神经系统阳性体征时；
4. 瓣膜性心脏病或心律不齐患者；
5. 怀疑中枢神经系统疾病，如肿瘤、感染、脑血管意外；
6. 当头晕持续且经过仔细评估仍然无法得到确切的诊断；
7. 患者对适当的药物治疗或其他处理无效时。

（五）化验和检查

临床上大多数头晕患者不需要进行实验室检查，部分病情复杂者可根据初步临床诊断，选择合适的辅助检查以帮助明确诊断，详见表3-1-7。

表3-1-7　头晕患者辅助检查项目参考

头晕病因初步诊断	辅助检查项目选择
贫血	全血细胞计数（CBC）
感染	CBC、C反应蛋白（CRP）
全身系统性疾病	血生化：血糖、肝肾功能、电解质等
心律失常	心电图（必要时行心电监护检查）
发作性低血压	24小时动态血压

续表

头晕病因初步诊断	辅助检查项目选择
怀疑中枢性原因时	头部CT、磁共振成像检查（MRI）
精神心理评估	焦虑、抑郁筛查量表
	前庭功能检查：冷热试验、前庭诱发肌源性电位
其他专科检查	听力测定：纯音测听、脑干听觉诱发电位
	脑电图、心脏超声、鼻内镜等

（六）随访和观察

安排随诊时间，告知患者："如果*天内不好转，请及时复诊"或"如果出现胸闷、心慌或肢体无力、言语不利、复视等症状请及时复诊"（安全网）。

（七）机会性预防

适时提供健康照顾，落实国家基本公卫服务：①对慢性健康问题的连续性照顾：针对患者合并存在的高血压、冠心病、糖尿病、慢性阻塞性肺疾病（COPD）、慢性肾脏疾病、肝硬化、脑血管意外后遗症等慢性非传染性疾病进行连续性管理；②根据患者的具体情况，落实国家基本公共卫生服务，提供诊疗过程中的全人健康照顾服务：如孕产妇保健、老年保健、预防接种、传染病报告、癌症筛查等。

（八）结束

对病情复杂的患者，可引导患者确认如下三个问题中的一个或多个：①患者的主要健康问题是什么？②患者应该怎样做？③为什么要这样做？可使用开放式提问请患者复述，如"您能不能总结一下我们今天讨论的重点？或者您还有什么不清楚的吗？"

五、注意事项

1. 头晕的病因众多，且疾病和健康问题的表现千变万化，本文中列举的临床表现与提示疾病是通常情况下的诊断线索（疾病的典型临床表现），非绝对对应关系。比如，40%的心源性头晕患者主诉为眩晕而不是晕厥前症状，常规神经科体格检查阳性发现（如偏瘫、言语障碍等）的眩晕不一定就是周围性眩晕，伴有听力损害的眩晕也不一定是周围性眩晕，再如典型的良性阵发性眩晕患者表现为眩晕，但老年人的BPPV却经常表现为头昏。

2. 头晕是一种主观感觉，一方面，有的患者很难准确描述其特征，因此没有旋转感，不能排除前庭系统疾病；另一方面，一些因神经反射性或心源性疾病导致晕厥前兆的患者可能将头晕描述为旋转感。

（吴　华）

第二节 头 痛

　　头痛（headache）是全科诊疗中常见的临床症状，头痛的病因众多，原发性头痛包括偏头痛、紧张性头痛、丛集性头痛等，头痛也可继发于基础疾病如脑卒中、颅内肿瘤、上呼吸道感染。通过全面的病史采集、规范体格检查以及全科临床思维，配合以必要的辅助检查，通常全科医生可以完成头痛的诊断或方向性判断，且一部分头痛的患者可以在社区得到合理的处理。值得注意的是，有的头痛背后隐藏着严重的疾病，需要全科医生具备相应的识别（鉴别诊断）能力，能及时地处理和转诊。头痛患者的标准化全科诊疗路径如下：

一、病史采集

（一）问主诉

　　询问患者头痛的临床特征，使用助记口诀"奇特城市不加班"，利用谐音工具帮助全科医生规范问诊，详见表3-2-1。

表3-2-1　头痛患者主诉问诊内容及临床意义

助记口诀	问诊主要内容	临床意义（可能性）
奇（起）	起病情况： 1. 急性或慢性	·急性起病（病程2周内）：急性上呼吸道感染、鼻窦炎、咽喉感染或耳部感染、创伤后等疾病；突发剧烈头痛注意蛛网膜下腔出血、脑出血等 ·慢性病程（病程超过3个月）：多数是偏头痛、紧张性头痛、混合性头痛等
	2. 原因和诱因	·偏头痛：可有外源性诱因（食物如红酒、奶酪、巧克力；酒精、药物、闪光或亮光、情绪紧张、头部创伤、变应原；环境，包括二手烟，家用化学品或气味浓重的香水、气候变化、噪声过大）；也可因内源性诱因引起（疲劳或睡眠过多、应激、劳累后放松——周末偏头痛、体育锻炼、激素变化、饥饿、家族倾向） ·紧张性头痛：紧张、压力、颈椎功能障碍诱发，由于姿势不良（长时间低头伏案、屈颈）而导致的颈部（慢性持久肌肉收缩）或背部拉伤 ·创伤后头痛：通常在头部受伤后2～3天开始，前庭神经炎患病前两周左右多有上呼吸道病毒感染史 ·转动头部或颈部引起的头痛：颈椎性头痛
特（特）	性质、特征： 1. 搏动样痛 2. 颅周箍紧感 3. 闪电样痛	·搏动样：偏头痛、巨细胞动脉炎（颞动脉炎） ·紧缩感或压力感：紧张性头痛、颈椎性头痛、颞下颌关节功能障碍 ·霹雳样或是闪电样疼痛：注意蛛网膜下腔出血、颈动脉夹层、动脉瘤破裂等 ·一侧面部闪电样剧烈疼痛者，通常是三叉神经痛
城（程）	严重程度：是否影响生活、工作	·轻、中度疼痛：紧张性头痛、巨细胞动脉炎、颅内肿瘤的头痛早期 ·中、重度疼痛：偏头痛 ·重度（剧烈）疼痛：丛集性头痛、蛛网膜下腔出血 ·进行性加重：颅内肿瘤

续表

助记口诀	问诊主要内容	临床意义（可能性）
市（时）	时间特征： 1. 时间进程 2. 发作频率 3. 发作持续时间 4. 间隔时间	·晨起头痛：偏头痛、颈椎病、抑郁症、高血压或颅内占位性病变 ·中午或下午：紧张性头痛 ·夜间入睡后发作：丛集性头痛 ·三叉神经痛多在日间发生 ·额窦炎：上午9点开始，下午1点高峰，随后逐渐减轻 ·急性上颌窦炎：在午后或直立较久时加重，晨起或平卧休息时减轻 ·持续10余分钟到2～3小时：丛集性头痛 ·持续几个小时：多见于偏头痛、颈椎病、抑郁症、高血压或占位性病变 ·持续几天：多见于紧张性头痛（30分钟到7天不等），偏头痛发作可持续2～3天 ·每月1～2次：偏头痛 ·每周1～2次：紧张性头痛 ·每天1～4次：丛集性头痛
不（部）	部位	·可转换到对侧的单侧头痛：偏头痛、巨细胞动脉炎（前额和颞区） ·固定的单侧头痛：丛集性头痛（单侧眶部、眶上和/或颞部）、颅内肿瘤、巨细胞动脉炎、三叉神经痛 ·双侧头痛：紧张性头痛（覆盖前额、头顶和颞部）、巨细胞动脉炎 ·枕区痛：颈椎功能失调/颈椎病、蛛网膜下腔出血 ·横贯穿前额疼痛：焦虑性头痛 ·眼眶周围痛：丛集性头痛、三叉神经痛、急性闭角型青光眼、鼻窦炎 ·前额部痛：紧张性头痛、鼻窦炎 ·颞骨处痛：偏头痛、紧张性头痛、巨细胞动脉炎、丛集性头痛
加（加）	1. 加重因素 2. 缓解因素	·偏头痛：紧张、活动如行走上下楼梯时加重，睡眠、呕吐时缓解 ·紧张性头痛：压力、过度工作且饮食不规律加重，日常活动如行走上下楼梯时不加重，饮酒可缓解 ·丛集性头痛：饮酒可加重 ·咳嗽、打喷嚏、大笑、摇头、俯首以及弯身等动作可促使颅内高压性头痛、偏头痛、颅内感染性头痛、脑肿瘤等头痛加剧（用力性头痛特点）
班（伴）	伴随症状： ·视觉先兆 ·恶心或呕吐 ·畏光、畏声 ·鼻塞、流涕、流泪 ·耳痛 ·视力障碍 ·肢体无力/乏力 ·偏瘫、偏身感觉障碍 ·躁动 ·发热 ·睡眠、情绪、兴趣改变 ·潮热、盗汗、失眠 ·典型的三联征	·偏头痛 ·偏头痛、颅内肿瘤等引起颅内高压的疾病 ·偏头痛 ·急（慢）性鼻窦炎、丛集性头痛 ·耳中有分泌物、耳痛提示耳部感染 ·青光眼 ·偏头痛、脑肿瘤、脑血管意外、局部癫痫发作 ·脑肿瘤、脑血管意外、局部癫痫发作、部分偏头痛患者头痛发作前可有躯体感觉障碍的先兆 ·丛集性头痛、脑卒中 ·呼吸道感染、颅内感染性疾病，发热本身可引发头痛 ·睡眠、情绪、兴趣改变：抑郁、焦虑 ·更年期综合征 ·头痛＋呕吐＋视觉先兆症状＝典型偏头痛 ·剧烈单侧眼眶后疼痛＋流涕＋流泪＝丛集性头痛 ·呕吐＋痉挛＋头痛＝颅内压升高

（二）排除红旗征——严重疾病

当头痛患者同时出现如下表现时，应排除各种相应的急危重症，使用助记口诀"V.I.P"代表血管性疾病、感染性疾病、恶性肿瘤三类严重疾病，本步流程要求对头痛患者应注意问诊相关临床表现以排除严重疾病，详见表3-2-2。

表3-2-2　头痛患者的红旗征及临床意义

助记口诀	红旗征	临床意义（可能性）
V	妊娠期或产褥期头痛	子痫、皮质静脉血栓、垂体卒中
V/I	眼睛及眶周疼痛	急性闭角型青光眼、巨细胞动脉炎
V/I/P	神经系统缺陷表现如复视、视力缺陷、构音障碍	脑卒中、颅内感染、颅内肿瘤
	喷射性呕吐	颅内感染、颅内占位病变、脑卒中
	神经系统定位症状或体征如偏瘫、偏身感觉障碍	颅内肿瘤、脑卒中、脑脓肿
	剧烈头痛	蛛网膜下腔出血、颅内肿瘤、结脑
V/P	老年人头痛（≥50岁）	颅内肿瘤、脑卒中
I	发热伴有头晕、惊厥、意识障碍等神经功能障碍	颅内感染
I/P	突然出现的新发头痛	颅内肿瘤、脑卒中
P	进行性加重的头痛/夜间痛醒	颅内肿瘤

注：V.I.P分别为英文单词Vascular diseases，Infection diseases和Pernicious tumors的首字母。

（三）鉴别诊断

询问相关临床表现以排除容易漏诊误诊的疾病，本步流程提醒全科医生注意鉴别诊断，尤其是以头痛为主诉，而又容易被忽视的疾病（一般非严重疾病），详见表3-2-3。

表3-2-3　头痛患者中容易漏诊误诊的疾病及临床表现

疾病	临床表现
高血压	高血压高危人群要做高血压筛查（此处先做临床表现筛查），对已诊断的高血压患者应重点询问患者用药情况以排除药源性头痛
五官科疾病	屈光不正、青光眼、鼻窦炎的相关表现
更年期综合征	更年期综合征的非特异性表现
颈源性	颈肩痛、头晕、上肢麻木
其他	头部受伤情况、头部带状疱疹（出疹前）、睡眠呼吸暂停综合征等

（四）问一般情况

主要了解患者目前治疗、精神、饮食、睡眠、大小便等一般情况。注意睡眠质量不良引发的头痛以及睡眠障碍背后可能存在的心理问题。

（五）问其他病史

采用助记口诀"过往家人均要旅行社工作"，帮助全科医生规范问诊，详见表3-2-4。

表3-2-4　头痛患者其他病史问诊内容及临床意义

助记口诀	内容	临床意义（可能性）
过（过）	过敏史：尤其药物过敏史	· 保障医疗安全
往（往）	既往史：近期有无上呼吸道感染、外伤	· 呼吸道感染、颅内感染性疾病，发热本身可引发头痛
	既往类似疾病史、其他疾病史、手术史	· 既往类似病史：多见于慢性头痛 · 既往恶性肿瘤史：注意颅内转移瘤 · 创伤后头痛 · 五官科疾病
家（家）	家族史：家族疾病情况	· 偏头痛、抑郁、焦虑患者可有家族史
人（人）	个人生活史：烟、酒、毒品、锻炼等情况	· 饮酒可加重丛集性头痛，缓解紧张性头痛； · 大量吸烟而尼古丁中毒可引发头痛
均（经）	月经婚育史	· 更年期综合征可有非特异性头痛 · 女性偏头痛常发生在经期之前或月经刚开始的几天
要（药）	药物，药物引起的头痛常见： · 酒精 · 阿司匹林 · 抗生素 · 抗癫痫药苯妥英钠 · 心血管药（硝酸甘油、降压药） · 抗精神病心理药、巴比妥类药 · 咖啡因、皮质类固醇、环孢素、双嘧达莫、H_2受体拮抗剂、尼古丁、茶碱等药物	· 药源性头痛多在用药后不久发生，症状的出现与药物的使用呈锁时关系 · 部分头痛发生在患者突然停药后，如阿司匹林、可待因等
旅（旅）	旅行史：最近是否有旅游	· 当地是否存在特殊流行病（如流感、脑膜炎、脑炎等）
行（心）	心理：情绪、兴趣等心理健康状况	· 抑郁、焦虑患者可有慢性头痛症状
社（社）	社会经济状况	· 老年人、急症和有后遗症的患者，要注意是否有照顾者，能否及时发现紧急病情及送医
工作	工作和职业	· 注意特殊工种病或职业中毒

（六）探询ICE

包括患者对他/她的症状或健康理解（Idea）、担忧（Concern）和期望（Expectation）。

二、体格检查

头痛患者全科体格检查流程详见表3-2-5。

表 3-2-5　头痛患者体格检查流程、内容及临床意义

要素	内容	阳性体征的临床意义（常见病因）
生命体征*	体温	·感染如肺部感染、流感，可头晕，且有体温升高而患者不自知
	脉搏	·注意心血管疾病如心律失常
	血压	·注意血压高（高血压、脑出血）
	呼吸	·过度换气：心因性头痛
体型	身高、体重、腹围、腰臀比	·肥胖和腹型肥胖
一般情况*	神志、体位 面容、体态	·意识或认知障碍：严重的颅内疾病 ·紧张、激动：焦虑等心因性头痛 ·体位、步态异常：脑血管疾病
皮肤*	颜色（是否苍白）、发绀、皮疹、皮下出血、血肿	·注意贫血征、头部是否有受伤（外伤性头痛）、带状疱疹、头皮接触痛（偏头痛）
浅表淋巴结*	重点查头颈部下颌部是否扪及肿大淋巴结、是否有压痛	·提示是否有感染：牙髓炎、牙龈炎、鼻炎、鼻窦炎
头颅五官*	颅周额肌、颞肌、斜方肌等多处肌肉压痛	·多见于伴有颅周压痛型的紧张性头痛
	眼：视力、对光反射、眼球运动； 眼底检查	·视力、视野问题：脑梗死、颅内肿瘤、颅内感染、屈光不正等 ·脑肿瘤、脑溢血、颅内高压可有眼底异常
	眼压（指测）	·青光眼
	耳：外耳道、鼓膜、耳郭牵拉痛、乳突压痛	·注意中耳炎、乳突炎等
	鼻：鼻腔、鼻窦压痛	·鼻窦区压痛：鼻窦炎
	口腔：伸舌运动 　　　咽部反射 　　　牙齿牙周牙龈	·颅内占位病变 ·注意排除牙龈牙齿感染引起头痛
	面部：两侧额纹、鼻唇沟	·排除颅内肿瘤、出血、感染
	双侧颞动脉区压痛	·巨细胞动脉炎
颈部	甲状腺触诊 颈动脉听诊 脑膜刺激征：颈强直、克氏征、布氏征 颈部肌肉压痛*	·常规检查 ·心血管疾病患者注意检查 ·颅内感染、颅内肿瘤 ·颈源性头痛
胸部	心脏听诊* 肺部听诊*：呼吸音、干湿啰音	·排除肺部感染
腹部	腹肌紧张度、包块、压痛	
脊柱	颈椎活动度 脊柱有无畸形	·颈椎问题引起的头痛、紧张性头痛
四肢	肌力	·脑肿瘤、脑血管意外、局部癫痫发作
	肌张力	·脑肿瘤、脑血管意外、局部癫痫发作
	不自主运动	·小脑障碍、颅内感染或中毒

续表

要素	内容	阳性体征的临床意义（常见病因）
共济运动	指鼻试验*、跟膝胫试验、轮替试验 闭目难立征	·小脑、脑干问题，前庭、迷路性问题，颅内肿瘤 ·站立时睁眼正常，闭目不平衡：前庭问题 ·睁眼闭目都有不平衡：小脑问题 ·听神经瘤、TIA、脑血管意外
姿势和步态		·脑血管意外、DM神经病变
浅感觉	腹部、四肢	·脑血管意外
浅反射	腹壁反射	·脑血管意外、DM神经病变、甲减、甲亢、维生素 B_{12} 缺乏
深反射	肱二头肌、肱三头肌反射、膝反射*、踝 反射	·大脑病变
病理反射	巴氏征、克氏征、布氏征	

注：1. *为建议每次体检应做项目，尤其是初诊患者；2. 针对具体患者，根据初步诊断做有针对性的体格检查，选择性完成病情需要的其他详细的体格检查项目。

三、诊断和评估

（一）现患问题的诊断

贯彻安全诊断策略，对头痛的病因诊断时考虑如下3个问题，详见表3-2-6。

表3-2-6　头痛患者诊断的安全诊断策略

要素	思维工具	可能的病因
最可能的诊断 （常见病、 多发病）	模型识别	·上呼吸道感染（感冒） ·高血压 ·偏头痛 ·精神心理因素
需要排除的严 重疾病	V.I.P	·V：脑血管疾病包括蛛网膜下腔出血、颅内出血、颈动脉或椎动脉夹层、 颞动脉炎等；心血管疾病：高血压急症、心力衰竭 ·I：严重感染如脑膜炎、脑炎、颅内脓肿、脑寄生虫病等 ·P：颅内肿瘤、颅骨肿瘤
需要鉴别的可 能病因	基于症状特点的 穷极推理	·颅脑病变：丛集性头痛、头痛型癫痫、脑震荡、颅脑外伤 ·颅外病变： ✧五官科疾病*：口腔疾病、鼻窦炎、青光眼、眼部带状疱疹（出疹前） ✧颈椎病及其他颈部疾病 ✧神经痛：三叉神经、舌咽神经及枕大神经痛 ✧紧张性头痛 ·全身性疾病或健康问题 ✧急性感染：流感、伤寒、肺炎等发热性疾病 ✧睡眠呼吸暂停*等

续表

要素	思维工具	可能的病因
需要鉴别的可能病因	基于症状特点的穷极推理	◇抑郁或焦虑[*] ◇药物不良反应[*] ◇中毒：铅[*]、酒精、一氧化碳等 ◇其他：贫血、低血糖、SLE[*]、经期头痛、中暑等

注：[*]为容易漏诊误诊的疾病；思考本问题时应结合患者临床特点进行必要的鉴别诊断，尤其应注意上述容易漏诊误诊的疾病。

（二）健康问题的综合评估

对患者存在的其他健康问题进行诊断和评估。

四、全科诊疗计划和健康照顾

共同决策，以患者能够理解和接受的语言说明并执行诊疗和健康照顾方案，以助记口诀"世（解释）卫（安慰）建议（建议）厨房（处方）钻（转诊）研（化验或检查）水（随访）鱼（预防）"，利用谐音提醒全科医生规范诊疗行为，提供全人照顾。具体内容如下：

（一）解释和安慰

1. 认同患者的特殊感受；
2. 告知诊断结果；
3. 解释病情急危缓重；
4. 安慰，给予信心、关怀。本步包含对患者ICE的回应，可以安慰患者紧张情绪。如紧张性头痛95%患者存在焦虑和抑郁等多种心理、情绪障碍。

（二）建议

患者参与讨论，共同决定（共同决策）进一步诊断和治疗方案。
1. 确定原发病的治疗、处理方案；
2. 建议偏头痛患者养成写日记的习惯，把头痛发作的时间、部位、性质、程度、诱因、所用药物、服药效果等一一记录下来，一来供自己参考，二来供医生参考；
3. 危险因素管理：避免诱因或加重因素如血压变化、不良坐姿等；
4. 戒烟限酒、生活规律，改善生活方式。

（三）处方

1. 原发病的治疗和处理：头痛的治疗主要依据其病因决定治疗方案，在病因未明确前慎用镇痛药；

2. 止痛药物治疗：曲坦类药物，如利扎曲坦，初始剂量5mg。利扎曲坦只能治疗已经开始的头痛。

（四）转诊

当患者出现下述情况应注意及时转诊：

1. 初诊或不能排除颅内占位性病变、脑卒中、高血压急症、颅内感染、严重抑郁焦虑等严重疾病者；

2. 当患者头痛持续且经过仔细评估仍然无法得到确切的诊断；

3. 对适当的药物治疗或其他处理难于控制的头痛。

（五）化验和检查

临床上大多数头痛包括偏头痛、紧张性头痛和丛集性头痛一般无须辅助检查可临床诊断，部分病情复杂者根据初步临床诊断，选择合适的辅助检查以帮助明确诊断，详见表3-2-7。

表3-2-7　头痛患者辅助检查项目参考

头痛病因初步诊断	辅助检查项目选择
感染	CBC、C反应蛋白（CRP）
全身系统性疾病	血生化：血糖、肝肾功能、电解质等
巨细胞动脉炎	血沉可有典型改变
颈椎病	可做X线、颈部CT检查
怀疑中枢性原因时	头部CT、磁共振成像检查（MRI）
怀疑为炎症性疾病或血脑屏障破坏如脓肿、肿瘤	增强MRI或对比增强CT检查
精神心理评估	焦虑、抑郁筛查量表
其他专科检查	鼻内镜、眼压检测等

（六）随访和观察

安排随诊时间，告知患者："如果*天内不好转，请及时复诊"或"如果出现头痛加重、恶心、呕吐、精神不佳、肢体无力、言语不利、复视等（其他红旗征）症状请及时复诊"（安全网）。

（七）机会性预防

头痛患者很多属于社区卫生服务重点人群如老年人、慢性病患者，应在接诊中适时提供健康照顾，落实国家基本公共卫生服务：①对慢性健康问题的连续性照顾：针对患者合并存在的高血压、冠心病、糖尿病、COPD、慢性肾脏疾病、肝硬化、脑血管意外后遗症等慢性非传染性疾病进行连续性管理；②根据患者的具体情况，落实国家基本公共卫生服务，提供诊疗过程中的全人健康照顾服务：孕产妇保健、老年保健、预防接种、传染病报告、癌症筛查等。

（八）结束

对病情复杂的患者，可引导患者确认如下三个问题中的一个或多个：①患者的主要健康问题是什么？②患者应该怎样做？③为什么要这样做？可使用开放式提问请患者复述，如"您能不能总结一下我们今天讨论的重点？或者您还有什么不清楚的吗？"

（张晓辉　吴　华）

第三节　失眠障碍

失眠障碍（insomnia disorders）是指频繁而持续的入睡困难或睡眠维持困难并导致睡眠满意度不满意为特征的睡眠障碍，常影响日间社会功能，为临床最常见的睡眠障碍。

按照表现形式不同，失眠障碍可分为：

1. 入睡困难：指儿童和青年人入睡时间超过20分钟，老年人入睡需要时间超过30分钟。

2. 睡眠维持困难。睡眠维持困难可表现为：

（1）夜间觉醒次数增加：指睡眠浅，易醒，夜间觉醒次数超过3次；每次觉醒后儿童和青年人夜间醒来后超过20分钟才能入睡，中年人和老年人夜间醒来时间超过30分钟才能入睡。

（2）睡眠时间缩短：一般指患者有充分的时间，但夜间睡眠总时间不到6小时/5小时（老年人）。

（3）早醒：早晨觉醒时间较既往提前30分钟/1小时（老年人）以上，且醒后不能再入睡。

3. 日间过度嗜睡：正常觉醒时间内持续疲劳感，容易睡着。需要注意的是，失眠障碍可引起日间过度嗜睡，但是日间嗜睡并不是其必要表现形式。

个人对睡眠的需要差异非常大，通常每日需要至少6小时，多则10小时，当然也存在一些健康人的睡眠时间短于6/5小时（老年人）。评估失眠障碍，是通过评估患者是否存在入睡困难、睡眠维持困难（具体标准见上），并引起日间功能障碍；其中，日间功能障碍是评估失眠障碍的关键。失眠障碍常同时合并躯体疾病、精神疾病、其他形式的睡眠障碍、药物应用不当/滥用情况等。既往认为，存在此类可干扰睡眠的情况为继发性失眠；独立于此类情况及无其他原因的失眠为原发性失眠。由于通常不可能就失眠和合并情况之间的关联或因果关系得出明确的结论，目前不再区分原发性及继发性失眠；现更倾向认为，上述合并情况为失眠的共病或危险因素；对失眠障碍的诊治需要同时关注此类合并情况。失眠障碍患者的全科医学标准化诊疗路径如下：

一、病史采集

（一）问主诉

询问患者睡眠情况的临床特点，可对已完成匹兹堡睡眠质量指数问卷（附录3-3-1）和EPWORTH睡眠量表（附录3-3-2）的患者，针对性使用助记口诀"奇特城市不加班"，利用谐音工具帮助全科医生规范问诊，详见表3-3-1。

表3-3-1　失眠障碍患者主诉问诊内容及临床意义

助记口诀	问诊主要内容	临床意义（可能性）
奇（起）	起病情况 1. 急性或慢性起病	·急性过程：通常短于3个月。一般在可识别的应激原下发生 　通常在应激原消除后，症状消失 ·慢性过程：每周至少发生3次，且持续3个月
	2. 原因和诱因	·一般急性失眠障碍多为非病态原因引起，多与一过性应激、环境改变等相关。具体如下： ◇重大事件：丧亲、婚变、失业、考试等 ◇生理状态：饥饿、过饱、疲劳、性兴奋等 ◇特殊阶段：如妊娠期、围绝经期等 ◇躯体/精神疾病的急性变化 ◇使用/停用相关药物 ·使用相关食物 ·生活作息或睡眠模式的改变，如旅行或倒夜班
特（特）	性质、特征 ·入睡困难	·见于因重大事件导致的情绪应激，如紧张或害怕等 ·合并精神心理问题，如焦虑状态、抑郁状态等 ·合并躯体疾病，如躯体疼痛等 ·合并其他睡眠问题，如不宁腿综合征等患者
	·睡眠维持困难	·见于存在躯体疾病，如躯体疼痛、睡眠呼吸暂停等 ·见于合并精神心理疾病 ·合并其他睡眠问题，如周期性肢体运动障碍等
	·日间过度嗜睡	·日间过度嗜睡可以是由夜间入睡困难或睡眠维持困难导致；也可以单独存在，如发作性睡病
城（程）	严重程度： 1. 评估日间功能受损程度	·功能受损 ◇疲劳或不适 ◇注意力不集中 ◇社会或职业功能障碍 ◇情绪障碍或烦躁 ◇白天嗜睡 ◇精力减少

续表

助记口诀	问诊主要内容	临床意义（可能性）
城（程）		⬦事故或犯错增加
		⬦行为问题，如多动、冲动或攻击性
		⬦持续担心睡眠
	2. 对于日间过度嗜睡患者，评估入睡倾向	·可使用EPWORTH睡眠量表（见附录2）进行评估
市（时）	时间特征： 询问24小时及1周内的睡眠相关时间特征	·就寝时间
		·直至入睡的时间
		·夜间觉醒次数，觉醒持续时间，出现夜间觉醒的时间
		·最终觉醒时间
		·午觉时间，午觉的时长
		·日间瞌睡的频率
不（布）	环境布置： 评估睡眠环境相关失眠	·光线
		·噪声
		·味道
		·温度
		·湿度等
加（加）	1. 加重因素 2. 缓解因素 关注引起失眠相关危险因素的消长和失眠问题波动的关系	·环境因素变化
		·特殊阶段的开始和结束
		·重大事件的发生、结束
		·药物/食物的使用和停用
		·相关行为的消长
		·合并症病情变化
班（伴）	伴随症状：	多数内外科合并症现认为是失眠障碍的共病或危险因素，因此需要询问相关伴随症状来评估相关合并症
	·发热/体温上升	·合并感染性疾病或特殊阶段（如妊娠期或围绝经期）
	·头痛	·合并头痛综合征（偏头痛/丛集性头痛等）、五官疾病（青光眼、鼻窦炎等）
	·肌肉骨骼疼痛	·合并风湿免疫（类风湿关节炎、纤维肌痛）及骨科疾病（骨质疏松、骨折）等
	·乏力	·合并神经系统疾病（脑卒中、帕金森病、痴呆等）及慢性疲劳综合征
	·咳嗽/喘息	·合并慢性阻塞性肺疾病、哮喘等
	·鼻塞/打鼾/呼吸暂停	·合并鼻腔疾病、睡眠呼吸相关障碍等
	·心悸/呼吸困难/胸痛	·合并心脏衰竭、缺血性心脏病、高血压等
	·多汗、情绪改变	·合并甲状腺功能异常
	·反酸、反流/嗳气、腹痛、腹泻	·合并食管反流、消化道疾病等
	·夜尿增多	·合并泌尿系感染、妊娠期、糖尿病、前列腺增生
	·消瘦	·合并糖尿病、甲状腺功能亢进、肿瘤等
	·皮肤瘙痒	·合并皮肤疾病等

（二）排除红旗征——严重合并症及关注危险信号

1. 排除严重合并症。使用助记口诀"V.I.P"代表血管性疾病、感染性疾病、恶性肿瘤三类严重合并症，本步流程要求全科医生注意在失眠障碍患者的诊疗中排除严重合并症急性变化的临床表现，详见表3-3-2。

表 3-3-2　失眠障碍患者的红旗征及临床意义

助记口诀	红旗征	临床意义（可能性）
V	失眠并心前区不适、左侧上肢不适 失眠并心悸、呼吸困难 睡眠过多合并意识丧失，不对称性乏力，口齿不清等	合并不稳定性心绞痛、变异性心绞痛 合并心力衰竭、心包积液 合并卒中
I	失眠合并发热、肌肉关节痛、皮肤不适	合并风湿免疫性疾病、HIV、特殊感染
P	失眠合并消瘦	警惕合并肿瘤、系统性风湿病

注：V.I.P分别为英文单词 Vascular diseases，Infection diseases 和 Pernicious tumors 的首字母。

2. 排除失眠障碍的危险信号。需要注意的是，红旗征往往有更多其他特异症状，单独以失眠障碍来就诊者较少；处理失眠障碍患者更侧重于评估是否存在以下带来潜在生命危险的信号。

（1）在开车或进行其他潜在危险活动时入睡；

（2）反复睡眠发作（无预兆即入睡）；

（3）呼吸暂停或家属诉醒来大口喘气；

（4）不稳定的心肺状况；

（5）近期卒中病史；

（6）猝倒状态（连续猝倒发作）；

（7）睡着时对自己或他人暴力或伤害性行为；

（8）频繁夜游或其他的离床活动。

（三）鉴别诊断

询问相关临床表现以排除容易漏诊误诊的合并症，本步流程提醒全科医生注意以失眠障碍为主诉，而又容易被医生忽视的合并症（一般非严重疾病），详见表3-3-3。

表 3-3-3　失眠障碍患者容易漏诊误诊的疾病及临床表现

疾病	临床表现
糖尿病	口干、多饮、尿频时可合并失眠
甲状腺功能亢进	甲亢多种表现，如情绪波动、心悸等可合并失眠
肌肉骨骼疾病	肌肉骨骼疾病引起慢性疼痛时可合并失眠
药物	使用或停用某些药物可引起失眠
贫血	慢性贫血其未分化症状，如头痛、乏力、心悸等可合并失眠

（四）问一般情况

主要了解患者目前的治疗、饮食、大小便等一般情况。

（五）问其他病史

采用助记口诀"过往家人均要旅行社工作"，帮助全科医生规范问诊，详见表3-3-4。

表3-3-4 失眠障碍患者其他病史问诊内容及临床意义

助记口诀	内容	临床意义（可能性）
过（过）	过敏：是否有过敏史	·提示合并皮肤瘙痒
往（往）	既往史：某些失眠的合并症/危险因素	·如心血管、呼吸、神经、消化、肌肉骨骼、内分泌、泌尿系统疾病、风湿免疫及皮肤疾病
家（家）	家族史：失眠及其他疾病家族史	·失眠家族史是危险因素 ·某些遗传性疾病可合并失眠障碍 ·家族性疾病可成为精神压力源
人（人）	个人生活史：烟、酒、毒品、锻炼等	·评估造成失眠的生活习惯
均（经）	月经婚育史：末次月经，注意妊娠及更年期女性	·妊娠、绝经前后易合并失眠
要（药）	药物：近期使用和停用某些药物；同时服用多种药物之间的互相干扰作用可致失眠 用药：主要是以下几大类药物	
	·中枢神经系统兴奋剂	·咖啡因、哌醋甲酯、苯丙胺、莫达非尼
	·呼吸兴奋剂	·茶碱等
	·抗精神病心理药	·文拉法辛、安非他酮、普罗替林等，主要是以下几类（选择性5-羟色胺再摄取抑制剂（SSRI）、5-羟色胺-去甲肾上腺素再摄取抑制剂（SNRI）、单胺氧化酶抑制剂（MAOI）、三环类抗抑郁药（TCA）
	·β受体阻滞剂	·普萘洛尔、美托洛尔等
	·糖皮质激素	·泼尼松和地塞米松等
	·抗癫痫药	·苯妥英钠等
	·抗代谢化疗药	·各类化疗药物
	·甲状腺激素类药物	·优甲乐等
	·其他	·口服避孕药，酒精
	停药	酒精、抗抑郁药物、中枢神经系统抑制性药物、非法药物（可卡因、海洛因、大麻、苯环己哌啶）等
旅（旅）	旅行史：最近是否出去旅游	·提示生活习惯或时差变化
行（心）	心理：情绪、兴趣等	·精神心理疾病如抑郁、焦虑可有失眠障碍，而失眠会加重精神心理问题
社（社）	社会经济条件及社交情况 家庭居住条件怎么样，和谁一起生活	·经济压力、社会压力、社交问题可成为压力源，引起心理问题 ·评估生活/睡眠环境 ·同住者可帮助评估睡眠情况、睡眠昼夜节律、是否存在异态睡眠，如不宁腿综合征、睡眠呼吸暂停等 ·同床者的某些情况可以影响患者睡眠，如打鼾、不宁腿综合征等 ·老年人、合并急症和有后遗症的患者，要注意是否有照顾者，能否及时发现紧急病情及送医
工作	工作和职业	注意特殊职业倒班情况

（六）探询ICE

包括患者或家属对他/她的症状或健康理解（Idea）、担忧（Concern）和期望（Expectation）。

二、体格检查

失眠障碍患者基于系统体格检查的针对性全科体格检查流程详见表3-3-5。

表3-3-5　失眠障碍患者体格检查流程、内容及临床意义

要素	内容	阳性体征的临床意义（常病原因）
生命体征	体温*	·合并特殊阶段、感染、风湿免疫疾病等可有发热
	脉搏（频率、节律）*	·合并内分泌、心血管、呼吸系统疾病等可有脉搏改变
	血压*	·合并心脏疾病，如高血压、心衰、心梗可有血压波动
	呼吸*	·合并呼吸系统、心脏疾病等可有呼吸改变
体型	身高、体重、腹围	·综合评估患儿生长发育情况或成人的营养状况
一般情况	神志 体位 面容	·神志改变少见，常见于过度嗜睡 ·合并心衰、哮喘或COPD患者急性加重时可有体位改变 ·特殊面容-合并甲亢（双眼突出）/帕金森（面具脸）/皮肌炎（面具脸）/夜间习惯性张嘴呼吸者可有特殊面相（下颌回缩，上唇缩短，露出门牙） ·长期睡眠不足时可有疲惫面容 ·面容可提示合并症的急慢性病程、病情轻重情况
皮肤	颜色、皮疹*、皮下出血	·合并风湿免疫性疾病、血液系统疾病等可有特异性皮疹，搔抓痕提示皮疹瘙痒
五官	眼	·眼睑下淤血，指测眼压（间接评估血压及神经系统疾病）
	耳	·合并耳部疾病可有穿孔、中耳积液、外耳道异常改变
	鼻	·合并鼻部疾病可有下鼻甲肿、鼻腔堵塞等
	下颌	·阻塞性睡眠呼吸暂停者可有下颌骨发育不全与颌后缩
	口腔：口唇、口腔	·阻塞性睡眠呼吸暂停者，可有咽部张开受限；舌/扁桃体/悬雍垂/软腭肥大；舌根后坠/悬雍垂或软腭阻塞；咽黏膜赘生
颈部	颈围*	·颈围过大（男性≥43.2cm，女性≥40.6cm）是阻塞性睡眠呼吸暂停危险因素
	甲状腺触诊*	·合并甲状腺疾病者，可有甲状腺肿大、结节
淋巴结触诊	单纯颈部淋巴结* 全身淋巴结肿大	·提示合并来自口咽、鼻腔、耳部位的慢性刺激 ·提示合并慢性病程（如风湿免疫性疾病、血液系统疾病、肿瘤）
胸部*	肺部听诊：呼吸音、干湿啰音	·合并哮喘/COPD/心衰可有听诊异常；肺部湿啰音需要注意合并全身多系统累及肺部的内科疾病（风湿免疫、血液系统、肿瘤等）
	心脏：五个瓣膜听诊心率，节律，心音，额外心音及病理性杂音	·合并多系统累及的内科疾病（如风湿免疫、血液系统、肿瘤等）累及心脏可有多种表现

续表

要素	内容	阳性体征的临床意义（常病原因）
腹部	腹部压痛*	·提示合并消化道疾病（如消化道溃疡、炎症性肠病等）
	肝脾大	·提示合并肝脏病变、血液系统疾病、风湿免疫性疾病等
	泌尿生殖道	·合并肾病、泌尿生殖器感染、前列腺增生等可有相关表现
脊柱、四肢	脊柱、四肢疼痛*	·合并脊柱侧凸，四肢关节畸形可有相关发现
	双侧下肢	·水肿提示合并右心衰、肝肾、内分泌性疾病等
	肌力、肌张力	·肌力、肌张力异常提示合并神经系统疾病（如帕金森/脑卒中等）

注：1. *为建议每次体检应做项目，尤其是初诊患者；2. 针对具体患者，根据初步诊断做有针对性的体格检查，选择性完成病情需要的其他详细的体格检查项目。

三、诊断和评估

（一）现患问题的诊断

贯彻安全诊断策略，对确实存在失眠障碍的患者，需要评估3个方向，详见表3-3-6。

表3-3-6　失眠障碍患者诊断的安全诊断策略

要素	思维工具	可能的病因
排除严重合并症	V.I.P	·不稳定性心绞痛、变异性心绞痛、心力衰竭、心包积液、脑卒中 ·肿瘤 ·风湿免疫性疾病、HIV、特殊感染
重视危险信号		·在开车或进行其他潜在危险活动时入睡 ·反复睡眠发作（无预兆即入睡） ·呼吸暂停或家属诉醒来大口喘气 ·不稳定的心肺状况 ·近期卒中病史 ·猝倒状态（连续猝倒发作） ·睡着时对自己或他人暴力或伤害性行为 ·频繁夜游或其他的离床活动
注意容易忽视的合并症	模型识别、排除法	·糖尿病 ·甲状腺功能亢进 ·脊柱骨骼疾病 ·抑郁/焦虑 ·药物（使用或停用药物） ·贫血

（二）健康问题的综合评估

对患者存在的其他健康问题、合并症进行诊断、评估和处理。

四、全科诊疗计划和健康照顾

共同决策，以患者及家属能够理解和接受的语言说明并执行诊疗和健康照顾方案，以助记口诀"世（解释）卫（安慰）建议（建议）厨房（处方）钻（转诊）研（化验或检查）水（随访）鱼（预防）"，利用谐音提醒全科医生规范诊疗行为，提供全人照顾。具体内容如下：

（一）解释和安慰

1. 认同患者及家属的特殊感受；
2. 告知诊断结果；
3. 解释病情急危缓重；
4. 安慰，给予信心、关怀。本步包含对患者及家属ICE的回应。

（二）建议

患者及家属参与讨论，共同决定进一步诊断和治疗方案。

1. 确定失眠障碍及合并症的治疗、处理方案；
2. 危险因素管理：避免诱因或加重因素；
3. 戒烟限酒、生活规律，改善生活方式，鼓励患者参加力所能及的运动，调节饮食，提高体力；
4. 对于某些危险信号患者，帮助其寻求社会救助。

（三）处方

1. 良好的睡眠习惯，详见表3-3-7；
2. 安眠药，详见表3-3-8；
3. 其他专科药物，如发作性睡病用促醒药物，精神心理用药等。

表3-3-7　良好的睡眠习惯

措施	实现路径
有规律的睡眠	固定每天入睡与起床时间，包括周末；在床上时间不应太长
限制在床上的时间	限制床上时间能够改善、维持睡眠；如不能在20分钟内入睡，应下床，待有睡意时再回到床上；除了睡眠或性活动外，不应在床上进行其他活动（如阅读、进食、看电视、算账等）
避免日间瞌睡，除外工作倒班、老年人或发作性睡病患者	日间瞌睡可能加重失眠；然而瞌睡可减少发作性睡病患者发作，改善倒班工作人员的工作表现；注意瞌睡应固定在每天同一时间且限制在30分钟之内
睡前常规准备	固定的活动可助培养睡觉的情绪，如刷牙/洗脸/设置闹钟等；就寝前及夜间觉醒应避免明亮的灯光

续表

措施	实现路径
睡眠环境	卧室应当昏暗、安静、温度适宜；卧室应仅用于睡眠或性活动。厚重的窗帘或眼罩可以遮挡光线，耳塞/风扇/白噪声设置可以减少噪声干扰
枕头	膝盖或腰部下垫枕头可增加舒适感；背部疾病患者，仰卧并膝下垫一个大枕头或侧卧时两膝夹一个枕头有助于睡眠
规律运动	运动可增进睡眠、减轻压力，但如果是深夜运动，因其对神经的兴奋作用，会干扰睡眠
放松	压力与焦虑可干扰睡眠；睡前阅读与热水澡有助于放松；另外如视觉想象/进行性肌肉放松/调节呼吸等方法也有用；期间不应看钟表
避免兴奋性刺激与利尿剂	避免饮用含酒精或咖啡因的饮料、吸烟、食用含咖啡因的食物（如巧克力），避免服用抑制食欲的药物，或服用利尿剂，尤其在临近睡觉时
醒时明亮的光线照耀	白天的光线照耀有助于矫正睡眠周期与节律，但如果光线暴露太接近入睡时间，则会干扰睡眠

表3-3-8 安眠药使用指导

项目	具体内容
1	设定明确的指征与治疗目标
2	使用最小的有效剂量
3	除特定的药物、患者外，安眠药使用时间应限制在几周内
4	用量依据患者个体情况而定
5	与中枢神经系统镇静剂合用时，老年患者、肝肾功能异常患者，应减少剂量
6	有睡眠呼吸暂停、呼吸疾病、药物滥用史患者，饮酒者及孕妇禁止使用*
7	需长期用药的患者应考虑间断疗法
8	避免突然停药（应逐步减量）
9	隔一段时间应重新评估药物的疗效以及不良反应

注：雷美替胺是个特例，可应用于轻到中度睡眠呼吸暂停或COPD或镇静药滥用病史的患者。

（四）转诊

当患者出现下述情况应注意及时转诊：

1. 需要专科评估的疾病，如日间功能显著受损；抑郁症等精神疾病，发作性睡病、周期性肢体运动障碍等需要专科评估和治疗；

2. 需要完善基层无法完善的检查，如多导睡眠监测（PSG）等；

3. 经治疗后效果差；

4. 患者出于明确诊断，拒绝经验性治疗时。

（五）化验和检查

如临床诊断不明或最初拟定的治疗反应欠佳时，应采取辅助检查，详见表3-3-9。

有明确的危险因素（如睡眠习惯欠佳/一过性应激和倒班等），不需要此类检查。

表3-3-9　失眠障碍患者专科辅助检查参考项目

检查项目	适用范围
多导睡眠监测	适用于怀疑阻塞性睡眠暂停、发作性睡病、夜间癫痫发作、周期性肢体运动障碍等；也可用于评估睡眠相关的暴力或潜在危险伤害
多睡眠潜伏期测试	将患者置于黑暗的房间，要求其入睡，用多导睡眠描记术监测其入睡和睡眠各时期的情况。共监测5次，每次间隔2小时；用于评估日间嗜睡患者入睡的速度；主要用于诊断发作性睡病
觉醒状态保持测试	要求患者待在一个安静的房间内并保持清醒，共监测4次，每次间隔2小时。此检查在评价日常情境下的睡眠倾向中可能更为精确
其他	存在合并症、日间过度嗜睡患者还需要评估肝肾、甲状腺功能及其他相关专科检查

（六）随访和观察

安排随诊时间，告知患者："出现白天嗜睡/共济失调或其他日间反应，应避免从事需要警惕性的活动如驾驶等"或"如果*天内不好转或起床时有下肢无力、摔倒，请及时复诊"（安全网）。

（七）机会性预防

适时提供健康照顾，落实国家基本公卫服务。①对慢性健康问题的连续性照顾：针对患儿合并龋齿、脊柱侧弯、屈光不正等，及成人患者合并高血压、冠心病、糖尿病、COPD、慢性肾脏病、肝病、脑血管意外后遗症等慢性非传染性疾病进行连续性管理；②根据患者的具体情况，落实国家基本公共卫生服务，提供诊疗过程中的全人健康照顾服务：孕产妇保健、老年保健、预防接种、传染病报告、癌症筛查等。

（八）结束

对病情复杂的患者，可引导患者确认如下三个问题中的一个或多个：①患者的主要健康问题是什么？②患者应该怎样做？③为什么要这样做？可使用开放式提问请患者复述，如"您能不能总结一下我们今天讨论的重点？或者您还有什么不清楚的吗？"

五、注意事项

1. 不良睡眠习惯和情境因素（如工作倒班、情绪应激）是失眠障碍的重要原因。
2. 失眠障碍常常同时合并躯体疾病、精神疾病、其他形式的睡眠障碍、药物应用不当/滥用情况等。面对失眠障碍患者需要注意评估其是否存在引起失眠的相关危险因素/合并症。
3. 接诊失眠障碍患者可用匹兹堡睡眠质量指数问卷来初步了解睡眠情况。
4. 当怀疑睡眠呼吸暂停综合征、周期性肢体运动障碍或其他形式睡眠障碍，临床诊断不明确或初步治疗效果欠佳时，需建议其至专科行睡眠监测（如PSG）。

5. 老年患者使用安眠药和镇静药需慎用。

6. 轻度失眠障碍患者往往只需帮助其调整、养成良好的睡眠习惯。

六、附录

附录3-3-1　匹兹堡睡眠质量指数问卷

匹兹堡睡眠质量指数问卷			
姓名：			
身份证：		日期：	年龄：
说明：以下问题仅与您过去一个月的睡眠习惯有关。您的答案应该是在过去一月的大部分时间里最准确的回答。请回答所有问题。			
1. 过去一个月你通常上床睡觉的时间？ 上床睡觉时间是：＿＿＿			
2. 过去一个月你每晚通常要多长时间（分钟）才能入睡？ 多少分钟：＿＿＿			
3. 过去一个月每天早上通常什么时候起床？ 起床时间：＿＿＿			
4. 过去一个月你每晚实际睡眠有多少小时？ 每晚实际睡眠小时：＿＿＿			
从以下每一个问题中选一个最符合你的情况作答，打"√" 请回答所有问题			
5. 过去一个月你是否因为以下问题而睡眠不好	□没有	□每周小于一次	□每周一至两次	□每周三次或以上
（A）不能在30分钟内入睡	□	□	□	□
（B）夜间醒来或早醒	□	□	□	□
（C）起床上厕所	□	□	□	□
（D）呼吸不适	□	□	□	□
（E）咳嗽或大声打鼾	□	□	□	□
（F）感到寒冷	□	□	□	□
（G）感到太热	□	□	□	□
（H）做不好的梦	□	□	□	□
（I）感到疼痛	□	□	□	□
（J）其他原因，请描述	□	□	□	□
6. 你给过去一个月睡眠质量评分	□非常好	□尚好	□不好	□非常差
7. 过去一个月，你多久服一次助眠药（包括处方药或非处方药）？	□没有	□每周小于一次	□每周一至两次	□每周三次或以上
8. 过去一个月中你有多少次在开车、吃饭或社交活动时犯困（不能保持清醒）？	□没有	□每周小于一次	□每周一至两次	□每周三次或以上
9. 过去一个月，你在保持精力完成事情上是否有困难？	□没有困难	□有一点困难	□比较困难	□非常困难
10. 你有床伴或室友？	□没有床伴或室友	□同伴或室友在另外房间	□同伴在同一房间但不睡同床	□同伴睡同床

续表

匹兹堡睡眠质量指数问卷				
如果你有床伴或室友，询问他（她）你过去一个月睡眠中是否出现以下情况	□没有	□每周小于一次	□每周一至两次	□每周三次或以上
（A）大声打鼾	□	□	□	□
（B）呼吸之间长时间停顿	□	□	□	□
（C）你的腿抽动或者有痉挛	□	□	□	□
（D）你出现不能辨认方向或混乱状	□	□	□	□
（E）你出现其他睡不安宁的情况，请描述	□	□ □		□	□

匹兹堡睡眠质量指数（PSQI）评分说明

匹兹堡睡眠质量指数（PSQI）评分说明
匹兹堡睡眠质量指数（PSQI）包含19个自我评定的问题和5个由床伴或室友评定的问题（如果有的话）。评分中只包括自评问题。19个自评项目分成7个"组成部分"，每个部分分数范围是0～3分。在所有情况下，"0"分表示无困难，而"3"分表示困难度最大。7个组成部分的分数相加，得到一个总分，范围为0～21分，"0"表示无困难，"21"表示所有涉及组成成分都严重困难。

评分过程如下：

组成部分1：主观睡眠质量

查看问题6，并按以下方式打分	
回答	组成部分1分数
非常好	0
尚好	1
不好	2
非常差	3
组成部分1分数	____

组成部分2：入睡潜伏时间

1. 查看问题2，并按以下方式打分	
回答	分数
≤15分钟	0
16～30分钟	1
31～60分钟	2
≥61分钟	3
问题2分数	____

2. 查看问题5A，并按以下方式打分	
回答	分数
没有	0
每周小于一次	1

匹兹堡睡眠质量指数（PSQI）评分说明	
每周一至两次	2
每周三次或以上	3
问题5A分数	＿＿＿
3. 将问题2和问题5A分数求和	＿＿＿
4. 按以下方式给组成部分2打分	
问题2和问题5A之和	组成部分2分数
0	0
1～2	1
3～4	2
5～6	3
组成部分2分数	＿＿＿
组成部分3：睡眠持续时间	
查看问题4，并按以下方式打分	
回答	分数
＞7小时	0
6～7小时	1
5～6小时	2
＜5小时	3
组成部分3分数	＿＿＿
组成部分4：习惯性睡眠效率	
1. 写下实际睡眠小时数（问题4）：＿＿＿	
2. 计算卧床时间： 起床时间（问题3）：＿＿＿ 上床时间（问题1）：＿＿＿ 卧床小时数：＿＿＿	
3. 计算习惯性睡眠效率如下： （睡眠小时数/卧床小时数）×100 ＝习惯性睡眠效率（%）（＿＿＿/＿＿＿）×100 ＝＿＿＿%	
按以下方式给组成部分4打分	
习惯性睡眠效率%	组成部分4分数
＞85%	0
75%～84%	1
65%～74%	2
＜65%	3
组成部分4分数	＿＿＿
组成部分5：干扰睡眠因素	
1. 查看问题5B～5J，每个问题打分如下：	

续表

匹兹堡睡眠质量指数（PSQI）评分说明	
回答	分数
没有	0
每周小于一次	1
每周一至两次	2
每周三次或以上	3
5B分数：	＿＿
5C分数：	＿＿
5D分数：	＿＿
5E分数：	＿＿
5F分数：	＿＿
5G分数：	＿＿
5H分数：	＿＿
5I分数：	＿＿
5J分数：	＿＿
2．问题5B～5J分数求和	
5B～5J之和：	＿＿
按以下方式给组成部分5打分	
5B～5J之和	组成部分5分数
0	0
1～9	1
10～18	2
19～27	3
组成部分5分数	＿＿
组成部分6：安眠药的使用	
1．查看问题7，并按以下打分：	
回答	分数
没有	0
每周小于一次	1
每周一至两次	2
每周三次或以上	3
组成部分6分数	＿＿
组成部分7：日间功能障碍	
1．查看问题8，并按以下方式打分：	
回答	分数
没有	0

续表

匹兹堡睡眠质量指数（PSQI）评分说明	
每周小于一次	1
每周一至两次	2
每周三次或以上	3
问题8分数	＿＿＿
2．查看问题9，并按以下方式打分：	
回答	分数
没有困难	0
有一点困难	1
比较困难	2
非常困难	3
问题9分数	＿＿＿
3．问题8、问题9得分求和	
问题8、问题9得分之和	＿＿＿
4．按以下方式给组成部分7打分	
问题8和问题9之和	组成部分7分数
0	0
1～2	1
3～4	2
5～6	3
组成部分7分数	＿＿＿
匹兹堡睡眠质量指数（PSQI）总分	
7个组成部分求和	
匹兹堡睡眠质量指数（PSQI）总分：	＿＿＿

附录3-3-2　EPWORTH睡眠量表

情境：
坐着阅读时
看电视时
在公众场合安静地坐着时
坐车1小时
下午躺着休息时
坐着与人交谈时
午饭后安静坐着时（午餐未饮酒）
坐在车里，当车子由于交通问题停下来数分钟时

　　以上任一情境中，按照打瞌睡的可能性分别评为从不（0分），可能性很小（1分），可能性中等（2分），很大可能（3分）。总分1～6分，正常；7～8分，一般性嗜睡；9～24分，不正常（病理性可能）嗜睡。

（方良如）

第四章 五官系统相关症状的全科诊疗路径

第一节 听力障碍

听力障碍（hearing impairment）是指听觉系统中的传音、感音以及对声音的综合分析的各级神经中枢发生器质性或功能性异常，而导致听力出现不同程度的减退。其中，听力严重减退的患者双耳均不能听到任何言语，称为聋，听力损失未达到此严重程度者称为听力减退。听力障碍患者的标准化全科诊疗路径如下：

一、病史采集

（一）问主诉

询问患者听力障碍（主诉）的临床特点，使用助记口诀"奇特城市不加班"，分别代表听力障碍的起病情况、性质或特征、严重程度、时间特征、部位、加重缓解因素、伴随症状，利用谐音工具帮助医生规范问诊，详见表4-1-1。

表4-1-1 听力障碍患者主诉问诊内容及临床意义

助记口诀	问诊主要内容	临床意义（可能性）
奇（起）	起病情况 1. 怎么发生的 ·先天的或后天的 ·急性或慢性起病 2. 原因和诱因	·先天性聋发病率为1/1000~2/1000 ·急性起病：创伤（颅脑外伤、爆炸声）、镫骨切除术后、感染（腮腺炎病毒、巨细胞病毒）、耳毒性药物（氨基糖苷类抗生素、袢利尿剂）、听神经瘤 ·慢性起病：耵聍、耳硬化、胆脂瘤、鼻咽癌、噪声聋、梅尼埃病、老年聋
特（特）	性质、特征 听力障碍可分四种： ·传导性聋 ·感音神经性聋 ·混合性聋 ·功能性聋	·传导性聋因外耳、中耳及骨迷路病变导致声波传导通路受阻：创伤（颅脑外伤、鼓膜穿孔）、炎症（急慢性化脓性中耳炎、急慢性非化脓性中耳炎、外耳道炎、乳突炎）、异物、耵聍、肿瘤、先天发育异常 ·感音神经性聋因内耳、位听神经及听中枢病变导致声波感受与分析障碍：先天性聋、耳毒性药物、感染（腮腺炎病毒、巨细胞病毒）、动脉硬化（高血压、糖尿病）、梅尼埃病、噪声聋、耳硬化、老年聋 ·混合性聋是某种耳病或者耳和位听神经疾病同时存在：耳硬化症同时累及镫骨和耳蜗、爆炸导致鼓膜穿孔及内耳损伤、急性或慢性化脓性中耳炎并发迷路炎 ·功能性聋又称精神性聋或心因性聋，常因精神心理受到重大刺激引起，缓慢发病者常与焦虑、癔病相关

续表

助记口诀	问诊主要内容	临床意义（可能性）
城（程）	严重程度	·正常：<25dBHL ·轻度听力损失：26～40dBHL（重听） ·中度听力损失：41～55dBHL（听普通语言有困难） ·中重度听力损失：56～70dBHL（听较大的声音有困难） ·重度听力损失：71～90dBHL（只能听到耳边大声叫喊） ·极重度听力损失：>91dBHL（残存听力不能利用）
市（时）	时间特征 ·发作频率	·大部分听力障碍表现为进行性的听力下降 ·梅尼埃病早期发作时表现为单耳低频下降型感音神经性听力损失，发作间歇期听力常能恢复正常，晚期为不可逆的永久性感音神经性聋
不（部）	部位	·外耳道炎早期耳痛明显，有耳郭牵拉痛及耳屏压痛 ·中耳炎早期耳堵塞感较明显，随疾病进展耳痛逐渐加重 ·乳突炎常由中耳炎发展而来，乳突常有压痛
加（加）	1. 加重因素 2. 缓解因素	·老年聋患者常表现为小声听不见、大声受不了、闻声不解意 ·噪声聋受噪声刺激后常需要时间恢复，数秒钟或一分钟恢复者称为听觉适应，数分钟、数小时、数天才恢复者称为听觉疲劳
班（伴）	是否有其他伴随症状 ·耳痛 ·耳漏 ·耳鸣 ·眩晕 ·面瘫	·急性感染、炎症多伴有耳痛、耳漏 ·迷路炎、梅尼埃病、肿瘤侵犯位听神经前庭支常伴有眩晕 ·肿瘤侵犯颅神经后可出现面部感觉异常、复视、吞咽困难、呛咳、声嘶、伸舌歪斜等 ·腮腺炎病毒感染可能合并有面神经麻痹出现面瘫，表现为一侧鼻唇沟消失

（二）排除红旗征——严重疾病

排除红旗征——严重疾病，此处使用助记口诀"V.I.P"代表三类严重疾病：血管性疾病、感染性疾病、恶性肿瘤，本步流程要求全科医生注意在听力障碍患者的诊疗中排除这三类严重疾病的临床表现，详见表4-1-2。

表4-1-2　听力障碍患者的红旗征及临床意义

助记口诀	红旗征	临床意义（可能性）
V	一过性黑矇、单瘫、偏瘫、偏身感觉障碍	椎-基底动脉系统短暂性脑缺血发作
	突然肢体运动和感觉障碍、常有意识障碍	完全性脑卒中
I	一侧耳部剧痛、耳部疱疹、可出现同侧周围性面瘫，伴有听力和平衡障碍——Hunt综合征	耳带状疱疹
	眩晕（迷路炎）、视力下降（间质性角膜炎）、锯齿形牙——Hutchinson三联征	耳梅毒
	慢性中耳炎病史、胸片提示肺结核	耳结核
P	耳深部疼痛、面部感觉异常、复视、颅内高压三联征	听神经瘤、中耳癌

注：助记口诀V.I.P分别为英文单词Vascular diseases，Infection diseases和Pernicious tumors的首字母。

（三）鉴别诊断

询问相关临床表现以排除容易漏诊误诊的疾病，本步流程提醒全科医生注意鉴别诊断，尤其是以下以听力障碍为主诉，而又容易被医生忽视的疾病（一般非严重疾病），详见表4-1-3。

表4-1-3　听力障碍患者中容易漏诊误诊的疾病及临床表现

疾病	临床表现
糖尿病	对高危人群要做糖尿病筛查 对已诊断的糖尿患者应重点询问患者血糖控制、饮食及糖尿病治疗情况
甲状腺疾病	心慌、手抖、怕热、烦躁、食欲旺盛、体重不增或下降

（四）问一般情况

询问目前的治疗、精神、饮食、睡眠、大小便等一般情况。

（五）问其他病史

询问其他病史，采用助记口诀"过往家人均要旅行社工作"，利用谐音帮助全科医生规范问诊，不遗漏重要内容，详见表4-1-4。

表4-1-4　听力障碍患者其他病史问诊内容及临床意义

助记口诀	内容	临床意义（可能性）
过（敏）	过敏：是否有过敏史，尤其药物过敏史	
往（往）	既往史：外伤、手术	·颞骨骨折、鼓膜穿孔 ·外淋巴瘘（镫骨切除术后）
家（家）	家族史：家族疾病情况	—
人（人）	个人生活史：烟、酒、毒品、锻炼等	—
均（经）	月经婚育史：重点是更年期妇女	·更年期综合征
要（药）	下述药物有可能引起药源性听力障碍 ·酒精 ·氨基糖苷类抗生素 ·袢利尿药 ·化疗药 ·奎宁和相关药物 ·水杨酸类药物	·药源性听力障碍呈双侧对称性进行性下降，首先累及高频，逐渐累及中、低频 ·药源性听力障碍多在用药后1～3个月出现，最迟1年
旅（旅）	旅行史：最近是否出去旅游过，当地是否存在特殊流行病	·流行性腮腺炎、流行性脑脊髓膜炎、麻疹、风疹
行（心）	心理健康状况	

续表

助记口诀	内容	临床意义（可能性）
社（社）	社会经济状况： ·居住环境怎么样？ ·和谁一起生活？ ·关系如何？ ·经济条件怎么样？	·是否遭受暴力或者虐待
工作	职业	·注意特殊职业病或职业中毒

（六）探询 ICE

包括患者对他/她的症状或健康理解（Idea）、担忧（Concern）和期望（Expectation）。

二、体格检查

需体现全科医学体格检查两个要求：①初诊患者应有系统性体格检查，即全身各系统均应涉及，但如无特殊情况（根据病史指引）以完成各系统基本检查即可；②根据患者症状/健康问题以及初步判断，对患者做有重点的针对性体格检查，详见表4-1-5。

表4-1-5 听力障碍患者体格检查流程、内容及临床意义

要素	内容	阳性体征的临床意义（常见病因）
生命体征	体温*	感染如流行性腮腺炎、流行性脑脊髓膜炎、流行性感冒等
	脉搏	
	血压*	高血压
	呼吸	
一般情况	神志、体位、面容、体态	体位异常：脑血管意外
皮肤	颜色、发绀、皮疹	贫血貌：贫血
头颅五官	眼*：眼震	持续眼震注意中枢性疾病，如脑梗死、颅内肿瘤、颅内感染等
	耳部检查* 视诊：耳郭的外形，外耳道是否通畅、红肿、分泌物、血迹、异物	畸形：先天性外耳畸形 耵聍、耳部炎症、外伤、异物、胆脂瘤
	触诊：乳突、耳屏、耳郭	压痛：乳突炎、中耳炎、外耳道炎
	嗅诊：分泌物 听力检查* 耳语音 林纳试验（RT）	腐臭味：胆脂瘤；恶臭：中耳癌
		RT（＋）：气导＞骨导，提示感音性耳聋 RT（－）：气导＜骨导，提示传导性耳聋
	韦伯试验（WT）	声音偏向患耳：传导性耳聋 声音偏向健耳：感音性耳聋

续表

要素	内容	阳性体征的临床意义（常见病因）
头颅五官	鼻*：鼻腔分泌物、鼻窦压痛	鼻窦区压痛：鼻窦炎
	口腔：口唇、口腔	—
	Ⅷ颅神经*	耳硬化、梅尼埃病、听神经瘤、药物毒性
颈部	甲状腺触诊*	结节、肿大
	颈动脉听诊	颈动脉杂音：动脉粥样硬化
	脑膜刺激征	颅内感染、颅内肿瘤
	触诊浅表淋巴结（颈部）*	排除肿瘤、头部或耳感染
胸部	心脏听诊：五个瓣膜听诊区（心率、心律、心音、杂音）	
	肺部听诊*：呼吸音、干湿啰音	
腹部	腹肌紧张度、包块、压痛	
脊柱	有无畸形	
四肢	肌力	脑肿瘤、脑血管意外
	肌张力	脑肿瘤、脑血管意外
	不自主运动	颅内感染或中毒
共济运动	指鼻试验*、轮替试验*	小脑、脑干问题，前庭、迷路性问题，颅内肿瘤
	闭目难立征	站立时睁眼正常，闭目不平衡：前庭问题
		睁眼闭目都有不平衡：小脑问题
姿势和步态	姿势和步态	听神经瘤、TIA、脑血管意外
浅感觉	腹部、四肢	脑血管意外、糖尿病神经病变
浅反射	腹壁反射	脑血管意外
深反射	肱二头肌、膝反射*、踝反射	脑血管意外、糖尿病神经病变、甲减、甲亢、维生素B_{12}缺乏

注：1. 为体现系统体格检查，*部分为每次体检应做项目，尤其是初诊患者；2. 针对具体患者，根据初步诊断做有针对性的体格检查，选择性完成病情需要的其他详细的体格检查项目。

三、诊断和评估

（一）现患问题诊断

对患者听力障碍的病因诊断时考虑如下3个要素问题，详见表4-1-6。

表4-1-6　听力障碍患者病因诊断的安全诊断策略

要素	思维工具	可能的病因
最可能的诊断 （常见病、多发病）	模型识别	·传导性耳聋 ◇外耳道堵塞（耵聍、异物、水、血液） ◇中耳疾病 ◇鼓膜穿孔 ·感音性耳聋 ◇先天性听力障碍 ◇老年聋

要素	思维工具	可能的病因
需要排除的严重疾病	V.I.P	· V：血管性听神经损害（内听动脉闭塞，小脑前下动脉缺血） · I：流行性脑脊髓膜炎、流行性腮腺炎、梅毒 · P：听神经瘤、颞叶肿瘤、胆脂瘤
需要鉴别的可能病因[*]	排除法	· 梅尼埃病 · 耳硬化 · 噪声聋 · 糖尿病 · 药物（氨基糖苷类抗生素、袢利尿剂等）

注：[*]思考本问题时应结合患者临床特点进行必要的鉴别诊断，尤其应注意上述容易漏诊误诊的疾病。

（二）患者健康问题的综合评估

对患者存在的其他健康问题进行诊断和评估。

四、全科处理和健康照顾流程

共同决策，以患者能够理解和接受的语言说明并执行诊疗和健康照顾方案，以助记口诀"世（解释）卫（安慰）建议（建议）厨房（处方）钻（转诊）研（化验或检查）水（随访）鱼（预防）"，利用谐音提醒全科医生规范诊疗行为，提供全人照顾。具体内容如下：

（一）解释和安慰

1. 认同患者的特殊感受；
2. 告知诊断结果；
3. 解释病情急危缓重；
4. 安慰，给予信心、关怀，回应患者的ICE。

（二）建议

患者参与讨论，共同决定进一步诊断和治疗方案。
1. 积极寻找原发病，治疗原发病；
2. 关注血压、血糖、血脂；
3. 危险因素管理：避免诱因或加重因素如噪声、耳毒性药物等；
4. 可考虑佩戴助听器；
5. 戒烟限酒、生活规律，改善生活方式。

（三）处方

1. 积极寻找原发病；

2. 改善内耳微循环药物：尼莫地平或盐酸氟桂利嗪、倍他司汀等具有扩张血管、降低血液黏滞度作用；

3. 糖皮质激素：用于病毒感染早期；

4. 营养神经类药物：维生素 B_1、维生素 B_{12} 肌内注射或口服；

5. 助听器。

（四）转诊指征

考虑患者是否需要转诊，出现下述情况应注意及时转诊：

1. 突发性耳聋；

2. 听力障碍的儿童，应转诊专科完善听力测试，以免导致说话能力损害和学习困难；

3. 不明原因的耳聋。

（五）化验或检查

根据初步临床诊断，选择合适的辅助检查以帮助明确诊断，详见表4-1-7。

表4-1-7 听力障碍患者辅助检查项目参考

听力障碍病因初步诊断	辅助检查项目选择
贫血、红细胞增多症	血常规
感染	血常规、CRP
全身系统性疾病	血生化：血糖、肝肾功能、电解质、血脂、微量元素、维生素等
怀疑中枢性原因时	头部CT、MRI
其他专科检查	听力测定：纯音测听、言语测听、声导抗测试、电反应测听、耳声发射、脑干听觉诱发电位、耳部X线检查法、颞骨CT扫描、磁共振成像

（六）随访和观察

安排随诊时间，告知患者不适随诊（安全网）。

（七）预防

适时提供健康照顾，落实国家基本公卫服务。①对慢性健康问题的连续性照顾：针对患者合并存在的高血压、冠心病、糖尿病、COPD、慢性肾脏疾病、肝硬化、脑血管意外后遗症等慢性非传染性疾病进行连续性管理；②根据患者的具体情况，落实国家基本公共卫生服务，提供诊疗过程中的全人健康照顾服务：儿童保健、孕产妇保健、老年保健、预防接种、传染病报告、癌症筛查等。

（八）结束

对病情复杂的患者，可引导患者确认如下三个问题中的一个或多个：①患者的主要健康问题是什么？②患者应该怎样做？③为什么要这样做？可使用开放式提问请患者复述，如"您能不能总结一下我们今天讨论的重点？或者您还有什么不清楚的吗？"

五、附录

听力相关试验

音叉试验使用的音叉通常为128Hz、256Hz或512Hz，测试气导时应缓慢移动音叉以免无效，测试骨导时，应确定患者是能听到声音而不是感觉到音叉振动。操作时，检查者可以要求患者比较双侧音叉振动的音量，或者检查者可以比较患者开始听到或听不到音叉声音时距该侧耳朵的距离。

林纳（Rinne）试验和韦伯（Weber）试验并非听力筛查的工具，其主要作用是对单侧听力障碍患者进行初步传导性耳聋和感音性耳聋的鉴别，详见附录4-1-1。

林纳试验比较的是患者的气导和骨导，由于气导是骨导的2倍，若气导小于骨导，此时声音不能正常地通过外耳道、鼓膜和听骨链传导到耳蜗，提示传导性耳聋。操作时，先将振动的音叉至于乳突上，直至患者不能听到声音时将其移至耳旁，如仍能听到声音，则主观评价声音响度或声音能被听到的时间气导大于骨导，此为林纳试验正常或阳性；如不能听到声音，记为林纳试验异常或阴性。

韦伯试验比较的是双耳听力。操作时，将震动的音叉放在正中线上的任何一点如颅骨顶、额头、鼻梁、上颌，正常情况下双耳听到的声音相同，如存在传导性耳聋时患侧声音更响（"偏向患侧"），如存在感音性耳聋时健侧声音更响（"偏向健侧"）。

附录4-1-1　林纳试验和韦伯试验

	听觉灵敏度	林纳试验	韦伯试验
传导性耳聋	下降	气导＜骨导（阴性或异常）	偏向患侧
感音性耳聋	下降	气导＞骨导（阳性或正常）	偏向健侧

注：正常情况下双耳的听觉灵敏度是对称的，双侧气导均大于骨导（林纳试验正常或阳性），韦伯试验居中。

（邱陆珏骅）

第二节　眼　睛　红　痛

全科诊疗过程中经常会见到以"眼睛红痛"为主诉就诊的患者，大部分引起"眼睛红痛"的病因是良性的或具有自限性的，但是部分病因可能导致失明等严重后果，需要及时转诊至眼科进一步治疗。完整的病史采集和规范的体格检查可以帮助医生区分良恶性的病因，避免延误患者的治疗时机。眼睛红痛患者的标准化全科诊疗路径如下：

一、病史采集

（一）问主诉

询问患者眼睛红痛（主诉）的临床特点，使用助记口诀"奇特城市不加班"，利用谐音工具帮助医生规范问诊，详见表4-2-1。

表4-2-1　眼睛红痛患者主诉问诊内容及临床意义

助记口诀	问诊主要内容	临床意义（可能性）
奇（起）	起病情况 1. 急性或慢性起病 2. 原因和诱因	·急性起病：结膜炎、急性青光眼、球结膜下出血、药物 ·慢性起病：内科系统性疾病 ·异物：眼球外异物、眼内异物 ·上呼吸道感染：病毒性结膜炎 ·角膜接触镜：角膜炎、角膜溃疡/擦伤 ·咳嗽、拉伸动作、高血压：球结膜下出血
特（特）	性质、特征	·表层巩膜炎充血的血管下方的巩膜可能呈蓝色 ·后葡萄膜炎疼痛非特异性，可能仅有视物模糊和飞蚊症
城（程）	严重程度： ·疼痛的严重程度 ·眼红的严重程度 ·是否影响视力	·巩膜炎比表层巩膜炎更痛，眼睛更红 ·前葡萄膜炎充血可累及整个球结膜 ·危及视力的疾病提示病情严重，需要迅速转诊至眼科
市（时）	时间特征： 病情进展速度	·结膜炎或虹膜炎的红眼一般是逐渐发生 ·小异物或损伤迅速引起眼红
不（部）	部位	·单眼疾病：球结膜下出血、角膜单纯疱疹、眼带状疱疹 ·双眼疾病：结膜炎、表层巩膜炎、巩膜炎、急性青光眼
加（加）	1. 加重因素 2. 缓解因素	·暗视野疼痛加重：青光眼
班（伴）	是否有其他伴随症状 ·异物感 ·分泌物 ·畏光 ·视力下降 ·恶心、呕吐 ·复视	·异物感：眼球外异物、结膜炎、角膜擦伤等良性病因，角膜炎等严重病因 ·分泌物：水样分泌物——病毒性结膜炎、过敏性结膜炎；脓性分泌物——细菌性结膜炎 ·畏光：急性葡萄膜炎、角膜单纯疱疹、角膜溃疡、急性青光眼 ·视力下降：巩膜炎、角膜炎、葡萄膜炎、急性青光眼、眼内炎、结膜炎（瞬目后视觉变清晰）

（二）排除红旗征——严重疾病

此处使用助记口诀"V.I.P"代表三类严重疾病，分别为Vascular diseases（血管性疾病）、Infection diseases（感染性疾病）、Pernicious tumours（恶性肿瘤）。本步流程要求全科医生注意在眼睛红痛患者的诊疗中排除这三类严重疾病的临床表现，详见表4-2-2。

表4-2-2　眼睛红痛患者的红旗征及临床意义

助记口诀	红旗征	临床意义（可能性）
V	突然发作的剧烈眼胀、眼痛	急性青光眼
V/I	眼痛难忍	急性青光眼、严重的角膜溃疡、角膜炎、巩膜炎
V/I	视力下降、视物变形、视物模糊	急性青光眼、葡萄膜炎、角膜溃疡、角膜炎
I	面部皮肤可见簇状水泡、视力下降、角膜不能接受检查	眼部带状疱疹：50岁以上人群常见，可导致结膜炎、葡萄膜炎、角膜炎及青光眼
	眼眶红肿热痛伴全身感染症状	眼眶蜂窝织炎
P	视力障碍、瞳孔区出现黄白色反光	视网膜母细胞瘤：常于3岁前发病，恶性程度高
外伤	外伤史	眼部创伤、穿通伤

注：助记口诀V.I.P分别为英文单词Vascular diseases，Infection diseases和Pernicious tumors的首字母。

（三）鉴别诊断

询问相关临床表现以排除容易漏诊误诊的疾病，本步流程提醒全科医生注意鉴别诊断，尤其是以眼睛红痛为主诉，而又容易被医生忽视的疾病（一般非严重疾病），详见表4-2-3。

表4-2-3　眼睛红痛患者中容易漏诊误诊的疾病及临床表现

疾病	临床表现（可能性）
甲状腺功能亢进	心慌、手抖、怕热、烦躁、食欲旺盛、体重不增或下降
类风湿关节炎性巩膜炎	多关节疼痛、僵硬、肿胀
强直性脊柱炎巩膜炎	慢性背痛伴晨僵，HLA-B27阳性
溃疡性结肠炎性巩膜炎	慢性腹泻，肠镜及活检示慢性结肠炎
药物过敏性	近期使用药物、过敏史

（四）问一般情况

主要了解患者目前的治疗、精神、饮食、睡眠、大小便等一般情况。

（五）问其他病史

采用助记口诀"过往家人均要旅行社工作"，利用谐音帮助全科医生规范问诊，详见表4-2-4。

表4-2-4　眼睛红痛患者其他病史问诊内容及临床意义

助记口诀	内容	临床意义（可能性）
过（敏）	过敏史：尤其药物过敏史	·过敏性结膜炎
往（往）	既往史：近期有无上呼吸道感染、既往类似疾病史、其他疾病史、外伤手术史	·继发于近期上呼吸道感染的眼睛红痛：病毒性结膜炎 ·外伤：眼外伤
加（家）	家族史：家族疾病情况	·克罗恩病、溃疡性结肠炎、闭角型青光眼
人（人）	个人生活史：烟、酒、毒品、锻炼等	·球结膜下出血
均（经）	月经婚育史：孕妇	·指导用药
要（药）	药物：最近服过什么药物 下述药物有可能引起药源性眼睛红痛： ·β受体阻滞剂 ·抗凝药	·β受体阻滞剂可能导致视觉损害、干眼和/或刺激性眼病 ·抗凝药增加出血风险
旅（旅）	旅行史：最近是否出去旅游过，当地是否存在特殊流行病	·病毒性结膜炎
行（心）	心理健康状况	—
社（社）	社会经济状况： 居住环境怎么样？ 和谁一起生活？ 关系如何？ 经济条件怎么样？	·劳累、熬夜、污染的生活环境增加眼部疾病可能性 ·是否遭受暴力或者虐待
工作	工作和职业	·注意特殊职业病或职业中毒

（六）探询ICE

包括患者对他/她的症状或健康理解（Idea）、担忧（Concern）和期望（Expectation），由于眼睛红痛患者存在失明的严重性，接诊医生要考虑到患者的感受，做出合理的解释和适当的安慰。

二、体格检查

眼睛红痛患者的全科体格检查流程详见表4-2-5。

表4-2-5　眼睛红痛患者体格检查内容及临床意义

要素	内容	阳性体征的临床意义（常见原因）
生命体征	体温*	·感染可导致体温升高
	脉搏*	·考虑感染、甲亢等可能
	血压*	·血压过高可致球结膜下出血
	呼吸	
体型*	身高、体重、腹围	·计算BMI

续表

要素	内容	阳性体征的临床意义（常见原因）
一般情况	神志、体位、面容、体态	
皮肤	颜色、皮疹、皮下出血*	
眼*	视力检查	·如果视力正常，则可在社区进一步治疗 ·如果视力下降，注意青光眼、葡萄膜炎、角膜溃疡、角膜炎可能，需要转诊眼科进一步治疗
	视野	·视野受损：视网膜母细胞瘤
	眼底	
	眼睑	·眼睑红肿：眼眶蜂窝织炎、结膜炎 ·眼睑滤泡：病毒性结膜炎 ·睑缘疼痛性肿块：霰粒肿（麦粒肿）
	结膜	·结膜充血：结膜炎、角膜炎 ·结膜下出血：通常是自发性，可逐渐吸收 ·颗粒、滤泡：沙眼
	分泌物	·脓性分泌物：细菌性结膜炎、细菌性角膜炎 ·水样分泌物：病毒性结膜炎、角膜炎
	角膜	·白斑、混浊：感染性角膜炎 ·异物：角膜异物
	巩膜	·巩膜紫红色充血，炎症浸润肿胀：巩膜炎
	虹膜	·纹理模糊或消失：虹膜炎
	瞳孔	·针尖样瞳孔：角膜擦伤、感染性角膜炎、虹膜炎 ·无对光反射：闭角型青光眼 ·眼球坚硬如石：急性青光眼
	眼球运动	·颅脑外伤
	眼球震颤	
鼻*	鼻腔、分泌物、鼻窦区压痛	·严重的鼻窦炎可导致眼睛功能障碍
耳、口腔	常规检查	
颈部	甲状腺触诊*	·结节、肿大
	颈动脉听诊	·颈动脉杂音：动脉粥样硬化
	触诊颈部淋巴结*	·排除肿瘤、感染
胸部	心脏听诊*： 五个瓣膜听诊区（心率、心律、心音、杂音）	
	肺部听诊*：呼吸音、干湿啰音	
腹部	腹肌紧张度、包块、压痛	
脊柱	有无弯曲畸形* 各棘突、棘旁肌肉有无压痛 脊柱动度 枕墙距	·强直性脊柱炎
四肢	有无关节肿胀*、畸形*	·类风湿关节炎

注：1. 为体现系统体格检查，*部分为每次体检应做项目，尤其是初诊患者；2. 针对具体患者，根据初步诊断做有针对性的体格检查，选择性完成病情需要的其他详细的体格检查项目。

三、诊断和评估

（一）现患问题诊断

对患者眼睛红痛的病因诊断时考虑如下3个要素问题，详见表4-2-6。

表4-2-6　眼睛红痛患者病因诊断的安全诊断策略

要素	思维工具	可能的病因
最可能的诊断（常见病、多发病）	模型识别	·结膜炎
需要排除的严重疾病	V.I.P＋创伤	·急性青光眼 ·角膜炎、葡萄膜炎、眼内炎、眼眶蜂窝织炎 ·视网膜母细胞瘤 ·创伤、穿通伤
需要鉴别的可能病因*	模型识别、排除法	·甲状腺功能亢进 ·类风湿关节炎巩膜炎 ·强直性脊柱炎巩膜炎 ·炎症性肠病巩膜炎 ·药物过敏

注：*思考本问题时应结合患者临床特点进行必要的鉴别诊断，尤其应注意上述容易漏诊误诊的疾病。

（二）健康问题的综合评估

对患者存在的生活方式、饮食习惯、运动习惯、慢性疾病、心理健康等问题进行诊断和评估。

四、全科诊疗计划和健康照顾

共同决策，以患者能够理解和接受的语言说明并执行诊疗和健康照顾方案，以助记口诀"世（解释）卫（安慰）建议（建议）厨房（处方）钻（转诊）研（化验或检查）水（随访）鱼（预防）"，利用谐音提醒全科医生规范诊疗行为，提供全人照顾。具体内容如下：

（一）解释和安慰

1. 认同患者的特殊感受；

2. 告知诊断结果；

3. 解释病情急危缓重；

4. 安慰，给予信心、关怀、回应患者的ICE。

（二）建议

患者参与讨论，共同决定进一步诊断和治疗方案。

1. 确定原发病的治疗、处理方案；
2. 防跌倒教育；
3. 危险因素管理：积极筛查原发病，控制血压；
4. 鼓励患者参加力所能及的运动，提高体力；
5. 戒烟限酒、生活规律，改善生活方式。

（三）处方

1. 原发病的治疗和处理。
2. 眼睛红痛的药物治疗：局部生理盐水冲洗；抗过敏，外用抗组胺药、血管收缩剂；抗感染，如病毒感染使用阿昔洛韦局部、口服或静脉给药，细菌感染使用广谱抗生素滴眼液、眼膏或口服治疗。

（四）转诊

患者出现下述情况应注意及时转诊：

1. 创伤或穿通伤；
2. 视力下降者；
3. 严重的结膜炎、角膜炎、角膜溃疡、葡萄膜炎、巩膜炎/表层巩膜炎、眼内炎、急性青光眼等影响视力的疾病；
4. 眼带状疱疹、角膜单纯疱疹；
5. 怀疑肿瘤、脑血管意外时。

（五）化验和检查

根据初步临床诊断，选择合适的辅助检查以帮助明确诊断，详见表4-2-7。

表4-2-7　眼睛红痛患者辅助检查项目参考

眼睛红痛病因初步诊断	辅助检查项目选择
感染	CBC、CRP
全身系统性疾病	肝肾功能、甲状腺功能、凝血功能、风湿因子、抗核抗体谱、HLA-B27等
溃疡性结肠炎、克罗恩病	肠镜
高血压	非同日三次血压测量或24小时动态血压监测
怀疑中枢性原因时	头部CT、MRI
其他专科检查	裂隙灯、眼压、眼电图、眼超声、眼CT、眼MRI、眼底照相机、眼底血管造影等

（六）随访和观察

安排随诊时间，告知患者："如果＊天内不好转，请及时复诊"或"如果出现视物模糊、视力下降、剧烈头痛伴喷射样呕吐、复视等症状请及时复诊"（安全网）。

（七）预防

适时提供健康照顾，落实国家基本公卫服务。

① 对慢性健康问题的连续性照顾：针对患者合并存在的高血压、冠心病、糖尿病、COPD、慢性肾脏疾病、肝硬化、脑血管意外后遗症等慢性非传染性疾病进行连续性管理。

② 根据患者的具体情况，落实国家基本公共卫生服务，提供诊疗过程中的全人健康照顾服务：孕产妇保健、老年保健、预防接种、传染病报告、癌症筛查等。

（八）结束

对病情复杂的患者，可引导患者确认如下三个问题中的一个或多个：①患者的主要健康问题是什么？②患者应该怎样做？③为什么要这样做？可使用开放式提问请患者复述，如"您能不能总结一下我们今天讨论的重点？或者您还有什么不清楚的吗？"

（邱陆珏骅）

第三节　鼻　　衄

鼻衄又称鼻出血（epistaxis），常由鼻、鼻窦及其邻近部位局部病变、颅面外伤，以及某些影响鼻腔血管状态和凝血机制的全身性疾病引起，是社区常见症状和急症之一，发生于多达60%的一般人群。虽然大多数鼻出血发作无并发症，但鼻出血偶尔难以控制，甚者可危及生命。对鼻衄患者，全科医生应当具备短时间内确定出血部位、估计出血量和判断出血原因的能力，并能结合社区条件选择恰当的诊疗或转诊。鼻衄患者的标准化全科诊疗路径如下：

一、病史采集

（一）问主诉

询问患者鼻衄的临床特征，使用助记口诀"奇特城市不加班"，利用谐音工具帮助全科医生规范问诊，详见表4-3-1。

表 4-3-1 鼻衄患者主诉问诊内容及临床意义

助记口诀	问诊主要内容	临床意义（可能性）
奇（起）	1. 起病情况 2. 原因和诱因： 是否有损伤、发热、药物、情绪激动、用力过猛、异物等原因和诱因	· 引起鼻出血的损伤因素：鼻内损伤（如挖鼻、鼻部手术及操作等）和鼻外损伤（如外伤、骨折、飞行登高潜水引起的气压性损伤） · 引起鼻出血的炎症性因素：局部鼻部炎症（如急性鼻炎、鼻窦炎、过敏性鼻炎等）和全身性感染（如急性发热性传染病：上呼吸道感染、麻疹等） · 引起鼻出血的药物性因素：服用阿司匹林或使用抗凝药物等 · 引起鼻出血的全身性因素：情绪激动、用力过猛可造成一过性血压波动，是常见高血压、动脉硬化患者鼻出血的诱因 · 引起鼻出血的其他因素：异物因素，好发于儿童
特（特）	性质、特征 出血性质、颜色、量和速度	· 动脉性出血：鲜红色，出血猛烈，喷泉样冒出或射出 · 静脉性出血：暗红色，出血不间断，均匀向外涌出 · 毛细血管渗血：多处或弥漫出血，出血量有多有少，多发生在全身性疾病（如肝肾严重损害、血液病、急性传染病和中度患者） · 分泌物带血还是鲜血：恶性肿瘤早期多表现为涕中带血，鼻咽肿瘤表现为回吸性血涕
城（程）	严重程度： 评估出血量	· 在短期内出血量达 500ml，可出现头昏、口渴、乏力、口唇苍白 · 出血量达到 500~1000ml，可有胸闷、出冷汗、脉细速无力 · 收缩压低于 80mmHg，说明血容量已损失 1/4 · 高血压患者如血压降至正常，为严重失血的征象 · 长期反复出血的患者可出现贫血貌
市（时）	时间特征： 1. 持续时间 2. 发作频率	· 持续时间有助于判断出血量 · 发作频率：偶发性或复发性 · 前鼻孔出血相对持续时间短；后鼻孔出血量一般较大、持续时间长
不（部）	出血部位： 1. 鼻腔部位：鼻腔前部、上部、后部、弥漫 2. 单侧或双侧鼻孔 3. 口鼻同流	· 鼻腔前部：主要来自鼻中隔前下方的利特尔动脉丛。一般出血量较少，可自止或较容易止血。多见于儿童和青年 · 鼻腔上部：常来自鼻中隔后上部，多为动脉性，一般出血较剧，量较多，多见于有高血压中老年患者较易发生。此部位较隐蔽，临床上不易发现，需仔细、反复查看 · 鼻腔后部：来自下鼻道后端的吴氏静脉丛，常见于老年人 · 鼻腔黏膜弥漫性出血：多为鼻黏膜广泛部位的微血管出血。多发生在有全身性疾病如肝肾功能严重损害、血液病、急性传染病和中毒等的患者 · 单侧/双侧鼻孔出血：局部病因多限于单侧鼻腔；而全身疾病可引起两侧交替或同时出血 · 出血剧烈或鼻腔后部出血可表现为口鼻同时或双侧出血；患者出血会从口腔吐出，应注意鉴别，寻找准确来源
加（加）	1. 加重因素 2. 缓解因素	· 少量前鼻孔出血可自行缓解，或在初始尝试压迫止血后缓解
班（伴）	是否有其他伴随症状 · 发热 · 寒战 · 瘀点、瘀斑、其他部位出血、外伤后出血不止、月经过多等 · 局部（鼻）疼痛 · 鼻塞	· 可能存在感染，如上呼吸道感染、结核、疟疾 · 常见于败血症、流行性出血热、疟疾等 · 瘀点、瘀斑、其他出血：血液系统疾病，凝血功能异常（维生素 K 缺乏）、过敏性紫癜、血小板减少等 · 外伤或手术操作等引起 · 鼻炎、鼻腔异物、鼻咽癌等

续表

助记口诀	问诊主要内容	临床意义（可能性）
班（伴）	·流涕	·急性鼻炎、急性鼻窦炎等；鼻涕带血，回吸性血涕注意鼻咽肿瘤
	·嗅觉障碍	·鼻咽癌、萎缩性鼻炎、鼻中隔偏曲等
	·头痛、耳鸣、听力下降	·高血压，合并听力障碍提示鼻咽癌、青年性鼻咽血管纤维瘤可能
	·头晕、心悸、冷汗	·据此判断失血量程度

（二）排除红旗征——严重疾病

使用助记口诀"V.I.P"代表血管性疾病、感染性疾病、恶性肿瘤三类严重疾病，本步流程要求全科医生注意在鼻衄患者的诊疗中排除这三类严重疾病的临床表现，详见表4-3-2。

表4-3-2　鼻衄患者的红旗征及临床意义

助记口诀	红旗征	临床意义（可能性）
V	心动过速、胸闷	流血过多注意循环障碍可能
	头晕、心悸、冷汗、神志改变	失血性休克
V/I	呼吸困难	合并气道阻塞
V/P	全身瘀斑、瘀点，紫癜；出血不止	血液病，严重肝肾疾病所致凝血功能障碍等
	泡沫尿、血尿、水肿	尿毒症
	黄疸、腹胀、呕血黑便	肝硬化
I	反复低热	结核、HIV、疟疾、流行性出血热；肿瘤性
V/P	年龄>65岁	注意心脑血管重症、肿瘤的相关表现
P	无法解释的体重下降	恶性肿瘤、结核
	脑神经损害（面麻、复视等）	鼻咽癌、青年性鼻咽血管纤维瘤等

注：助记口诀 V.I.P 分别为英文单词 Vascular diseases，Infection diseases 和 Pernicious tumors 的首字母。

（三）鉴别诊断

询问相关临床表现以排除容易漏诊误诊的疾病，本步流程提醒全科医生注意鉴别诊断，尤其以鼻衄为主诉，而又容易被忽视的疾病（一般非严重疾病），详见表4-3-3。

表4-3-3　鼻衄患者中容易漏诊误诊的疾病及临床表现

疾病	临床表现
遗传性出血性毛细血管扩张症、血友病	明显家族遗传史
HIV感染	多个性伴侣，HIV感染征象反复发热、皮疹、腹泻等
旅行获得性感染	疫区旅游史
药源性	近期用药史
子宫内膜异位症	鼻出血与月经有周期性联系
气压创伤性鼻窦炎	有航空、潜水、登山等气压骤变诱因引起的损伤

（四）问一般情况

主要了解患者目前的治疗、精神、饮食、睡眠、大小便等一般情况。

（五）问其他病史

采用助记口诀"过往家人均要旅行社工作"，帮助全科医生规范问诊，详见表4-3-4。

表4-3-4　鼻衄患者其他病史问诊内容及临床意义

助记口诀	内容	阳性体征临床意义（可能性）
过（过）	过敏史：尤其药物过敏史	·保障医疗安全
往（往）	既往史：近期有无感染、外伤，既往类似疾病史、其他疾病史、手术史	·近期感染：上呼吸道感染、急性鼻炎、鼻窦炎、风湿热等 ·基础疾病史：鼻衄可能与一些疾病有关 ◇心血管疾病：高血压、动脉粥样硬化、心衰、冠心病等 ◇血液疾病：血小板减少性紫癜、血友病、白血病、再生障碍性贫血等 ◇肝肾疾病：肝硬化、尿毒症等 ◇头面部外伤或鼻部手术及操作：经鼻气管插管及放置鼻胃管等
家（家）	家族史：家族疾病情况	·恶性肿瘤、高血压、血液病（血友病、血管性血友病、再生障碍性贫血等）、遗传性出血性毛细血管扩张症
人（人）	个人生活史：烟、酒、毒品、锻炼等情况	·长期经鼻使用毒品（如可卡因） ·酒精摄入可能会增加鼻出血的风险
均（经）	月经史 鼻出血与月经联系 尤其青春期	·如月经与鼻出血有周期性联系，注意子宫内膜异位症可能 ·代偿性月经、先兆性鼻出血常发生于青春发育期，多因血中雌激素含量减少，鼻黏膜血管扩张所致
要（药）	·药物：最近使用的药物 ·抗血小板药物：阿司匹林、氯吡格雷等 ·非甾体抗炎药：对乙酰氨基酚、布洛芬等 ·抗凝药：低分子肝素、华法林、溶栓剂 ·抗生素：四环素、磺胺类、氯霉素等 ·巴比妥类：苯巴比妥 ·鼻用类固醇药物 ·其他：如砷、汞、金化合物、磷制剂、奎宁及其合成药物	
旅（旅）	旅行史：最近是否出去旅游过，当地是否存在特殊流行病	·急性传染病（流行性出血热、钩体病、登革热等）
行（心）	心理健康：情绪、兴趣等	—
社（社）	社会、经济状况	·老年人、急症和有后遗症的患者，要注意是否有照顾者，能否及时发现紧急病情及送医
工作	工作和职业	·注意特殊职业病或职业中毒

（六）探询ICE

包括患者对他/她的症状或健康理解（Idea）、担忧（Concern）和期望（Expectation）。

二、体格检查

鼻衄患者全科体格检查流程详见表4-3-5。

表4-3-5　鼻衄患者体格检查流程、内容及临床意义

要素	内容	阳性体征的临床意义（常见原因）
生命体征	体温*	发热：感染、肿瘤等
	呼吸*	判断气道状况
	脉搏	注意心律失常可能存在心血管疾病
	血压*	血压升高，是否存在高血压疾病；血压降低，是否存在失血性休克；若收缩压低于80mmHg，则提示血容量已损失约1/4
一般情况	身高、体重、腹围	
	神志：意识清醒程度* 面容、体位、步态	
皮肤	颜色（是否苍白）*、发绀、皮疹、皮下出血*	注意贫血征、蜘蛛痣、肝掌、色素沉着、营养不良、黄疸 应评估有无凝血功能障碍征象（瘀斑、瘀点、毛细血管扩张性病变），鉴别各种传染病和全身系统性疾病 淤斑或肿胀：外伤可能
淋巴结	浅表淋巴结是否肿大*	淋巴结肿大：常见于传染性单核细胞增多症、风疹、淋巴结结核、局灶性化脓性感染、白血病、淋巴瘤、鼻咽癌转移癌等
头颅五官	十二对颅神经检查	颅神经受损：鼻咽癌、青年性鼻咽血管纤维瘤、颅内颈内动脉瘤破裂等 眼底检查：高血压患者可见眼底动脉硬化
	眼：眼睑、眼征	眼睑苍白：贫血
	耳	听力障碍：鼻咽癌
	鼻（重点检查 鼻窥镜）*	1. 明确出血位置：尤其鼻中隔前下部、后部；各鼻甲、鼻道和鼻顶等；若就诊时出血停止可根据血痂判断出血部位 2. 有无鼻腔黏膜病变、黏膜曲张血管、鼻中隔偏曲和/或穿孔，鼻腔异物、炎症、息肉 3. 有无鼻咽部病变：局部皮肤破损或肿胀，皮下瘀斑、鼻梁塌陷、偏斜等 4. 鼻窦区压痛：鼻窦炎
	口腔：口唇、口腔	注意有无咽部充血、扁桃体肿大、牙龈红肿等感染表现
颈部	气管触诊	
	颈部血管杂音	颈动脉瘤

要素	内容	阳性体征的临床意义（常见原因）
胸部	心脏听诊*：五个瓣膜听诊区 （心率、心律、心音、杂音） 肺部听诊*：呼吸音、干湿啰音	
腹部	腹肌紧张度、包块、压痛	
四肢	皮肤/凹陷性水肿	

注：1. *为建议每次查体应做的重点项目，尤其是初诊患者，此为系统性格检查的体现；2. 针对具体患者，根据初步诊断做有针对性的体格检查，选择性完成病情需要的其他体格检查项目。

三、诊断和评估

（一）现患问题的诊断

贯彻安全诊断策略，对鼻衄的病因诊断时考虑如下3个问题，详见表4-3-6。

表4-3-6　鼻衄患者诊断的安全诊断策略

要素	思维工具	内容
可能的诊断 （常见病、 多发病）	模型识别	1. 儿童：发热、上呼吸道感染、异物多见 2. 青壮年：外伤、鼻中隔偏曲多见 3. 老年人：肿瘤、高血压多见
需要排除的 严重疾病	V·I·P	1. 严重感染：HIV、TB 2. 恶性肿瘤：鼻咽癌 3. 血液病（血小板减少性紫癜、白血病、血友病等） 4. 严重肝肾疾病
需要鉴别的 可能病因	基于症状特点 的穷极推理	·局部性 ◇创伤：挖鼻、鼻骨骨折、鼻部手术及操作；气压性损伤；外伤 ◇畸形：鼻中隔偏曲或穿孔 ◇炎症：非特异性：急性鼻炎、鼻窦炎、干燥性鼻炎、过敏性鼻炎；特异性：鼻结核、鼻白喉、鼻梅毒等 ◇肿瘤：鼻腔、鼻窦、鼻咽部良恶性肿瘤 ◇其他：鼻腔异物、原发性鼻出血 ·全身性 ◇急性发热性传染病：上呼吸道感染、麻疹、疟疾等 ◇心血管：高血压、动脉硬化、颅内颈内动脉瘤破裂 ◇肝肾疾病：肝硬化、尿毒症 ◇血液病：血小板减少性紫癜、白血病、血友病、再生障碍性贫血等 ◇营养障碍：维生素C或维生素K缺乏 ◇药物性因素 ◇其他：子宫内膜异位、内分泌失调、遗传性出血性、毛细血管扩张症

（二）健康问题的综合评估

对患者存在的其他健康问题进行诊断和评估。

四、全科诊疗计划和健康照顾

共同决策，以患者能够理解和接受的语言说明并执行诊疗和健康照顾方案，以助记口诀"世（解释）卫（安慰）建议（建议）厨房（处方）钻（转诊）研（化验或检查）水（随访）鱼（预防）"，利用谐音提醒全科医生规范诊疗行为，提供全人照顾。具体内容如下：

（一）解释和安慰

1. 认同患者的特殊感受；
2. 告知诊断结果；
3. 解释病情急危缓重；
4. 安慰，给予信心、关怀。本步包含对患者ICE的回应。

（二）建议

患者参与讨论，共同决定（共同决策）进一步诊断和治疗方案：

1. 确定原发病的治疗、处理方案。
2. 鼻护理：不挖鼻，不用力擤鼻，避免用力咳嗽、打喷嚏，保持鼻腔湿润（保持室内适宜湿度，适量应用海盐水、凝胶、软膏等鼻腔润滑剂）。
3. 危险因素管理：危险因素管理，避免诱因或加重因素，如使用鼻腔喷雾剂时，远离鼻中隔喷药可减少鼻出血风险；干燥环境中可使用加湿器，避免情绪过于激动等。
4. 鼓励患者参加力所能及的运动；反复出血者切忌用力提重物，并暂避免参加剧烈体育运动。
5. 戒烟限酒、生活规律，改善生活方式，饮食结构合理必要时补充维生素C和维生素K。
6. 合理用药，杜绝药物滥用。
7. 对于中老年，应加强心血管疾病的了解，定期防治原发病；儿童患者要注意看管，避免异物塞入鼻孔。

（三）处方

1. 一般治疗：出血量不大的患者头部保持正常竖立或稍前倾姿势，嘱患者尽量勿将血液咽下，以免刺激胃部引起呕吐；出血量大者可采取半卧位或平卧位，头偏向一侧，保持呼吸道通畅。
2. 局部止血法
（1）指压法：可用手指捏紧双侧鼻翼或将出血侧鼻翼压向鼻中隔10～15分钟，同时用冷水袋或湿毛巾敷前额和后颈部。此方法适用于出血量少且出血在鼻腔前部的患者。

（2）局部止血药：1%麻黄素、0.1%肾上腺素、凝血酶、中药制剂等。

（3）填塞法：前鼻孔填塞法、后鼻孔填塞法、前后鼻孔联合填塞等。

（4）专科处理：烧灼法、冷冻法、激光（射频）疗法、血管结扎法、栓塞法、手术。

3. 全身治疗：根据全身情况对症治疗，同时给予镇静剂、止血剂、维生素等；同时，应注意心肺功能，针对贫血和休克进行治疗。

4. 积极查找病因，对因治疗。

（四）转诊

当患者出现下述情况应注意及时转诊：

1. 严重鼻出血尤其后鼻孔出血，局部处理无效；

2. 生命体征不稳定，合并贫血及休克；

3. 严重全身疾病所致的鼻出血；

4. 病因不明的鼻出血。

（五）化验和检查

鼻衄患者根据初步临床诊断，选择合适的辅助检查以帮助明确诊断，详见表4-3-7。

表4-3-7　鼻衄患者辅助检查项目参考

鼻衄病因初步诊断	辅助检查项目选择
感染性疾病	血常规、CRP
贫血	血常规（出血量大者，加做血型）
全身系统性疾病	血生化：血糖、肝肾功能、电解质等
肾功能衰竭、其他泌尿系疾病	尿常规
血液系统疾病	血常规、凝血功能；必要时骨髓穿刺
鼻腔外伤或占位	鼻部影像学（X线、头颅CT或MR）
根据原发病选择	其他专科检查 鼻咽镜及鼻内镜：用于常规前鼻镜检查未发现出血点 血管造影：有助于血管畸形、假性动脉瘤等不常见病因诊断和外科手术前检查

（六）随访和观察

安排随诊时间，告知患者："如果*天内不好转，请及时复诊"或"如果出现心慌或头晕、出血不止、呼吸困难等症状请及时复诊"（安全网）。

（七）机会性预防

适时提供健康照顾，落实国家基本公共卫生服务：①对慢性健康问题的连续性照顾：针对患者合并存在的高血压、冠心病、糖尿病、慢性阻塞性肺疾病（COPD）、慢性肾脏疾病、肝硬化、脑血管意外后遗症等慢性非传染性疾病进行连续性管理；②根据患者的具体情况，落实国家基本公共卫生服务，提供诊疗过程中的全人健康照顾服务：如孕产妇保健、老年保健、预防接种、传染病报告、癌症筛查等。

（八）结束

对病情复杂的患者，可引导患者确认如下三个问题中的一个或多个：①患者的主要健康问题是什么？②患者应该怎样做？③为什么要这样做？可使用开放式提问请患者复述，如"您能不能总结一下我们今天讨论的重点？或者您还有什么不清楚的吗？"

（李绮媚）

第四节　耳　鸣

耳鸣（tinnitus）是指在没有外界的相应声源或者外界刺激的情况下，患者主观感受到的声音。耳鸣按发生机制可分为主观性耳鸣和客观性耳鸣两种：主观性耳鸣是指在没有外界声源刺激的情况下，听觉通路上出现的异常信号，是由听觉刺激的缺失造成的声音假知觉，此类占耳鸣患者的绝大多数；客观性耳鸣是指有真正的物理性声波振动存在，可被他人觉察或用仪器记录的耳鸣，此类耳鸣数量不多，但是目前机制清楚，可给予针对性处理，需要优先识别。耳鸣既是一个症状，也可以是一种独立的未分化健康问题。耳鸣症状全科门诊常见，但病因复杂。全面的病史采集和规范体格检查是诊断耳鸣的基础。耳鸣患者的标准化全科诊疗路径如下：

一、病史采集

（一）问主诉

询问患者耳鸣的临床特征，使用助记口诀"奇特城市不加班"，利用谐音工具帮助全科医生规范问诊，详见表4-4-1。

表4-4-1　耳鸣患者主诉问诊内容及临床意义

助记口诀	问诊主要内容	临床意义（可能性）
奇（起）	起病情况： 1. 急性或慢性起病	·急性或慢性起病：评估耳鸣的急、慢性，与治疗方案选择有关，病程延长治愈概率降低 ·急性耳鸣是一种症状，是身体的警钟，应积极寻找引起耳鸣的原因，急性期以消除耳鸣为目的，随病程延长重点则为治疗耳鸣伴发症状

助记口诀	问诊主要内容	临床意义（可能性）
奇（起）	2. 原因和诱因： 有无外伤、噪声暴露、药物、压力疲劳、情绪、睡眠、感染、相关的全身疾病等因素	·引起耳鸣的损伤因素：头部或颈部外伤、耳局部外伤、急性气压伤（如潜水、飞行）、噪声性损害等 ·引起耳鸣的药物因素：使用有耳毒性的药物或化学制剂 ·引起耳鸣的精神心理因素：睡眠障碍、压力过大、疲劳、焦虑抑郁的负面情绪、重大生活事件等 ·引起耳鸣的感染因素：耳局部感染（外耳道炎、中耳炎、迷路炎）、神经系统感染（颅内感染）、全身感染（发热造成心排量增加引起耳鸣）等 ·引起耳鸣的全身性因素：贫血、甲状腺亢进或减退、高血压、糖尿病等
特（特）	性质、特征： 1. 搏动性/非搏动性 2. 主观/客观（他人也能听到） 3. 音调： 低调（嗡嗡或轰轰声） 中调 高调（蝉鸣或汽笛声）	·搏动性耳鸣：其耳鸣节律与心跳节律一致，多为血管性异常所引起（如有高位颈静脉球体瘤、乳突导静脉畸形、颈动脉瘤、颈动脉狭窄、动静脉瘘），也可出现在高心排量状态（如严重贫血、甲状腺功能亢进、高血压等） ·非搏动性耳鸣：较搏动性耳鸣常见，病因包括耳蜗病变、中枢神经系统、传导系统病变等 ·主观性耳鸣：只有患者能听到声音，多由周围性（中耳或内耳）损害或中枢性（听神经路径至大脑皮质）损害所致 ·客观性耳鸣：能被他人察觉或仪器记录的耳鸣，包括血管源性耳鸣（如颈动脉瘤、颈动脉狭窄、颈静脉球体瘤、高心排量状态等），肌源性耳鸣表现为比较快的"嗒嗒嗒"声（如鼓膜张肌、镫骨肌痉挛），呼吸源性耳鸣表现为与呼吸频率一致（如咽鼓管异常开放） ·低频耳鸣多为传导性耳鸣，可见于外耳、中耳病变（如鼓膜外伤、急性中耳炎等） ·高频耳鸣多为感音神经性耳鸣，可见于脑缺血病变、颅脑外伤、听神经瘤、梅尼埃病等 ·多种音调的耳鸣常常提示听觉系统有多处病变存在 ·转头时耳鸣音调发生改变常提示由颈椎病引起的颈性耳鸣
城（程）	严重程度： 1. 响度 2. 严重程度	·响度（6级） ◇0级：无耳鸣 ◇1级：耳鸣响度轻微，若有若无 ◇2级：耳鸣响度轻微，但肯定听得到 ◇3级：中等响度 ◇4级：耳鸣很响 ◇5级：耳鸣很响，有吵闹感 ◇6级：耳鸣极响，相当于患者体验过的最响噪声（如飞机起飞时的噪声） ·严重程度 ◇轻度耳鸣：耳鸣间歇性发作，或仅在夜间或安静环境下才感到有轻微耳鸣 ◇中度耳鸣：耳鸣为持续性，即使在嘈杂环境中也感到耳鸣的存在 ◇重度耳鸣：耳鸣为持续性，严重影响患者的情绪、睡眠、生活工作及社交 ◇极重度：耳鸣为长期持续性，且响声极大，患者难以忍受，极度痛苦，甚至无法正常生活 ·临床上常用相关量表测试反映耳鸣的严重程度 ·耳鸣程度和病理疾病并无直接联系

助记口诀	问诊主要内容	临床意义（可能性）
市（时）	时间特征： 1. 发作频率（阵发性或持续性） 2. 持续时间	· 阵发性耳鸣：可能是听觉神经压迫、上半规管裂综合征、梅尼埃病、腭肌阵挛、偏头痛或癫痫的表现症状 · 持续的非血管搏动性耳鸣可伴有传导性或感音神经性听力损失。传导性听力损失可由耳硬化症、不同形式的中耳炎或咽鼓管功能障碍引起 · 6个月以内为急性耳鸣，6~12个月为亚急性耳鸣，12个月以上为慢性耳鸣
不（部）	部位： 单侧或双侧	· 单侧：病理性多为局部病变，可见于局部耳部感染、异物、外伤、手术、听神经瘤等 · 双侧：病理性多为全身性疾病或中枢性疾病所致，可见于高血压、药物损害、噪声伤、梅尼埃病、颅脑感染、脑缺血病变等
加（加）	1. 加重因素 2. 缓解因素 自然声音/噪声 清理耳朵 头部转动或体位改变 压力、睡眠、心情 压迫颈部血管	 · 多数主观性耳鸣在嘈杂环境中，耳鸣会一定程度缓解（自我掩蔽） · Willis误听：嘈杂环境中的听觉较在安静环境中好，可见于耳硬化症 · 清理耳朵后耳鸣好转考虑耵聍填塞 · 颈性耳鸣在晨起或午睡后耳鸣的程度最重，而其他原因引起的耳鸣多在夜间、安静时最重 · 随头部运动或体位改变耳鸣的强度和音调高低发生改变，提示为血管性耳鸣或颈性耳鸣 · 与压力、睡眠、心情关系明显，应注意鉴别患者是否存在抑郁、焦虑状态 · 静脉性搏动性耳鸣，常在按压颈静脉时、头部位置改变时或活动时，耳鸣音可能减轻或消失；动脉性搏动性耳鸣，按压血管后耳鸣一般不缓解
班（伴）	是否有其他伴随症状 · 发热 · 听力减退 · 眩晕 · 头痛 · 局部（耳）痛 · 耳部流脓 · 恶心呕吐 · 鼻塞、流涕 · 睡眠、情绪、兴趣改变	 · 可能存在感染，包括耳部、全身或神经系统感染等 · 耳鸣常为耳聋的先兆，85%的耳鸣患者伴有听力减退；伴有听力减退的耳鸣可见于老年性聋、长期或高强度噪声刺激、耳硬化症、感染，如中耳炎、自身免疫性疾病、梅尼埃病、肿瘤、耳毒性药物、特发性、压力及心理因素 · 内耳病变、梅尼埃病、突发性感音性神经性耳聋、颅脑肿瘤等 · 高血压、颅脑占位性病变、颈静脉异常、偏头痛等 · 外耳道异物、中耳炎 · 中耳炎；有特殊恶臭应警惕中耳胆脂瘤 · 梅尼埃病发作、药物中毒、颅脑肿瘤等 · 提示鼻咽癌可能 · 抑郁、焦虑

（二）排除红旗征——严重疾病

使用助记口诀"V.I.P"代表血管性疾病、感染性疾病、恶性肿瘤三类严重疾病，本步流程要求全科医生注意在耳鸣患者的诊疗中排除这三类严重疾病的临床表现，详见表4-4-2。

表4-4-2 耳鸣患者的红旗征及临床意义

助记口诀	红旗征	临床意义（可能性）
V	晕厥或意识障碍及局部神经系统症状相关表现	脑血管意外
	耳鸣节律与心跳节律一致（搏动性耳鸣）	颅内外血管性异常：颈动脉瘤、颈动脉狭窄、颈静脉球体瘤
V/I	发热，局部神经系统缺陷如复视、偏瘫、构音障碍	脑膜炎、血管炎、多发性硬化
V/P	急性眩晕，恶心呕吐，严重不平衡感	小脑卒中/肿瘤
V/P	年龄＞65岁	注意心脑血管重症、肿瘤表现
I	反复高热	严重感染、颅内感染等
I/P	新发作的癫痫	颅内肿瘤、颅内感染
P	体重下降，伴有进行性加重的头痛、局部神经系统症状相关表现	颅内肿瘤
P	回吸性血涕、颈部肿块	鼻咽癌

注：助记口诀 V.I.P 分别为英文单词 Vascular diseases，Infection diseases 和 Pernicious tumors 的首字母。

（三）鉴别诊断

询问相关临床表现以排除容易漏诊误诊的疾病，本步流程提醒全科医生注意鉴别诊断，尤其是以耳鸣为主诉，而又容易被忽视的疾病（一般非严重疾病），详见表4-4-3。

表4-4-3 耳鸣患者中容易漏诊误诊的疾病及临床表现

疾病	临床表现
异物	儿童多见，异物入耳史，其耳鸣常为低调，外耳道查体可见异物
噪声性损伤	长期噪声接触史，多为双侧、对称性耳鸣，伴进行性感音神经性耳聋
糖尿病继发神经病变	可伴随糖尿病典型症状（"三多一少"）及其他并发症表现
甲亢或甲减	心血管、消化、运动、神经等多个系统功能亢进或减低表现 甲状腺功能亢进，由于增加心排血量可引起搏动性耳鸣
颈椎病	颈源性耳鸣，颈部疼痛及肢体麻木感，耳鸣音调及程度随头部运动或体位改变发生改变，影像学有相关阳性表现
贫血	头晕、心悸、苍白，血常规提示血红蛋白下降

（四）问一般情况

主要了解患者目前的治疗、精神、饮食、睡眠、大小便等一般情况。

（五）问其他病史

采用助记口诀"过往家人均要旅行社工作"，帮助全科医生规范问诊，详见表4-4-4。

表4-4-4　耳鸣患者其他病史问诊内容及临床意义

助记口诀	内容	临床意义（可能性）
过（过）	过敏史：尤其药物过敏史	—
往（往）	既往史：近期有无上呼吸道感染、外伤；既往类似疾病史、其他疾病史、手术史	·继发于近期病毒性感染的耳鸣（尤其是腮腺炎、风疹、巨细胞病毒）：迷路炎 ·既往心脑血管病史的急性耳鸣伴有眩晕、局部神经系统症状需鉴别是否存在脑血管病 ·既往心血管病：如高血压、动脉粥样硬化、贫血、动脉瘤等 ·既往代谢性疾病：如糖尿病、甲状腺功能亢进或减退 ·既往耳部疾病史：如中耳炎、梅尼埃病等 ·外伤手术史：尤其耳部外伤、颅脑外伤病史 ·儿童需注意询问母亲孕期的病毒感染史
家（家）	家族史：家族疾病情况	·家族性耳聋或耳鸣、恶性肿瘤、甲状腺疾病、高血压、糖尿病、精神性疾病
人（人）	个人生活史：烟、酒、毒品、锻炼等情况；耳部护理情况	·长期饮用咖啡、酗酒、吸烟及长期饮用浓茶等不良的生活方式可导致内耳循环障碍引起耳鸣 ·毒品：服用大麻常使耳鸣加重 ·经常掏耳（尤其用硬物）：外耳道炎、耵聍栓塞 ·长期戴耳机习惯可导致听力损伤
均（经）	月经史	·更年期综合征患者可有耳鸣 ·月经紊乱可见于女性全身性疾病（如肿瘤、甲状腺功能异常等） ·女性需排除妊娠可能，贫血相关性高输出量状态可造成耳鸣
要（药）	药物：最近使用的药物 ·水杨酸类（阿司匹林400mg/d以上） ·非甾体抗炎药（如对乙酰氨基酚、布洛芬等） ·抗生素（如氨基糖苷类、红霉素、万古霉素等） ·利尿剂 ·化疗药物（顺铂、长春新碱、氮芥等） ·奎宁及其合成药物 ·其他：重金属、乙醇、一氧化碳 ·中草药：乌头碱	·药物性耳鸣是指由某些药物或化学制剂引起的入耳感音神经系统的损害，而导致的耳聋 ·多为双侧中高频耳鸣 ·症状多在用药中始发，更多在用药后出现，停药并不一定能制止其进行，但一般为暂时性，少数为永久性
旅（旅）	旅行史：最近是否出去旅游过，当地是否存在特殊流行病	
行（心）	心理：情绪、兴趣等心理状况	·抑郁、焦虑、创伤后应激障碍（PTSD）均可导致耳鸣症状
社（社）	社会经济状况	·老人独居（有自杀风险）
工作	工作和职业	·注意特殊职业病（噪声接触、长期高音量环境）或职业中毒（如长期暴露于有机溶剂） ·注意工作性质是否长期低头伏案 ·拳击运动员需要考虑内耳损伤

（六）探询ICE

包括患者对他/她的症状或健康理解（Idea）、担忧（Concern）和期望（Expectation）。

二、体格检查

耳鸣患者全科体格检查流程详见表4-4-5。

表4-4-5　耳鸣患者体格检查流程、内容及临床意义

要素	内容	阳性体征的临床意义（常见原因）
生命体征	体温*	·发热：感染、肿瘤等
	呼吸	·与呼吸频率一致的耳鸣考虑咽鼓管异常开放
	脉搏*	·注意心律失常可能存在心血管疾病
	血压*	·血压升高，是否存在高血压病
体型	身高、体重、腹围	·计算BMI，判断是否肥胖
一般情况	神志：意识清醒程度* 面容、体位、步态	·紧张、激动：焦虑等心因性疾病 ·萎靡：抑郁 ·甲状腺功能亢进面容：眼球凸出，眼裂增宽 ·体位异常：脑血管问题、小脑问题
皮肤	颜色（是否苍白）*、发绀、皮疹、皮下出血*	·注意贫血
淋巴结	浅表淋巴结是否肿大*	·排除肿瘤、头部或耳感染
头颅五官	十二对颅神经检查（重点检查听神经功能）： 重点检查音叉测听（详见附录）与粗测听力与* 听力检测摩擦法：用拇指和食指抓起外耳道一些头发轻轻揉搓，可听到"刺啦"声，如不能听到，则可能为中度听力缺失（约40db或更多）	·听力障碍：老年性聋、长期或高强度噪声刺激、耳硬化症、感染，如中耳炎、梅尼埃病、肿瘤、耳毒性药物、特发性、压力及心理因素、自身免疫病等 ·面神经受损：小脑桥脑角综合征、听神经瘤、鼻咽癌及其他颅脑肿瘤等 ·视力视野问题：颅内肿瘤
	眼：眼睑、眼征、眼震*	·眼底检查：有无眼底动脉硬化等病变 ·眼睑苍白：贫血 ·眼球震颤：梅尼埃病、听神经瘤、中枢疾病如脑梗死、颅内肿瘤、颅内感染等
	耳*	·视诊：观察耳郭大小、位置是否对称，有无畸形、瘘管、红肿，乳突部有无肿胀、瘢痕 ·触诊：耳周淋巴结有无肿大，耳屏有无疼痛；鼓窦区、乳突尖和乳突导血管等处有无压痛

续表

要素	内容	阳性体征的临床意义（常见原因）
头颅五官	电耳镜检查*	· 耳镜检查外耳道：有无红肿、分泌物、流血、流脓、耵聍阻塞等 · 耳镜检查鼓膜：色泽及正常标志，有无充血、膨隆、内陷、混浊、增厚、瘢痕、钙斑、液面、穿孔等病变现象
	鼓气耳镜检查	· 鼓膜活动性：活动性减低是分泌性中耳炎的重要征象
	鼻：鼻腔、鼻窦压痛	· 鼻窦区压痛：鼻窦炎
	口腔：口唇、口腔	· 注意有无咽部充血、扁桃体肿大、牙龈红肿等感染表现
	颞下颌关节活动	· 排除颞下颌关节病变
颈部	甲状腺触诊*	· 结节、肿大：甲亢、甲减
	颈部血管听诊*、触诊	· 搏动性耳鸣应进行颈部血管听诊，考虑搏动性耳鸣为静脉性的，做同侧颈内静脉指压试验，耳鸣将会减轻或完全消失；考虑与颈内动脉或颈外动脉有关的搏动性耳鸣，在压迫颈总动脉时耳鸣会发生改变或减弱
	脑膜刺激征（颈强直、Kernig征、Brudzinski征）	· 颅内感染、颅内肿瘤
胸部	心脏听诊*：五个瓣膜听诊区（心率、心律、心音、杂音）	· 如有心脏节律、心音、杂音等阳性体征，应做系统心血管检查排除严重心律失常、冠心病等
	肺部听诊*：呼吸音、干湿啰音	· 排除肺部感染
腹部	腹肌紧张度、包块、压痛	· —
脊柱	活动度、畸形、压痛	· 脊椎疾病、颈椎病引起颈源性耳鸣
四肢	肌力*	· 中枢和周围神经系统疾病
	肌张力	· 中枢和周围神经系统疾病
	不自主运动	· 小脑障碍、颅内感染或中毒
共济运动	指鼻试验、跟膝胫试验、轮替试验	· 小脑、脑干问题，前庭、迷路问题，颅内肿瘤
	闭目难立征*	· 站立时睁眼正常，闭目不平衡：前庭问题 · 睁眼闭目都有不平衡：小脑问题
姿势和步态	姿势和步态*	· 听神经瘤、TIA、脑血管意外
浅感觉	腹部、四肢	· 脑血管意外、DM神经病变
浅反射	腹壁反射	· 脑血管意外
深反射	肱二头肌、肱三头肌反射、膝反射*、踝反射	· 脑血管意外、DM神经病变、甲减、甲亢、维生素B_{12}缺乏
病理反射	巴宾斯基征*、戈登征、查多克征、奥本海姆征	· 大脑病变

注：1. *为建议每次查体应做的重点项目，尤其是初诊患者，此为系统性体格检查的体现；2. 针对具体患者，根据初步诊断做有针对性的体格检查，选择性完成病情需要的其他体格检查项目。

三、诊断和评估

（一）现患问题的诊断

贯彻安全诊断策略，对耳鸣的病因诊断时考虑如下 3 个问题，详见表 4-4-6。

表 4-4-6　耳鸣患者诊断的安全诊断策略

要素	思维工具	可能的病因
最可能的诊断 （常见病、 多发病）	模型识别	· 耵聍栓塞 · 中耳炎 · 老年性耳聋 · 梅尼埃病 · 药物性耳鸣 · 原发性主观性耳鸣
需要排除的严 重疾病	V.I.P	· V：脑血管意外、颅内外血管性异常 · I：严重感染、颅内感染 · P：听神经瘤、鼻咽癌及其他颅脑肿瘤等
需要鉴别的可 能病因	基于病因学分类 的穷极推理	· 主观性耳鸣 ◇ 外耳性：外耳道异物*、耵聍栓塞 ◇ 中耳性：中耳炎、中耳胆脂瘤、耳硬化症、慢性中耳乳突炎 ◇ 内耳性：梅尼埃病、突发性耳聋、药物性损伤*、噪声伤* ◇ 神经性：病毒性听神经炎、听神经脱髓鞘病等 ◇ 中枢性：颅脑外伤或手术后、颅内感染 ◇ 全身性疾病：高血压、动脉硬化、贫血、白血病、甲状腺功能减退或亢进*、 　糖尿病神经病变*、心理障碍性疾病*、老年性聋 ◇ 原发性：指伴或不伴感音神经性聋，不能找到明确原因的耳鸣 · 客观性耳鸣 ◇ 血管性异常：高位颈静脉球体瘤、乳突导静脉畸形、颈动脉瘤、颈动脉狭窄、 　动静脉瘘 ◇ 高心排量状态：严重贫血、甲状腺功能亢进、高血压*等 ◇ 肌源性：中耳内鼓膜张肌和/或镫骨肌痉挛 ◇ 咽鼓管源性：咽鼓管异常开放 ◇ 声觉外系统：颈椎功能障碍*、下颌关节病变*

注：*为容易漏诊误诊的病因。

（二）健康问题的综合评估

对患者存在的其他健康问题进行诊断和评估。

四、全科诊疗计划和健康照顾

共同决策，以患者能够理解和接受的语言说明并执行诊疗和健康照顾方案，以助记口诀"世（解释）卫（安慰）建议（建议）厨房（处方）钻（转诊）研（化验或检查）水（随访）鱼（预防）"，利用谐音提醒全科医生规范诊疗行为，提供全人照顾。具体内容如下：

（一）解释和安慰

1. 认同患者的特殊感受；
2. 告知诊断结果；
3. 解释病情急危缓重；
4. 安慰，给予信心、关怀。本步包含对患者ICE的回应。

（二）建议

患者参与讨论，共同决定（共同决策）进一步诊断和治疗方案：

1. 确定原发病的治疗、处理方案；
2. 避免接触过多噪声或使用耳毒性药物，儿童及老年人尤其慎用氨基糖苷类抗生素；
3. 合理饮食，戒烟限酒，适量运动、生活规律、改善生活方式；
4. 合理应对生活不良事件、控制情绪，保持心情愉悦；
5. 积极清除耳内异物、治疗感染；
6. 避免长时间使用耳机（遵照60-60-60原则：耳机音量＜最大音量的60%，声音强度＜60分贝，连续使用时间＜60分钟）。

（三）处方

1. 原发病的基础处理和管理。
2. 病因治疗
（1）耳部疾病：如耵聍栓塞、分泌性中耳炎、梅尼埃病，治疗原发疾病。
（2）全身性疾病：治疗引起耳鸣的全身性疾病包括高血压、糖尿病、甲状腺功能减退或亢进、贫血等。
（3）肿瘤性疾病：听神经瘤、鼻咽癌、颅脑肿瘤应手术治疗。
（4）血管性疾病：颈动脉瘤、颈静脉瘤应手术治疗。
（5）药物性耳鸣：立即停药。
3. 耳鸣药物治疗：适用于急性期、亚急性期，药物治疗主要通过减轻耳鸣引起的其他不适而缩短患者对耳鸣的适应时间，部分患者可达到辅助耳鸣治疗的目的。
（1）改善原发病的药物：改善微循环（氟桂利嗪、倍他司汀）及营养神经药物（如维生素B，尤其是维生素B_{12}；锌制剂；银杏叶制剂）；国内学者认为急性期耳鸣可尝试突聋方案，使用银杏叶制剂及激素治疗。

（2）减轻耳鸣心理影响的药物：抗焦虑抑郁药物。

（3）抑制耳鸣的药物：利多卡因及抗癫痫药等。

（4）高压氧治疗：适用于突发性耳聋患者。

4. 综合治疗：对于病因不明、病因明确但久治不愈、病因治愈后仍遗留长期严重而耳鸣者，目前我国耳鸣专家共识推荐采用耳鸣综合疗法，重点在于治疗与耳鸣相关的不良心理反应及伴随症状，以缩短耳鸣的适应时间。

（1）心理治疗：咨询和心理教育、耳鸣习服治疗、认知行为疗法等；

（2）听觉刺激：声音疗法（环境发生器）、助听器、耳蜗植入、个体化声音刺激等；

（3）经颅磁刺激（不推荐做常规治疗）；

（4）手术治疗。

5. 中医药治疗：中药及中医适宜技术（针灸、耳穴等）治疗。

（四）转诊

当患者出现下述情况应注意及时转诊：

1. 耳鸣病因诊断不明；

2. 对适当的药物或非药物干预仍无明显改善时；

3. 严重或复杂的听觉系统疾病需进一步检查；

4. 严重或复杂的全身系统疾病；

5. 严重精神心理疾病（如有自杀倾向的抑郁）；

6. 长期严重耳鸣需要综合治疗者。

（五）化验和检查

耳鸣患者根据初步临床诊断，选择合适的辅助检查以帮助明确诊断，详见表4-4-7。

表4-4-7　耳鸣患者辅助检查项目参考

耳鸣病因初步诊断	辅助检查项目选择
贫血	血常规
感染	血常规、CRP
全身系统性疾病	血生化：血糖血脂、肝肾功能、电解质等
甲状腺疾病	TSH、FT4、FT$_3$
颈椎病	颈部影像（X线、CT或MR）
精神心理评估	焦虑、抑郁筛查量表
耳鼻喉专科检查	耳鸣量表评估：包括临床常用的耳鸣残疾评估量表（tinnitus handicap inventory，THI）和中国耳鸣评价量表（tinnitus evaluation questionnaire，TEQ），详见附录二、三。

耳鸣病因初步诊断	辅助检查项目选择
耳鼻喉专科检查	听力测定：纯音测听、脑干听觉诱发电位、声导抗耳声发射、听性脑干反应、言语识别力检测等（对于单侧持续性耳鸣≥6个月或合并听力障碍的耳鸣患者应进行及时全面的听力学检查） 耳鸣心理声学检查：耳鸣频率测试、耳鸣响度测试、残余抑制试验、耳鸣遮盖效应、响度不适阈值测试
颅脑影像学检查	可用于明确有无颅脑外伤、颅脑肿瘤或感染、脑卒中等病变；MRA用于脑血管检查，内听道CT用于诊断听神经瘤 不应对耳鸣患者进行常规头颈部影像学的检查，除非存在下列一种或多种情况：单侧耳鸣、搏动性耳鸣、局部神经病学异常或不对称的听力下降

（六）随访和观察

安排随诊时间，告知患者："如果*天内不好转，请及时复诊"或"如果出现听力下降明显、头痛、急性眩晕发作、复视、肢体无力、严重情绪睡眠障碍等症状请及时复诊"（安全网）。

（七）机会性预防

适时提供健康照顾，落实国家基本公卫服务：①对慢性健康问题的连续性照顾：针对患者合并存在的高血压、冠心病、糖尿病、慢性阻塞性肺疾病（COPD）、慢性肾脏疾病、肝硬化、脑血管意外后遗症等慢性非传染性疾病进行连续性管理；②根据患者的具体情况，落实国家基本公共卫生服务，提供诊疗过程中的全人健康照顾服务：如孕产妇保健、老年保健、预防接种、传染病报告、癌症筛查等。

（八）结束

对病情复杂的患者，可引导患者确认如下三个问题中的一个或多个：①患者的主要健康问题是什么？②患者应该怎样做？③为什么要这样做？可使用开放式提问请患者复述，如"您能不能总结一下我们今天讨论的重点？或者您还有什么不清楚的吗？"

五、注意事项

耳鸣诊断需要详细询问病史、全身检查，必要时进一步做听力学检查及心理学评估，才能做出诊断。接近90%的大部分耳鸣都是原因不明的原发性耳鸣，但是诊断原发性耳鸣之前应排除病理性原因引起的继发性耳鸣，需排除多种疾病，疾病机制复杂，且治疗异质性很强。本路径的作用是让全科医生建立起耳鸣的相关诊疗思路，但作为全科医生应考虑人的复杂性，对患者的生理、心理、社会背景进行综合分析，医患共同决策患者的诊疗或健康照顾方案。

六、附录

1. 附录一:

附录 4-4-1　音叉试验结果判断

	Rinne 试验	Weber 试验	Schwabach 试验
正常	阴性	无偏向	正常
传导性	阴性	偏向病侧	延长
感音神经性	阳性	偏向健侧	缩短
混合性	＋－	偏向不定	缩短

2. 附录二:耳鸣残疾评估量表(tinnitus handicap inventory,THI)

该量表的目的是帮助你识别耳鸣可能给你带来的困扰。请选择是,不,或有时。不要跳过任何一个问题。

	是	有时	不
1F 耳鸣会让你难以集中注意力吗?	□	□	□
2F 耳鸣声会影响你听他人的声音吗?	□	□	□
4F 耳鸣声会使你感到困惑吗?	□	□	□
7F 耳鸣声会影响你入睡吗?	□	□	□
9F 耳鸣声是否影响你享受社会活动?	□	□	□
(比如外出就餐,看电影等)			
12F 耳鸣是否影响你享受生活?	□	□	□
13F 耳鸣是否干扰你的工作或家庭责任?	□	□	□
15F 耳鸣有没有影响你阅读?	□	□	□
18F 你是否很难不去想耳鸣而作其他事情?	□	□	□
20F 耳鸣是否让你很疲倦?	□	□	□
24F 当你有压力的时候耳鸣是否会加重?	□	□	□
3E 耳鸣声会使你生气吗?	□	□	□
6E 你是否经常抱怨耳鸣?	□	□	□
10E 耳鸣是否让你有挫折感?	□	□	□
14E 耳鸣有没有使你易发火?	□	□	□
16E 耳鸣有没有让你很沮丧?	□	□	□
17E 你是否认为耳鸣让你和你的家人	□	□	□
及朋友关系紧张?			
21E 耳鸣是否让你感到压抑?	□	□	□
22E 耳鸣是否让你感到焦虑?	□	□	□

问题			
25E 耳鸣是否让你没有安全感？	☐	☐	☐
5C 耳鸣会让你感到绝望吗？	☐	☐	☐
8C 你是否觉得自己无法摆脱耳鸣？	☐	☐	☐
11C 耳鸣是否让你觉得得了很严重的疾病？	☐	☐	☐
19C 你是否认为无法控制耳鸣？	☐	☐	☐
23C 你是否感到再也不能忍受耳鸣了？	☐	☐	☐

功能性评分_____　　严重性评分_____

情感评分_____　　总分_____

注：F．功能性；E．情感；C．严重性。

每项要求回答"是""有时""无"。如选择"是"0，记为4分，"有时"记为2分，"无"记为0分，最高100分。耳鸣残疾分为四级，第一级：0～16分，无残疾；第二级：18～36分，轻度残疾；第三级：38～56分，中度残疾；第四级：58～100分，重度残疾。95%可信区间是20分，即前后两次测试相差20分或大于20分有统计学差异。

3．附录三：

附录4-4-2　中国耳鸣评价量表（tinnitus evaluation questionnaire，TEQ）

评估指标	0分	1分	2分	3分
耳鸣出现的环境	无耳鸣	安静环境	一般环境	任何环境
耳鸣持续时间	无耳鸣	间歇时间>持续时间	持续时间>间歇时间	持续性耳鸣
耳鸣对睡眠的影响	无影响	有时影响	经常影响	总是影响
耳鸣对生活及工作的影响	无影响	有时影响	经常影响	总是影响
耳鸣对情绪的影响	无影响	有时影响	经常影响	总是影响
对耳鸣的总体感受	由患者自己根据对耳鸣程度的实际感受进行评分（0～6分）			

注：根据最近1周的表现，出现的时间≤1/5定义为"有时"，≥2/3定义为"总是"，二者之间定义为"经常"。

计算6项的总分，轻到重分为5级：Ⅰ级1～6分；Ⅱ级7～10分；Ⅲ级11～14分；Ⅳ级15～18分；Ⅴ级19～21分。

（李绮媚　吴　华）

第五章　心血管系统相关症状的全科诊疗路径

第一节　胸　痛

　　胸痛（chest pain）可表现为胸闷、胸前区不适、压榨感或胸痛等不同性质，是全科诊疗中常见的主诉之一。胸痛病因复杂，可分为心脏性的（缺血性和非缺血性）和非心脏性的，常见病因包括循环系统、呼吸系统、消化系统和骨骼肌肉系统疾病以及心因性胸痛。全科医生接诊胸痛患者，要注意排除是否为急性、潜在的致命性疾病引起，因此接诊胸痛患者均应立即进行病情初步评估，并同步监测生命体征，有条件时可测量血氧饱和度，如存在危及生命的临床表现（红旗征）或生命体征不稳，应立即进入急救流程。经初步评估排除危及生命的病因后，普通胸痛患者的标准化全科诊疗路径如下：

一、病史采集

（一）问主诉

　　询问胸痛的临床特征，使用助记口诀"奇特城市不加班"，利用谐音工具帮助全科医生规范问诊，详见表5-1-1。

表5-1-1　胸痛患者主诉问诊内容及临床意义

助记口诀	主要内容	临床意义（可能性）
奇（起）	起病情况： 1. 急性或慢性	·突发性胸痛： ◇胸壁问题：外伤、肌肉骨骼性胸痛、带状疱疹、皮肤及皮下感染、急性胸膜炎 ◇心源性：急性冠脉综合征（ACS）、主动脉夹层（AAD）、急性心包炎、急性心肌炎、感染性心内膜炎、高血压急症 ◇呼吸系统：急性肺栓塞（APE）、气胸、肺炎 ◇消化系统：溃疡急性发作、食管裂孔疝、急性胆囊炎、胆结石急性发作、急性胰腺炎 ·慢性病程： ◇心源性：稳定性心绞痛、心力衰竭、瓣膜疾病（二尖瓣脱垂、主动脉瓣狭窄）、心肌病 ◇非心源性：胸壁疾病（SLE性或感染性胸膜炎）、呼吸系统（慢性肺部感染、哮喘、COPD、矽肺）、系统性风湿病（SLE、肺结节病）、消化系统疾病（GERD、食管炎、消化性溃疡、胆绞痛、慢性胰腺炎）、脊柱功能障碍（低位颈椎和高位胸椎关节面的功能障碍）

续表

助记口诀	主要内容	临床意义（可能性）
奇（起）	起病情况： 1. 急性或慢性	·除非证明是其他原因，所有的急性胸痛都应注意心源性的可能 ·老年突发较重而持久的胸闷和胸痛，均应考虑ACS可能 ·冠心病发病可能是缓慢而隐匿性的，但可在过程中急性加重，应警惕近期内发生急性心肌梗死的可能
	2. 原因和诱因	·劳累、情绪激动、过饱诱发：心肌缺血、心力衰竭、肺动脉高压、二尖瓣狭窄、主动脉瓣狭窄 ·情绪激动、恐惧、焦虑诱发：心因性胸痛 ·平卧、弯腰、拉伸体位时或进食诱发：GERD、食管炎 ·进食后出现胸部不适或胸痛：胃肠道疾病 ·围绝经期妇女（骨质疏松可能）可因用力、咳嗽、轻微碰撞出现肋骨骨折或脊椎压缩性骨折 ·胸壁或呼吸系统的疾病胸痛有时与呼吸、活动相关 ·胃食管反流病常与体位有关，夜间易发
特（特）	性质、特征	·严重的"撕裂"或"剥离"胸痛：主动脉夹层 ·压力感、紧缩感、烧灼感或窒息感：心肌缺血 ·胸闷或沉重，"像有东西箍在胸前的感觉"：食管疾病（痉挛或反流）、肺动脉高压 ·深层级的、严重疼痛：带状疱疹（皮疹前）可呈现一个围绕胸部的窄幅区间 ·尖锐性和刺痛性疼痛：心包炎、胸膜炎、肺栓塞、气胸、肌肉骨骼疼痛、心因性疼痛 ·烧灼样胸痛或消化不良表现：GERD、食管炎 ·脊柱源性胸部牵涉痛通常为隐痛或酸痛 ·注意：心肌缺血（ACS或稳定性心绞痛）性质常为压迫、发闷或紧缩感，有的患者仅为胸部不适，有的表现为乏力、气短，主观感觉个体差异较大
城（程）	严重程度：让患者 0~10分制主观 评分	·急性剧烈锐痛：主动脉夹层、溃疡穿孔、食管破裂、食管痉挛、大面积肺栓塞、胸膜炎 ·胸痛严重程度不是急危重症如ACS的预测因素
市（时）	时间特征： ·时间进程 ·发作频率 ·发作持续时间 ·间隔时间	·持续时间非常短暂（<15秒），多见于非心因性疼痛、肌肉骨骼疼痛、食管裂孔疝、心因性疼痛 ·持续时间短暂（2~20分钟），多见于心绞痛、食管疾病、肌肉骨骼疼痛、心因性疼痛 ·持续时间较长（>20分钟到数小时），多见于心绞痛、心肌梗死、食管疾病、肺部疾病、心包炎、主动脉夹层、肌肉骨骼疾病、带状疱疹、心因性疼痛 ·心因性疼痛可持续数小时或数天
不（部）	部位	·胸骨后部：心肌缺血性痛、主动脉夹层、心包疾病、纵隔病变、食管疾病、肺栓塞 ·肩胛间部：心肌缺血性痛、肌肉骨骼痛、胆囊疾病、胰腺疾病 ·右下胸部：胆绞痛、肝胀疾病、消化性溃疡（穿孔）、膈下脓肿、肺炎、胸膜炎、肺栓塞、肋间神经痛、急性肌炎、创伤（肋骨骨折） ·左下胸部：脾梗死、脾曲综合征、膈下脓肿、肺炎、胸膜炎、肺栓塞、肋间神经痛、急性肌炎、创伤（肋骨骨折） ·心前区与胸骨后或剑突下：心绞痛、心肌梗死、消化性溃疡、食管疾病 ·单侧胸痛：自发性气胸、肺癌、对应侧腹腔脏器牵涉痛 ·患侧腋前线与胸中线附近：自发性气胸、胸膜炎、肺栓塞 ·肩部、腋下部为主，向上肢内侧放射：肺尖部肺癌（肺上沟癌、Pancoast综合征）
	放射痛	·胸部疼痛放射至左手臂、左肩：急性心肌梗死、不稳定性心绞痛、心包炎、颈椎病 ·胸部疼痛放射至右手臂、右肩：急性心肌梗死、不稳定性心绞痛、心包炎、胆绞痛、颈椎病

助记口诀	主要内容	临床意义（可能性）
不（部）	放射痛	·胸部疼痛放射至两侧手臂：急性心肌梗死、不稳定性心绞痛、心包炎、颈椎病 ·放射到背部的严重持续性胸痛：主动脉夹层动脉瘤、心包炎、胰腺炎、消化性溃疡 ·严重的迁移性的胸部和背部疼痛：主动脉夹层 ·胸膜炎、肺栓塞如累及肺底与膈胸膜中心部，则疼痛可放射至同侧肩部
加（加）	1. 加重因素	·劳累、情绪激动、受凉、饱餐、剧烈运动等加重或诱发：ACS、心绞痛 ·咳嗽、用力而加剧：胸膜炎、心包炎 ·吸气时疼痛：胸膜炎、心包炎、气胸、肌肉骨骼因素 ·体位改变或移动出现胸痛：肌肉骨骼疾病、心包炎
	2. 缓解因素	·休息、用硝酸甘油1~2分钟内缓解：稳定性心绞痛 ·用硝酸甘油缓解：稳定性心绞痛、ACS、食管痉挛 ·食管痉挛亦对硝酸甘油有反应，勿与心绞痛混淆 ·抗酸药可缓解：GERD、食管炎、消化性溃疡 ·端坐前倾体位减轻：心包炎、胰腺炎 ·心因性胸痛常因运动而好转或特征性地表现为叹气后好转
班（伴）	伴随症状： ·腹痛、颈痛、背痛	·腹腔器官（胆囊炎、胰腺炎等）、颈椎间盘病或颈椎和胸椎的韧带、肌肉和骨膜等均可能会出现胸部牵涉痛，患者常有原发部位疼痛不适
	·背部疼痛	·脊柱功能障碍、ACS、心绞痛、AAD、心包炎以及消化性溃疡、胆囊炎等消化系统疾病
	·心悸	·心律失常（缓慢性：病态窦房结综合征、高度房室传导阻滞等；快速性：室性心动过速、室颤、室上性心动过速或房颤等）
	·发热	·见于肺炎、气管支气管炎、肺栓塞、支气管肺癌、肺结核、支气管扩张等
	·咳嗽	·肺炎、胸膜炎、恶性肿瘤、哮喘、COPD、矽肺、肺结节病；夜间咳嗽、端坐呼吸注意心力衰竭的可能
	·咯血	·肺栓塞、支气管肺癌、肺结核、支气管扩张、肺炎、气管支气管炎
	·反酸、嗳气、烧心感	·急性心肌梗死、肺栓塞、夹层动脉瘤、心脏压塞、心律失常（缓慢性：病态窦房结综合征、高度房室传导阻滞等；快速性：室性心动过速、室颤、室上性心动过速或房颤等）
	·上腹部不适、腹胀、恶心等	·胃食管反流病、食管炎、消化性溃疡 ·GERD、消化性溃疡、胆囊炎、胰腺炎等消化系统疾病
	·恶心、呕吐	·ACS、AAD、高血压急症、急性或复发性胃肠道疾病（食管、胃、肝胆、胰腺）等
	·吞咽困难	·反流性食管炎、食管癌、纵隔疾病

注：1. 临床上以胸闷胀痛为主诉的胃食管反流病患者不少见，但仔细询问往往发现其病史中会有腹胀、嗳气、反酸、吞咽困难等消化道疾病的蛛丝马迹，或与进食、体位变化相关的症状变化；2. 胸痛伴休克但血压反而不低者应想到主动脉夹层可能；3. 伴随症状越多，且无相应体征，则功能性可能性越大。

（二）排除红旗征——严重疾病

胸痛本身是一种预警症状，问诊中注意排除急危重症。对急性胸痛患者可使用助记口诀"3A1P"以帮助排除心肌梗死和不稳定性心绞痛，即急性冠脉综合征（acute coronary syndrome，ACS）、急性主动脉夹层（acute aortic dissection，AAD）、急性肺栓塞（acute pulmonary embolism，APE）、张力性气胸（pressure pneumothorax，PP）；对慢性或复发性胸痛患者则可使用助记口诀"V.I.P"排除严重心血管疾病（vascular diseases，V）、严重感染性疾病（infection diseases，I）和恶性肿瘤（Pernicious tumors，P）详见表5-1-2。

表5-1-2 胸痛患者的红旗征及临床意义

病程分类	红旗征	临床意义（可能性）
急性胸痛 （3A1P）	自发性胸痛（无明显诱因或原因）	ACS、AAD、APE、PP
	大汗、四肢厥冷、低血压	ACS、AAD、APE
	疼痛放射至左手臂或左肩	ACS
	突然发作的剧烈撕裂样胸痛	AAD
	神志模糊等意识改变	ACS、AAD、APE、PP
	呼吸困难	PP、心肌梗死、APE
	呼吸困难或急促伴有低氧血症	PP、APE
	应力或呕吐后的胸骨后剧痛	食管破裂、穿孔
慢性胸痛 （V.I.P）	心悸、头晕或晕厥	严重心律失常、心脏瓣膜病
	发热	感染性心内膜炎、恶性肿瘤、结核
	体重下降伴或不伴慢性低热	肺癌、纵隔肿瘤、胸部骨骼恶性肿瘤（多发性骨髓瘤、急性白血病）、结核

（三）鉴别诊断

问相关临床表现以排除容易漏诊误诊的疾病，本步流程提醒全科医生注意鉴别诊断，尤其是以胸痛为主诉，而又容易被医生忽视的疾病（一般非严重疾病），详见表5-1-3。

表5-1-3 胸痛患者中容易漏诊误诊的疾病及临床表现

疾病	临床表现
不典型肺部感染	老年人肺炎可无明显咳嗽而以胸闷、胸痛等不适为主诉，注意发热、乏力等感染征象和呼吸系统体征
带状疱疹（出疹前）	可有轻度乏力、低热、食欲下降等全身症状，患处皮肤自觉灼热感或者神经痛，沿神经节段区域触诊有明显的痛觉敏感
肋骨骨折	外伤（碰撞后）、剧烈咳嗽后出现胸痛，尤其是老年妇女
脊柱疾病	脊柱疾病的牵涉痛，可有椎体局部疼痛症状或神经受压体征
胃食管反流病	胸骨后烧灼感（烧心）、反流、嗳气
系统性风湿病（SLE等）	发热、皮疹、关节痛伴或不伴胸膜炎表现（可直接影响胸部肌肉骨骼）

（四）问一般情况

主要了解患者目前的治疗、精神、饮食、睡眠、大小便等一般情况。

（五）问其他病史

采用助记口诀"过往家人均要旅行社工作"，帮助全科医生规范问诊，详见表5-1-4。

表5-1-4　胸痛患者其他病史问诊内容及临床意义

助记口诀	内容	临床意义（可能性）
过（过）	过敏史：尤其药物过敏史	·保障医疗安全
往（往）	既往史： 近期有无呼吸道感染、外伤史 既往类似疾病史 心血管系统疾病、呼吸系统疾病、消化系统疾病 以及脊柱疾病、系统性风湿疾病史等	·外伤可致多种肌肉骨骼损伤 ·哮喘、COPD等肺部慢性疾病患者可并发自发性气胸 ·注意询问冠状动脉疾病的危险因素（冠心病、高血压、高胆固醇血症、糖尿病等）、肺栓塞的危险因素（恶性肿瘤史、妊娠、产后等）
家（家）	家族史：家族疾病情况	·心脑血管疾病、恶性肿瘤、结核家族史
人（人）	个人生活史：烟、酒、毒品、锻炼、饮食习惯等	·吸毒者注意感染性心内膜炎
均（经）	月经婚育史	·围绝经期妇女注意骨质疏松
要（药）	药物：最近有吃过什么药物 ·酒精 ·心血管药硝酸甘油、β受体阻滞剂 ·抗精神病药、各种镇静催眠药	·重点评估药物的使用情况、原发病的控制，明确胸痛与它们之间的关联 ·硝酸甘油使用发生低血压时，可合并心动过缓，加重心绞痛，加重肥厚梗阻型心肌病引起的心绞痛 ·冠心病患者长期使用β受体阻滞剂不宜骤停，否则可出现心绞痛、心肌梗死或室性心动过速
旅（旅）	旅行史：最近是否出去旅游过，当地是否存在特殊流行病	·长途旅行如长时间飞机可能引起下肢静脉血栓形成
行（心）	心理：情绪、兴趣等心理健康状况	·焦虑、抑郁及惊恐发作均可表现为胸闷不适、胸痛 ·胸闷不适、胸痛是躯体形式障碍的常见表现
社（社）	社会经济状况	·经济压力、社会压力可引起心理问题 ·老年人、急症和有后遗症的患者，要注意是否有照顾者，并能否及时发现紧急病情及送医
工作	工作和职业	·注意特殊工种病或职业中毒，如矽肺

（六）探询ICE

包括患者对他/她的症状或健康理解（Idea）、担忧（Concern）和期望（Expectation）。

二、体格检查

胸痛患者全科体格检查流程详见表5-1-5。

表5-1-5　胸痛患者体格检查内容及临床意义

要素	内容	阳性体征的临床意义（常见原因）
生命体征	体温*	·感染如肺部感染、胸膜炎，且有体温升高而患者不自知
	脉搏*	·触诊桡动脉和股动脉的脉搏，注意心血管疾病如心律失常、水冲脉、奇脉
	血压*	·注意体位性低血压：仰卧位、立位、坐位

续表

要素	内容	阳性体征的临床意义（常见原因）
生命体征	血压*	·主动脉夹层：双侧血压可相差20mmHg以上（四肢血压及脉搏对称性与否，对初步除外主动脉夹层有帮助） ·低血压：病因为心肌梗死时，应注意鉴别是右室梗死造成回心血量过低或大面积左室梗死造成心源性休克所致
	呼吸*	·气胸、肺栓塞等可存在呼吸困难 ·过度换气可以出现胸闷、胸痛
体型*	身高、体重、腰围	·计算BMI
一般情况	神志、面容* 姿势、出汗*	·急性面容：面色苍白、出冷汗、表情痛苦：注意胸痛危急重症 ·心包炎、胰腺炎患者多取前倾坐位，胸部肌肉骨骼疾病患者常取特殊固定体位且不愿变动 ·出汗在一定程度上可反映应疼痛程度，胸痛伴有出汗往往提示神经症的可能性小
皮肤	视诊、触诊	·注意皮肤发绀、贫血症、皮疹、胸部皮肤感染灶
头面部	鼻：鼻腔	·鼻翼翕动：呼吸急促
	口腔：口唇、口腔	·口唇苍白、发绀：低氧血症、贫血
颈部*	视诊	·颈静脉充盈：心力衰竭 ·三凹征：呼吸困难
	甲状腺触诊	·结节、肿大、血管杂音：甲亢患者可有胸前区不适、胸痛表现
	颈动脉听诊	·颈动脉杂音：动脉粥样硬化
	触诊浅表淋巴结：颈部、锁骨上窝、腋下	·排除恶性肿瘤及头部、耳部感染
胸部	视诊	·胸廓外形、皮疹：外伤、肋软骨炎、带状疱疹
	触诊*	·局部压痛、胸骨压痛：外伤、肋软骨炎、带状疱疹、下肋骨疼痛综合征、血液系统疾病 ·肌肉骨骼所致胸痛的诊断性特征是固定部位的胸壁压痛 ·注意胸壁压痛并不能除外冠状动脉疾病
	心脏听诊*：五个瓣膜听诊区（心率、心律、心音、杂音） 心脏触诊、叩诊	·如有心脏节律、心音、杂音等阳性体征，应做系统心血管检查排除严重心律失常、冠心病等 ·心音低钝：心肌梗死、主动脉夹层 ·心脏杂音：心脏瓣膜病、感染性心内膜炎、急性心肌梗死 ·主动脉瓣关闭不全杂音（主动脉夹层可使瓣环扩张、瓣叶撕脱） ·心尖部收缩期杂音：二尖瓣脱垂 ·锁骨下动脉杂音（主动脉夹层累及头臂干、左颈总动脉、左锁骨下动脉时） ·新出现的收缩期杂音：乳头肌功能障碍、室间隔缺损
	肺部检查*：呼吸音、干湿啰音、气胸及胸腔积液体征	·排除肺部感染、气胸、胸腔积液、肺栓塞 ·呼吸音减低、叩诊为过清音和触诊语颤增强：气胸 ·胸部摩擦音：心包炎或胸膜炎 ·下肺湿啰音：心力衰竭 ·胸痛伴左侧胸腔积液、肺不张，而又无心衰或肺炎表现者，应考虑主动脉夹层的可能

要素	内容	阳性体征的临床意义（常见原因）
腹部*	触诊：肝颈静脉回流征、腹肌紧张度、压痛反跳痛、脏器触诊（肝、胆）、包块	·局部压痛：消化性溃疡、胆囊疾病、胰腺疾病 ·心力衰竭、肝大、腹腔积液、胆囊病可有相应体征
脊柱*	触诊：低位颈椎和胸椎	·检查是否存在脊柱侧弯、局限性的触痛、病理性骨折、脊柱功能障碍
四肢	下肢外形、皮肤、感觉、运动功能	·下肢水肿、周径不对称、腓肠肌压痛：深静脉血栓形成 ·主动脉夹层（脊髓缺血症状：下肢轻瘫、截瘫；下肢动脉缺血症状：下肢麻木或疼痛，无脉甚至下肢坏死）

注：1.*为建议每次查体应做的重点项目，尤其是初诊患者，此为系统性体格检查的体现；2.针对具体患者，根据初步诊断做有针对性的体格检查，选择性完成病情需要的其他体格检查项目。

三、诊断和评估

（一）现患问题的诊断

贯彻安全诊断策略，对胸痛的病因诊断时考虑如下3个问题，详见表5-1-6。

表5-1-6　胸痛患者病因诊断的安全诊断策略

要素	工具	可能的病因
可能的诊断（常见病、多发病）	模型识别	·骨骼肌肉疾病：肋软骨炎、肋骨骨折 ·胃食管反流病 ·稳定性心绞痛 ·心因性胸痛（抑郁、焦虑、躯体形式障碍）
需要排除的严重疾病	3A1P VIP	·急性胸痛： ◇急性冠脉综合征 ◇急性主动脉夹层 ◇急性肺栓塞 ◇张力性气胸 ◇食管破裂 ·慢性胸痛： ◇稳定性心绞痛、心脏瓣膜病、心肌病 ◇肺结核、纵隔淋巴结核 ◇恶性肿瘤：乳腺癌、支气管肺癌、急性白血病或多发性骨髓瘤等所致胸部骨痛
需要鉴别的可能病因	解剖定位诊断法 排除法	·心源性胸痛：急性心包炎、心肌炎、肥厚型梗阻性心肌病、瓣膜疾病*（二尖瓣、主动脉瓣）、心律失常、肺动脉高压 ·非心源性胸痛： ◇胸壁：带状疱疹*、皮肤感染、皮下蜂窝织炎、肋软骨炎、肋间神经炎、肋骨骨折* ◇呼吸系统：过度换气、肺炎*、自发性气胸，急性气管-支气管炎、胸膜炎*、胸膜肿瘤等 ◇消化系统：GERD*、食管炎、食管烫伤或化学性损伤、食管裂孔疝、胰腺炎、胆囊炎、消化性溃疡等 ◇系统性风湿病：SLE* ◇脊柱功能障碍*：低位颈椎或高位胸椎功能障碍（如腰椎间盘突出、椎管狭窄、骨质疏松致胸椎骨折压迫脊神经等）

注：*为容易漏诊误治的病因。

（二）健康问题的综合评估

对患者存在的其他健康问题进行诊断和评估。

四、全科诊疗计划和健康照顾

共同决策，以患者能够理解和接受的语言说明并执行诊疗和健康照顾方案，以助记口诀"世（解释）卫（安慰）建议（建议）厨房（处方）钻（转诊）研（化验或检查）水（随访）鱼（预防）"，利用谐音提醒全科医生规范诊疗行为，提供全人照顾。具体内容如下：

（一）解释和安慰

1. 认同患者的特殊感受；
2. 告知诊断结果；
3. 解释病情急危缓重；
4. 安慰，给予信心、关怀。本步包含对患者ICE的回应。

（二）建议

患者参与讨论，共同决定进一步诊断和治疗方案。
1. 确定原发病的治疗、处理方案；
2. 危险因素管理：血压、血糖、血脂和体重控制；
3. 鼓励患者参加力所能及的运动，提高体力；
4. 健康生活方式，戒烟限酒、生活规律，注意饮食和运动等。

（三）处方

1. 胸痛急危重症的社区处置以对症支持和初步救治为主，尽快转诊。

（1）对症支持：心电、血压、血氧饱和度监测、必要时吸氧、建立静脉通道、呼叫120转诊。

（2）初步救治：①ACS：所有无禁忌证的STEMI患者均应立即嚼服阿司匹林300mg，如血压正常，可舌下含服或静脉应用硝酸酯类药物缓解缺血性胸痛、控制高血压或减轻肺水肿，急性下壁、右室心肌梗死慎用。紧急药物治疗还可根据心梗治疗策略选择抗血小板药（氯吡格雷或替格瑞洛）、β受体阻滞剂、他汀类调脂药。②AAD：应尽快给予有效镇痛（可适当肌注或静脉应用阿片类药物，如吗啡、哌替啶），控制心率和血压（建议静脉应用β受体阻滞剂美托洛尔、艾司洛尔等），对于降压效果不佳者，可在β受体阻滞剂的基础上联合一种或多种降压药，如乌拉地尔、硝普钠（不应单用，可升高左心室射血速度），控制夹层剪切力，降低主动脉夹层破裂的风险。应首先给予

β受体阻滞剂，以防止硝普钠的舒血管作用所致的潜在反弹性心动过速。降压的目标为控制收缩压100～120mmHg，心率60～80次/分。③APE：排除出血或抗凝禁忌证，立即给予抗凝治疗，尽快转上级医院评估危险分层是否行溶栓治疗。④张力性气胸：予紧急排气减压。

2. 对症治疗。肌肉骨骼问题所致胸痛，在排除全身性疾病（如系统性风湿病、肿瘤等）原因导致后，可使用NSAID药物，对疼痛严重的患者可辅助使用局部封闭、物理治疗或针灸等。其他原因所致胸痛一般无须止痛治疗。

3. 原发病的治疗和处置。针对慢性非急症胸痛的治疗以原发病治疗为主。

（四）转诊

当出现下述指征或情况时应及时转诊：

1. 致命性胸痛，明确或怀疑ACS、AAD、APE或PP，或其他严重威胁生命的疾病（如严重心律不齐、心力衰竭、高血压急症等），在保证生命体征平稳、采取适当急救措施同时通过急救车转诊；

2. 怀疑或明确诊断器质性疾病，包括对药物治疗无反应的心绞痛、不稳定性心绞痛、心绞痛持续时间>20分钟（对舌下硝酸酯类药物无反应）需紧急入院治疗；怀疑食管或其他胃肠道疾病，需内镜或适当的胃肠道检查；其他器质性疾病，如肺炎、气胸、肿瘤、椎体病变等，持续疼痛或功能障碍，需转诊到相应专科或疼痛科者；

3. 非器质性胸痛，治疗效果不好或长期疼痛引起焦虑、抑郁等心理障碍者。

（五）检查和化验

根据初步临床诊断，选择合适的辅助检查以帮助明确诊断，详见表5-1-7。

表5-1-7　胸痛患者辅助检查项目参考

胸痛病因初步诊断	辅助检查项目选择
贫血、血小板异常	血常规
感染	血常规、CRP
ACS、主动脉夹层、肺栓塞、全身系统性疾病	血生化：心肌酶谱、BNP、肌钙蛋白、D-二聚体*、血糖、肝肾功能、电解质、血脂、凝血功能、甲功、血气分析、BNP等
ACS、APE、急性心包炎	心电图 ✧对于所有新发胸痛或胸痛与以往发作不一致的患者，即使有明确的非心脏源性病因，只要未发现明显的疼痛病因（如肺炎或疑似气胸）和/或并非心血管疾病低危患者，建议都应进行心电图检查 ✧静息心电图正常不能除外冠心病心绞痛，高危胸痛患者需行多次心电图检查，急性胸痛需在接诊10分钟内完成首份心电图 ✧部分急性肺栓塞的患者心电图可出现$S_IQ_{III}T_{III}$、肺型P波、右束支传导阻滞等右心负荷过重的表现 ✧急性心包炎患者具有除aVR及V_1导联外，广泛ST导联弓背向下抬高

胸痛病因初步诊断	辅助检查项目选择
ACS、主动脉夹层、肺栓塞	心电图负荷试验、24h动态血压、心脏彩超
呼吸系统源性胸痛	胸片：用于排查呼吸系统源性胸痛，可发现肺炎、纵隔与肺部肿瘤、肺脓肿、气胸、胸椎与肋骨骨折等，心脏与大血管的轮廓变化有时可提示患者主动脉夹层、心包积液等疾病，但缺乏特异性
ACS、APE、AAD、其他疾病	冠脉造影、CTA、经食管超声检查、胃镜检查、脊柱X线检查

注：*D-二聚体对于主动脉夹层的诊断及鉴别诊断至关重要（特别注意阴性不能完全排除该病），一旦高度怀疑首选CTA。

（六）随访和观察

安排随诊时间，告知患者："如果＊天内不好转，请及时复诊"或"如果出现胸闷、心慌或呼吸困难、发热等症状请及时复诊"（安全网）。

（七）机会性预防

适时提供健康照顾，落实国家基本公卫服务。①根据患者的具体情况，落实国家基本公共卫生服务，提供诊疗过程中的全人健康照顾服务：孕产妇保健、老年保健、预防接种、传染病报告、癌症筛查等；②针对患者合并存在的高血压、冠心病、糖尿病、COPD、慢性肾脏疾病、肝硬化、脑血管意外后遗症等慢性非传染性疾病进行连续性管理。

（八）结束

对病情复杂的患者，可引导患者确认如下三个问题中的一个或多个：①患者的主要健康问题是什么？②患者应该怎样做？③为什么要这样做？可使用开放式提问请患者复述，如"您能不能总结一下我们今天讨论的重点？或者您还有什么不清楚的吗？"

五、注意事项

本路径提供的是通常情况下的一般规律，胸痛本身就是一个报警症状，它可能是由严重的病因引起，需要及时关注，疾病和健康问题的表现千变万化，如女性、糖尿病患者或者老年患者发生急性冠脉综合征时可能无典型胸痛表现，但可有呼吸困难、无力、恶心呕吐、心悸或晕厥等非典型症状；又比如心、肺、食管、大血管共用传入神经系统通路，胸部疼痛可能表现为从脐部到耳部之间任何部位的疼痛（包括上肢），来自胸部器官的疼痛刺激所引起的不是感觉可被患者描述为压迫、撕裂样、胀气和打嗝、消化不良、烧灼、疼痛、锐痛，有时为针刺样疼痛，因此单凭病史很难识别哪个器官系统受累，这就要求全科医生在使用路径时不能僵硬地照搬流程，应根据患者的具体情况有所取舍，有所侧重。在胸痛患者的全科处置中，首要是将急危重症患者鉴别出来，予以初步的急救处置后及时转诊，对慢性胸痛患者，大部分患者可在社区进行原发病的治疗和处置。

（吴　华　谭美洁）

第二节　心　悸

心悸（palpitation）是一种自我感觉症状，指患者感觉到心脏强有力、快速或无规则跳动且令人不适。心悸是社区全科诊疗中的常见症状之一，其原因通常是良性的，但也有病理性甚至危及生命的病因，如严重的心律失常。如患者就诊时有心悸发作，应立即扫描心电图以明确可能存在的心律失常类型，同时进行针对心脏的重点体格检查以发现可能的阳性体征。如心电图或体征证实有心律失常，则应评估患者的血流动力学稳定性，当出现血流动力学不稳时，应进入急救流程、及时转诊。如患者就诊时无心悸症状，则可进入常规全科诊疗流程，进行全面的病史采集、规范体格检查等，以探寻病因和明确诊疗方案。心悸患者的标准化全科诊疗路径如下：

一、病史采集

（一）问主诉

询问患者心悸（主诉）的临床特点，使用助记口诀"奇特城市不加班"，利用谐音工具帮助医生规范问诊，详见表5-2-1。

表5-2-1　心悸患者主诉问诊内容及临床意义

助记口诀	问诊主要内容	临床意义（可能性）
奇（起）	起病情况： 1. 急性或慢性	·急性起病：心动过速性心律失常、期前收缩、低血糖 ·慢性病程：结构性心脏疾病、焦虑相关、脉冲型心悸（贫血、足癣）、甲状腺疾病
	2. 原因和诱因	·情绪（惊吓、压力、焦虑、兴奋、愤怒）相关：焦虑、阵发性室上性心动过速 ·饥饿（尤其是糖尿病患者）后：低血糖反应 ·饮料（咖啡/茶/可乐）过多：窦性心动过速 ·运动后出现：提示缺血、瓣膜病或其他结构性心脏病 ·体位变化诱发：直立性低血压、房室结折返性心动过速 ·创伤后：应激性反应

续表

助记口诀	问诊主要内容	临床意义（可能性）
特（特）	性质、特征： ·漏搏、突然下沉感 ·胸腔"扑翼样"跳 ·焦躁、烦躁不安 ·心脏冲击感	·期前收缩 ·快速性心律失常 ·焦虑相关 ·脉冲型心悸（贫血、足癣）
城（程）	严重程度： 是否影响生活、工作	·有濒死感的患者应注意
市（时）	时间特征 时间进程	·渐发渐止：焦虑相关、脉冲型心悸、窦性心动过速 ·突发突止：期前收缩型、心动过速型发作 ·偶发性：期前收缩 ·持续性：多伴结构性心脏病（如主动脉返流）或高输出量系统疾病（发热、贫血） ·幼年始发：室上性心动过速、房室折返性心动过速、房室结折返性心动过速 ·年龄较大始发：阵发性室上性心动过速（PSVT）、房性心动过速或房颤/房扑、结构性心脏病
不（部）	部位： 可让患者指出具体位置， 　确定是否为心悸	·不适放射到左肩部、咽喉、腹部：急性冠脉综合征
加（加）	加重/缓解因素	·排尿可终止发作：交感神经相关 ·体力活动诱发：阵发性房颤 ·进食有关：饮酒、饱餐、饥饿 ·气温：寒冷/炎热
班（伴）	伴随症状： ·发热 ·睡眠障碍 ·睡眠时打鼾 ·大量出汗 ·乏力 ·肢体无力 ·体重减轻 ·焦躁、恍惚、咽喉异物感、叹气样呼吸困难等 ·恶心呕吐 ·便秘/腹泻	·感染 ·焦虑、抑郁 ·睡眠呼吸暂停综合征 ·甲亢、低血糖 ·贫血、电解质紊乱 ·低钾血症 ·肿瘤、甲亢 ·焦虑症（窦性心动过速）、心身疾病 ·急性胃肠炎（电解质紊乱） ·水、电解质紊乱

（二）排除红旗征——严重疾病

心悸的严重病因主要是心血管疾病中的严重心律失常和一些器质性心脏病变，本步流程要求全科医生注意在心悸患者的诊疗中排除严重心血管疾病及低血糖的临床表现，详见表5-2-2。

表5-2-2　心悸患者红旗征问诊内容及临床意义

红旗征	临床意义（可能性）
胸痛、胸闷	·急性冠脉综合征，主动脉瓣狭窄
气促、呼吸困难	·心力衰竭、急性冠脉综合征
眩晕、晕厥先兆	·严重心律失常：室性心动过速、心动过缓、尖端扭转型室性心动过速、病态窦房结综合征、完全房室传导阻滞、预激综合征WPW、主动脉瓣狭窄、合并脑血管疾病等
糖尿病患者冷汗、手抖	·低血糖反应

（三）鉴别诊断

询问相关临床表现以排除容易漏诊误诊的疾病，本步流程提醒全科医生注意鉴别诊断，尤其是以心悸为主诉，而又容易被医生忽视的疾病（一般非严重疾病），详见表5-2-3。

表5-2-3　心悸患者鉴别诊断及临床表现

疾病	临床表现
糖尿病心血管自主神经病变	糖尿病患者出现快速型心动过速、运动不耐受
交感神经型颈椎病	颈椎疼痛，与颈椎活动相关
贫血	贫血貌、柏油样黑便
妊娠、更年期综合征	月经、更年期综合征的非特异性表现
药物不良反应	使用相关药物后出现心悸

（四）问一般情况

询问目前治疗、精神、饮食、睡眠（质、量）、大小便等一般情况。

（五）问其他病史

采用助记口诀"过往家人均要旅行社工作"，利用谐音帮助全科医生规范问诊，不遗漏重要内容，详见表5-2-4。

表5-2-4　心悸患者其他病史问诊内容及临床意义

助记口诀	内容	临床意义（可能性）
过（敏）	过敏史：尤其药物过敏史	
往（往）	既往史：既往类似疾病史、心脏病史、风湿性疾病史、甲状腺病史、颈椎病史、心理疾病、外伤手术史	·心悸基础疾病的线索
家（家）	家族史：心脏病家族史，是否有猝死病例	
人（人）	个人生活史（生活习惯/嗜好可引起心悸） ·饮食习惯（酒精、茶、咖啡、可乐） ·抽烟/喝酒，戒烟/戒酒 ·毒品，成瘾的药物 ·运动 ·食欲变化等	·窦性心动过速 ·戒断综合征（尼古丁） ·吸毒者 ·生理性 ·心身疾病

续表

助记口诀	内容	临床意义（可能性）
均（经）	月经婚育史 ·重点是更年期妇女 ·妊娠	·更年期综合征 ·是否可能怀孕：妊娠反应
要（药）	最近服用的药物	·注意药物可引起心律失常或心悸不适 下述为可引起心律失常的常用药物 ·拟交感神经药：解充血剂、沙丁胺醇、特布他林 ·血管扩张剂：硝酸甘油、肼苯哒嗪 ·抗心律失常药 ·抗抑郁药：三环类药/单胺氧化酶抑制剂 ·洋地黄、利尿药 ·减肥药、甲状腺素 ·有毒性中药：麻黄、附子、细辛等 ·β受体阻滞剂撤药反应
旅（旅）	旅行史	·最近是否出去旅游过，当地是否存在特殊流行病
行（心）	心理健康状况	·惊恐发作、广泛性焦虑障碍和躯体化可有发作性心悸表现
社（社）	社会经济状况： 居住的条件? 和谁一起生活? 和家人同事关系如何?	·急症和有后遗症的患者，要注意谁能照顾他? 谁能发现紧急病情? 谁能送他来医院?
工作	工作和职业	·运动员的运动性猝死

（六）探询 ICE

包括患者对他/她的症状或健康理解（Idea）、担忧（Concern）和期望（Expectation）。

二、体格检查

心悸患者全科体格检查流程详见表5-2-5。

表5-2-5　心悸患者全科体格检查内容及临床意义

要素	内容	阳性体征的临床意义（常见原因）
生命体征	体温*	·发热：感染、恶性肿瘤、系统性风湿病
	脉搏*	·脉率增快或减慢 ·节律不齐：心律失常（窦性、房颤、房扑、心动过速伴房室传导阻滞） ·脉搏增强：高热、甲亢、主动脉瓣关闭不全 ·脉搏减弱：心力衰竭、休克、主动脉瓣狭窄 ·水冲脉：甲亢、贫血、足癣、主动脉瓣关闭不全、先心病（动脉导管未闭、动静脉窦） ·交替脉：冠心病、急性心肌梗死、主动脉瓣关闭不全等导致的心力衰竭 ·奇脉（吸停脉）：心脏压塞、心包缩窄

要素	内容	阳性体征的临床意义（常见原因）
生命 体征	血压*	·仰卧/立/坐位血压不一致：直立性低血压
		·上下肢血压相差＞20mmHg：主动脉夹层
	呼吸	·过度通气3分钟可诱发心悸
一般 情况	神志*	
	体位	·端坐呼吸：心肺功能不全
		·强迫蹲位：发绀型先天性心脏病
		·强迫停立位：心绞痛
	面容*	·急性面容：发热、心血管急症
		·二尖瓣面容：二尖瓣狭窄
		·贫血面容：贫血
		·甲亢面容：甲亢
	表情	·激动、焦虑：室上性/室性心动过速
		·忧郁、淡漠：甲减、抑郁症
皮肤	颜色*	·苍白：贫血
		·发绀：心力衰竭、先天性心脏病、肺部疾病
	皮疹、皮下出血	·过敏反应、感染
	湿度与出汗	·汗多：甲亢、更年期综合征
头颅 五官	头部	·点头征：主动脉瓣关闭不全
	眼*：眼征、眼睑、结膜、眼底	·眼球突出：甲亢
		·眼睑苍白/水肿：贫血
		·Roth斑：感染性心内膜炎
		·Landolfi征：主动脉瓣关闭不全
		·球结膜水肿：老年性甲亢
	鼻：分泌物	·鼻腔分泌物：上呼吸道感染
	口*：口唇、口腔、咽部	·口唇发绀：组织缺氧
		·口唇苍白：贫血、休克
颈部	甲状腺触诊*	·结节、肿大：甲亢
	颈动脉听诊*	·颈动脉杂音：动脉粥样硬化
	触诊浅表淋巴结（颈部）*	·肿大：感染
胸部	心脏视诊*、触诊*、叩诊 心脏听诊*（五个听诊区，心率、 心律、心音、杂音）	·心率＜60次/分：窦性心动过缓、传导阻滞
		·60次/分≤心率＜100次/分：焦虑、贫血、甲亢、瓣膜病变（主动脉瓣关 闭不全、二尖瓣狭窄）
		·100次/分≤心率＜150次/分：甲亢、窦性心动过速
		·心率≥150次/分：房扑、房颤、室上性心动过速、室性心动过速
		·节律不齐：心律失常（房颤、房扑、心动过速伴阻滞）
		·如有心脏节律、心音、杂音等阳性体征，应做系统心血管检查排除严重心 律失常、冠心病严重心律失常、冠心病、瓣膜病等
	肺部听诊*：呼吸音、干湿啰音	·排除肺部感染、COPD、局限性哮鸣音（肺癌）
腹部	视诊：外形、皮疹、静脉	·上腹部搏动：二尖瓣狭窄、三尖瓣关闭不全
		·脐周静脉曲张：门静脉高压
	听诊*：腹主动脉区及肾区血管 杂音、肠鸣音	·腹主动脉区杂音：腹主动脉瘤/腹主动脉狭窄
	触诊*：腹壁紧张度、压痛、反 跳痛、肝脾触诊	·肠鸣音亢进：腹泻（电解质紊乱）、甲亢

续表

要素	内容	阳性体征的临床意义（常见原因）
脊柱	颈椎活动度改变、脊柱有无畸形、骨性压痛、局部病变	·交感型颈椎病 ·强直性脊柱炎改变（心脏病变） ·脊椎后侧凸（肺源性心脏病）
四肢	手部特殊体征	·杵状指：法洛四联症、亚急性细菌性心内膜炎、感染性心肌炎、风湿性心脏病、慢性充血性心力衰竭、心包炎 ·手掌Janeway结节：急性细菌性心内膜炎 ·Osler结节：感染性心内膜炎 ·毛细血管搏动现象：动脉导管未闭、主动脉瓣关闭不全、甲亢及重症贫血 ·皮肤结节性红斑：链球菌感染
	双下肢视诊、触诊：皮疹、水肿 足背动脉搏动*	·水肿（胫骨前缘、脚踝）：心功能不全 ·足背动脉减弱：腹主动脉狭窄、下肢动脉闭塞性硬化、糖尿病
神经系统	腹部、四肢浅反射 肱二肌/肱三头肌/膝/踝反射*	·DM神经病变 ·减弱：甲减、维生素B_{12}缺乏、DM神经病变 ·亢进：甲亢、脑血管意外

注：1. *为每次查体应做项目，尤其是初诊患者；2. 针对具体患者，应根据初步诊断做有针对性的体格检查，选择性完成病情需要的其他详细的体格检查项目。

三、诊断和评估

（一）现患问题的诊断

贯彻安全诊断策略。对患者心悸的病因诊断时考虑如下3个要素问题，详见表5-2-6。

表5-2-6　心悸患者诊断和评估

要素	思维工具	可能的病因
最可能的诊断（常见病、多发病）	模型识别	·发热（感染） ·窦性心动过速 ·心律失常：新出现的或原有的心律失常心率发生变化 ·高血压心脏并发症 ·直立性低血压、体位性心动过速综合征
需要排除的严重疾病	严重心血管疾病	·严重心律失常：室性心动过速、心动过缓、完全房室传导阻滞、病态窦房结综合征、尖端扭转型室性心动过速、预激综合征 ·急性冠脉综合征 ·心力衰竭 ·低血容量
需要鉴别的可能病因*	模型识别、排除法	·各种心脏疾病 ·糖尿病心血管自主神经病变 ·甲状腺疾病 ·惊恐发作、广泛性焦虑障碍和躯体化 ·交感神经型颈椎病 ·贫血 ·妊娠、更年期综合征 ·药物不良反应

注：*思考本问题时应结合患者临床特点进行必要的鉴别诊断，尤其应注意上述容易漏诊误诊的疾病。

（二）其他健康问题的诊断和评估

对患者存在的其他健康问题进行诊断和综合评估。

四、全科诊疗计划和健康照顾

共同决策，以患者能够理解和接受的语言说明并执行诊疗和健康照顾方案，以助记口诀"世（解释）卫（安慰）建议（建议）厨房（处方）钻（转诊）研（化验或检查）水（随访）鱼（预防）"，利用谐音提醒全科医生规范诊疗行为，提供全人照顾。具体内容如下：

（一）解释和安慰

1. 认同患者的特殊感受；
2. 使用恰当语言告知诊断；
3. 解释病情急危缓重；
4. 安慰，给予信心、关怀。本步包含对患者ICE的回应。

（二）建议

患者参与讨论，共同决定进一步诊断和治疗方案。
1. 确定原发病的治疗、处理方案；
2. 少喝茶、咖啡，包括不含咖啡因、酒精的饮料；
3. 低、中等强度体育锻炼；
4. 避免高强度的耐力运动，可能降低房颤风险；
5. 戒烟限酒、生活规律，改善生活方式，防跌倒教育（老人）。

（三）处方

1. 当心悸发作明确为心动过速时，往往需要启动急救流程

（1）快速评估：气道、呼吸、循环、快速查体（心脏）、心脏电活动监护等；评估有无血流动力学不稳定表现：低血压、休克征象、急性心力衰竭、进行性缺血性胸痛、急性意识状态改变等。

（2）即刻处置：①必要时给氧，维持血氧饱和度95%～98%；②建立大静脉通道。

（3）如血流动力学稳定：①宽QRS波群者，酌情使用胺碘酮/利多卡因，120转诊；②窄QRS波群且规律者，尝试刺激迷走神经如颈动脉窦按摩（无禁忌证时）、Valsalva动作、屏气、刺激呕吐等；③如不确定，120转诊。

（4）如血流动力学不稳定，尽快120转诊：①如是室颤/无脉性室性心动过速，立即心肺复苏；②如是规则一致宽QRS波群室性心动过速（单形室性心动过速），有条件

时可电复律，无意识或快速恶化患者，紧急复律；③如是多形QRS波形（多形室性心动过速），按室颤救治，不稳定性患者，当不确定是多形性/单形性时，予除颤；④如是阵发性室上速、房扑、房颤，处置同单形室性心动过速电复律。

2．对病情稳定的患者

（1）短期的计划（针对病因治疗）：①安抚良性的功能异常者（期前收缩）；②控制含肾上腺素的饮食（如咖啡因或酒精）摄入量；③应激性生活事件，予心理诊疗；④焦虑化和抑郁症，进行专科治疗；⑤抗心律失常药物；⑥房颤引起心悸予抗凝药物应用，防治血栓形成。

（2）长期的计划：控制心血管病危险因素（吸烟、高血压、高血糖、高血脂）。

3．关注和协助患者减轻疲劳、压力和情绪问题。

（四）转诊

出现下述情况应注意及时转诊：

1．存在心衰或其他血流动力学障碍的症状；

2．胸痛、头昏或晕厥提示心血管器质性疾病；

3．突发心律失常可能是不明心血管症状的病因，怀疑持续性室上性心动过速；

4．怀疑持续性室性心动过速；

5．怀疑或确定有严重器质性心脏病；

6．怀疑或确定有原发性心电疾病；

7．猝死家族史；

8．合并存在严重系统性疾病或严重心理疾病；

9．心电图显示持续发生预激综合征；

10．需要进行电生理检查，或侵入性检查或住院心电监护；

11．考虑使用抗凝药物；

12．需植入心脏起搏器；

13．起搏器/ICD除颤器故障。

（五）化验或检查

根据初步临床诊断，选择合适的辅助检查以帮助明确诊断，详见表5-2-7。

表5-2-7 心悸患者实验室检查

心悸病因初步诊断	辅助检查项目选择
贫血	CBC
感染	CBC、CRP
糖尿病、低血糖	血糖、尿常规
甲亢、甲减	甲状腺功能

续表

心悸病因初步诊断	辅助检查项目选择
电解质紊乱	血钾、血镁
心律失常、急性冠脉综合征	十二导联心电图（进一步行动态心电图）
妊娠	尿妊娠试验
颈椎病	颈部正侧位X线
怀疑结构性心脏病	超声心动图、胸部X线
超声心动图后怀疑结构性病变须进一步检查	心脏核磁或冠脉造影
运动有关心悸（运动员或怀疑冠心病）	平板试验
心身疾病、焦虑、抑郁	量表测试
怀疑使用违禁品	尿液毒品检测

（六）随访和观察

安排随诊时间，告知患者："如果＊天内不好转，请及时复诊"或告知严重的红旗征，加强警惕"如果出现胸痛、气促、呼吸困难、眩晕、晕厥先兆等症状请及时复诊"（安全网）。

（七）预防

适时提供健康照顾，落实国家基本公卫服务。①对慢性健康问题的连续性照顾：针对患者合并存在的高血压、冠心病、糖尿病、COPD、慢性肾脏疾病、肝硬化、脑血管意外后遗症等慢性非传染性疾病进行连续性管理。②根据患者的具体情况，落实国家基本公共卫生服务，提供诊疗过程中的全人健康照顾服务：孕产妇保健、老年保健、儿童保健、预防接种、传染病报告、癌症筛查等。

（八）结束

对病情复杂的患者，可引导患者确认如下三个问题中的一个或多个：①患者的主要健康问题是什么？②患者应该怎样做？③为什么要这样做？可使用开放式提问请患者复述，如"您能不能总结一下我们今天讨论的重点？或者您还有什么不清楚的吗？"

五、注意事项

1. 心脏疾病是心悸的常见病因，提示心脏病因的特征包括男性患者、诉心跳不规则、有既往心血管疾病史和心悸发作超过5分钟。

2. 心律失常是心悸的常见病因，心律失常多数可归因于结构性心脏病（心肌病、心肌缺血、瓣膜性心脏病等）和心脏传导系统异常（如长QT综合征、传导阻滞、异位搏动），也有一部分心律失常为特发性。

3. 有的患者很难准确描述心悸特征，心悸不一定总是指心跳的紊乱，可能是胸部任何感觉，如心脏重击、变调、心跳暂停、快速跳动等，有时被描述为心跳的不适感或者胸部/毗邻区域的跳动。为明确心悸的特征，可让患者口头模拟或用手敲击桌子来模拟心跳，或者医生敲出心律失常的节奏让患者选择。

（郑燕萍）

第六章　呼吸系统相关症状的全科诊疗路径

第一节　咽　痛

咽痛（sore throat）是社区全科门诊常见的症状之一，"咽痛"为主诉在45岁之前较为常见，尤其在4～8岁及青少年，45岁后则显著下降。婴幼儿咽喉感染很常见，但因为患者表达的问题，极少以"咽痛"为主诉（往往多以呕吐、腹痛、发热等为主诉）。咽痛常见病因为局部的病毒/细菌感染，但是"咽痛"也可以是体内严重的系统性疾病的表现，如HIV感染、糖尿病（念珠菌感染）。因此，对于不常见以"咽痛"为主诉就诊的人群，如大于45岁人群，更需要全面的病史采集和规范体格检查，以减少漏诊、误诊，并排除严重疾病。咽痛患者的标准化全科诊疗路径如下：

一、病史采集

（一）问主诉

询问患者咽痛的临床特点，使用助记口诀"奇特城市不加班"，利用谐音工具帮助医生规范问诊，详见表6-1-1。

表6-1-1　咽痛患者主诉问诊主要内容及临床意义

助记口诀	问诊主要内容	临床意义（可能性）
奇（起）	起病情况 1. 急性或慢性起病	·急性起病：绝大部分因咽部病毒性或细菌感染；部分因急性化学/物理刺激：如毒物、食物、药物、异物、亚急性甲状腺炎（亚甲炎） ·慢性过程：慢性鼻炎、鼻窦炎鼻后滴漏综合征，反流性食管炎，口咽肿瘤，血液系统恶病质，风湿免疫类疾病，性传播疾病，习惯性张嘴呼吸（由腺样体肥大，过敏性鼻炎引起）、精神心理因素
	2. 原因和诱因	·接触类似患者：病毒或细菌感染可能 ·接触刺激源：物理/化学性刺激（烫、酸、碱刺激），过敏性鼻炎、鼻窦炎鼻后滴漏综合征 ·进食：反流性食管 ·不洁性生活情况：性传播疾病（少见）
特（特）	性质、特征	·疼痛、肿胀感：急性感染 ·异物感、刺痛：异物 ·灼热感：急性感染、反流性食管炎 ·压迫感：亚甲炎

续表

助记口诀	问诊主要内容	临床意义（可能性）
城（程）	严重程度： 是否影响呼吸、吞咽	·急性会厌炎可引起呼吸困难、吞咽困难
市（时）	时间特征： 发病季节特点	·鼻病毒和各种副流感病毒感染多在秋春季发病 ·呼吸道合胞病毒和冠状病毒多在冬春季发病 ·肠道病毒多在夏季发病 ·腺病毒可全年发病
不（部）	部位	·牙龈、舌部：阿弗他溃疡、口腔肿瘤 ·咽后部：急性感染、鼻炎、鼻窦炎、反流 ·咽、扁桃体区域：感染、反流 ·颈部：甲状腺疾病
加（加）	1. 加重因素 2. 缓解因素 ·注意询问发作与体位关系 ·与活动/冷热刺激的关系	·吞咽加重：咽部感染、异物 ·进食、特殊食物（巧克力、咖啡、高脂食物等）、平躺加重：反流性食管炎 ·刺激源加重：化学性/物理性刺激，过敏性鼻炎、鼻窦炎鼻后滴漏综合征
班（伴）	是否有其他伴随症状 ·发热 ·结膜充血、分泌物 ·鼻塞流涕、头痛、肌肉疼痛、乏力 ·咳嗽 ·声音嘶哑 ·流涎 ·呼吸困难 ·恶心/呕吐 ·腹痛 ·皮疹 ·其他全身系统累及症状	 ·体温≥38℃，警惕A组β溶血性链球菌（GAS）感染可能；咽脓肿，扁桃体周围脓肿常高热 ·腺病毒感染，过敏性鼻结膜炎见于病毒感染 ·病毒感染（注意流感） ·病毒感染常合并咳嗽，GAS感染通常无咳嗽 ·因感冒、声带过度刺激 ·警惕会厌炎，尤其是儿童；警惕扁桃体周围脓肿 ·异物、会厌炎 ·常见于肠道病毒感染，注意血液系统疾病、风湿免疫性疾病也可见 ·肠道病毒感染时消化道痉挛引起疼痛，EB病毒感染时导致脾、肝大，可有局部胀痛，血液系统疾病，风湿免疫性疾病也可累及肝脾及肠道 ·尤其注意询问儿童。注意皮疹的特点：一般病毒感染后可出现玫瑰疹、疱疹；EB病毒感染后使用青霉素类抗生素可出现特异皮疹；GAS感染，可有猩红热特异皮疹；性传播疾病可有特异表现；风湿免疫性疾病可有特异皮疹 ·BE病毒感染，可有眼睑水肿，肝脾大时可有腹胀，食欲减退；警惕肿瘤转移，血液系统性疾病、风湿免疫性疾病的全身其他表现

（二）排除红旗征——严重疾病

使用助记口诀"V.I.P"代表血管性疾病、感染性疾病、恶性肿瘤三类严重疾病，本步流程要求全科医生注意在特定咽痛患者的诊疗中排除这三类严重疾病的临床表现，详见表6-1-2。

表6-1-2　咽痛患者红旗征及临床意义

助记口诀	红旗征	临床意义（可能性）
V	左侧上颌不适，心前区不适，左侧上肢不适 心悸、血压低	心绞痛、心肌梗死 病毒性心肌炎

续表

助记口诀	红旗征	临床意义（可能性）
I/P	发热时间长	特殊感染，风湿免疫性疾病，肿瘤；如发热时间大于7天，脾大，考虑EB病毒引起嗜血细胞综合征；儿童，尤其5岁以下发热大于5天以上需要警惕川崎病
I	吞咽困难，呼吸困难，流涎	急性会厌炎
	单侧咽痛，吞咽困难，发声如含物体，严重口臭，流涎	咽脓肿，扁桃体脓肿
	非特异表现	白喉，HIV，樊尚咽峡炎（扁桃体、咽部、口腔黏膜溃疡）
P	新生物	肿瘤
	贫血症状、出血，感染时间长，全身多系统表现	血液系统恶病质（粒细胞减少症，白血病）

注：V.I.P分别为英文单词Vascular diseases，Infection diseases和Pernicious tumors首字母。

（三）鉴别诊断

询问相关临床表现以排除容易漏诊误诊的疾病，本步流程提醒全科医生注意鉴别诊断，尤其是以咽痛为主诉，而又容易被医生忽视的疾病（一般非严重疾病），详见表6-1-3。

表6-1-3　咽痛患者容易漏诊误诊的疾病及临床表现

疾病	临床表现
糖尿病	可间接表现为咽部念珠菌病
甲状腺炎症	颈部肿痛，患者可能描述成咽痛
脊柱骨骼疾病	部分颈椎问题（如寰枢关节半脱位）前期可有咽痛表现或相关疾病（如风湿免疫性疾病、血液系统疾病）慢性病程累及脊柱、四肢，会有骨骼功能受损表现
药物	部分药物可引起咽部不适，如NSAID类药物；部分药物可引起粒细胞减少，从而引起相关症状

（四）问一般情况

主要了解患者目前的治疗、精神、饮食、睡眠、大小便等一般情况。

（五）问其他病史

采用助记口诀"过往家人均要旅行社工作"，帮助全科医生规范问诊，详见表6-1-4。

表6-1-4　咽痛患者其他病史问诊内容及临床意义

助记口诀	内容	临床意义（可能性）
过（过）	过敏：是否有过敏史，尤其药物过敏史	·排除刺激源引起的咽痛，避免使用过敏药物
往（往）	既往史：近期有无上呼吸道感染、外伤既往类似疾病史、其他疾病史、手术史	·心血管疾病史注意急性冠脉综合征可能 ·排除慢性病程引起的咽痛 ·鼻咽部手术可致局部不适 ·儿童注意询问疫苗接种情况，如流感嗜血杆菌（HIB）常引起会厌炎

续表

助记口诀	内容	临床意义（可能性）
家（家）	家族史：家族疾病情况	·排除部分家族遗传疾病
人（人）	个人生活史：烟、酒、毒品、锻炼等	·用于评估免疫状态
均（经）	月经婚育史：注意更年期女性	·月经周期改变提示内分泌系统疾病、抑郁/焦虑状态可能
要（药）	药物：最近有吃过什么药物 ·NSAID ·抗精神病心理药、各种镇静催眠药 ·部分抗肿瘤药物	·部分药物，如NSAID可引起咽部不适 ·目前服用药物可间断提示患者存在疾病（部分患者不承认自己有抑郁/焦虑状态） ·部分药物可引起血液细胞改变，导致血液系统恶病质
旅（旅）	旅行史：最近是否出去旅游过，当地是否存在特殊流行病	·尤其是未完成免疫程序的儿童前往欠发达国家，需警惕严重的感染，如白喉、会厌炎等
行（心）	心理健康状况	·抑郁患者可有慢性咽痛，多伴睡眠、情绪、兴趣改变等各种非特异性主诉
社（社）	社会经济状况	·未成年人、老年人、急症和有后遗症的患者，要注意是否有照顾者，能否及时发现紧急病情及送医
工作	工作和职业	·注意特殊职业导致的用嗓过度或咽部特殊刺激

（六）探询ICE

包括患者以及家属对他/她的症状或健康理解（Idea）、担忧（Concern）和期望（Expectation）。

二、体格检查

咽痛患者全科体格检查流程，详见表6-1-5。

表6-1-5 咽痛患者体格检查流程及临床意义

要素	内容	阳性体征的临床意义（常见病因）
生命体征	体温*	·病毒、细菌感染可导致发热，注意GAS常≥38℃，咽脓肿、扁桃体周围脓肿常高热
	脉搏*	·注意是否整齐，需要警惕的是，急性心梗、咽痛合并病毒性心肌炎可有心律不齐
	血压*	·重症感染、脓毒血症、心梗、心肌炎、血液系统疾病等可导致血压偏低
	呼吸*	·会厌炎、扁桃体周围脓肿、咽脓肿可导致呼吸急促
体型	身高、体重、腹围	·用于综合评估患儿生长发育情况、成人的营养状况
一般情况	神志	·神志改变少见，部分严重疾病（急性心梗、重症感染等）可在看诊中突发神志不清
	体位*	·三脚架体位（咽部查体诱发窒息，应避免）：身体前倾，颈部过伸，张口并且下颌前突，提示会厌炎或咽后脓肿（儿童常见）
	面容	·敬礼征，鼻尖皱褶，眼下淤血，双眼清亮分泌物增多提示过敏性鼻炎 ·面容常用于评估病程急慢性及病情轻重情况

要素	内容	阳性体征的临床意义（常见病因）
皮肤	颜色（如苍白）、皮疹*、皮下出血	·注意儿童特定感染导致皮疹；部分风湿免疫性疾病、血液系统疾病导致特异性皮疹
五官	眼：眼睑、结膜	·EB病毒感染可引起眼眶周围及眼睑水肿 ·腺病毒可引起结膜充血、分泌物 ·过敏性鼻炎可有轻微结膜充血
	耳：分泌物、鼓膜	·GAS可引起咽痛及中耳炎；中耳炎患儿因咽骨管解剖因素可引起咽痛
	鼻：鼻腔、鼻窦压痛	·注意过敏性鼻炎（下鼻甲肿大/苍白/清亮分泌物）、鼻窦炎（下鼻甲充血，黄色分泌物等）等临床体征支持鼻后漏引起咽痛
	口腔：口唇、口腔、牙齿	·注意新生物、溃疡等，警惕肿瘤、免疫抑制状态可能 ·牙齿查体主要针对学龄儿童，用于评估龋齿
咽部*	普通病毒感染	·典型表现：口咽部轻微充血，淋巴滤泡
	EB病毒感染	·扁桃体红肿、黄白色膜状渗出，悬雍垂肿胀，软腭可有瘀点
	白喉	·咽部、扁桃体红肿，覆灰绿色厚膜状渗出，强行剥除可出血
	咽扁桃体炎（链球菌常见；单纯疱疹病毒，EB病毒也可）	·咽部，扁桃体明显充血、肿胀、脓性物渗出
	扁桃体周围脓肿	·扁桃体极度肿胀、充血，或波动感，悬雍垂偏离中线
颈部	甲状腺触诊*	·亚甲炎局部肿大、皮温高，触痛
淋巴结触诊	单纯颈部淋巴结* 全身淋巴结肿大*	·提示口咽、鼻腔、耳部的感染 ·EB病毒感染，慢性疾病（风湿免疫性疾病、血液系统疾病、肿瘤）
胸部*	肺部听诊：呼吸音、干湿啰音	·吸气性喉鸣提示会厌炎、咽脓肿、扁桃体周围脓肿 ·引起咽痛的病毒细菌等可同时导致肺部感染，肺部阳性体征还应注意引起全身多系统累及的内科疾病可能（风湿性疾病、血液系统疾病、肿瘤等）
	心脏：五个瓣膜区听诊（心率、节律、心音、额外心音及病理性杂音）	·心梗患者可以咽痛为首发症状，应注意心脏体检 ·链球菌感染累及心脏瓣膜时可闻及杂音 ·引起全身多系统累及的内科疾病（风湿性疾病、血液系统疾病、肿瘤等）可在心脏有多种表现，如心包炎、心肌炎、瓣膜疾病等
腹部*	剑突下压痛	·肠道病毒感染伴呕吐时可有
	脐周压痛	·肠道病毒感染伴腹泻时可有
	肝脾大	·EB病毒感染、血液系统疾病、风湿免疫性疾病可有
脊柱、四肢	脊柱、四肢疼痛	·多见于慢性病程累及脊柱、四肢，尤其是肿瘤、血液系统疾病可能；部分颈椎问题（如寰枢关节半脱位）前期可有咽痛表现

注：1.*为建议每次体检应做项目，尤其是初诊患者；2.针对具体患者，根据初步诊断做有针对性的体格检查，选择性完成病情需要的其他详细的体格检查项目。

三、诊断和评估

（一）现患问题的诊断

贯彻安全诊断策略，对咽痛的病因诊断时考虑如下3个要素问题，详见表6-1-6。

表 6-1-6　咽痛患者病因诊断安全诊断策略

要素	思维工具	可能的病因
最可能的诊断（常见病、多发病）	模型识别	· 慢性咽炎 · 病毒性咽炎 · A组β溶血性链球菌性扁桃体炎 · 慢性鼻窦炎引起的鼻后滴漏 · 口腔念珠菌病 · EB病毒感染
需要排除的严重疾病	V.I.P	· V：心绞痛，心肌梗死、心肌炎 · I：急性会厌炎，扁桃体周围脓肿，咽脓肿，白喉，艾滋病，樊尚咽峡炎，川崎病 · P：口腔肿瘤、血液系统疾病（粒细胞减少、急性白血病）、噬血细胞综合征
需要鉴别的可能病因*	基于症状特点的穷极推理	· 创伤或异物：鱼刺 · 感染性： ◇EB病毒感染 ◇念珠菌病：常见于婴儿或激素吸入者 ◇性传播疾病：淋病、生殖器疱疹、梅毒 · 异常刺激： ◇刺激源：吸烟（主动或被动）、物理/化学刺激物 ◇反流性食管炎 ◇慢性张嘴呼吸习惯 ◇扁桃体结石 · 特殊疾病 ◇阿弗他溃疡 ◇甲状腺炎 ◇舌咽神经痛 · 少见：硬皮病，白塞病，结节病，恶性肉芽肿，结核

注：*思考本问题时应结合患者临床特点进行必要的鉴别诊断，尤其应注意上述容易漏诊误诊的疾病。

（二）健康问题的综合评估

对患者存在的其他健康问题进行诊断和评估。

四、全科诊疗计划和健康照顾

共同决策，以患者及家属能够理解和接受的语言说明并执行诊疗和健康照顾方案，以助记口诀"世（解释）卫（安慰）建议（建议）厨房（处方）钻（转诊）研（化验或检查）水（随访）鱼（预防）"，利用谐音提醒全科医生规范诊疗行为，提供全人照顾。具体内容如下：

（一）解释和安慰

1. 认同患者及家属的特殊感受；

2. 告知诊断结果；

3. 解释病情急危缓重；

4. 安慰，给予信心、关怀。本步包含对患者及家属ICE的回应。

（二）建议

患者及家属参与讨论，共同决定进一步诊断和治疗方案。

1. 确定原发病的治疗、处理方案；

2. 危险因素管理：避免诱因或加重因素；

3. 戒烟限酒、生活规律，改善生活方式，鼓励患者参加力所能及的运动，调节饮食，提高体力。

（三）处方

1. 原发病的治疗和处理：多为对症支持治疗；包括休息、饮水、清淡饮食等一般治疗，解热镇痛等对症治疗，含漱、含片（含苯丙卡因或氯比洛芬）等局部治疗。

2. 抗生素：当考虑咽痛病因可能为GAS感染时，可使用临床评分工具Centor标准：①体温≥38℃；②扁桃体渗出物；③颈前部淋巴结肿大并压痛；④没有咳嗽。当患者有3条或以上表现时可行抗原检测和细菌培养，也可凭经验使用抗生素；如根据病原选择抗生素，GAS感染可能多选针对革兰阳性菌的抗生素，一般为青霉素或一、二代头孢菌素，过敏者可选用大环内酯类或林可霉素类。

3. 抗病毒治疗：大多数抗病毒为非特异性治疗，无明确循证医学证据。

4. 中医中药：辨证使用中药及中医适宜技术。

（四）转诊

当患者出现下述情况应注意及时转诊：

1. 急性感染中毒症状，生命体征不平稳；

2. 怀疑急性会厌炎可能；

3. 咽脓肿，扁桃体周围脓肿需要引流；

4. EB病毒感染引起的肝脾大时，需进一步转诊排除噬血细胞综合征；

5. 不能排除心血管疾病等急危重症的；

6. 怀疑慢性病程的各种疾病（肿瘤、风湿免疫性疾病、血液系统疾病），需专科进一步确诊；

7. 社区无法完善的检查，如需要快速抗原检测GAS或血培养；

8. 经治疗后效果差；

9. 患者出于明确诊断，拒绝经验性治疗时。

（五）化验和检查

根据初步临床诊断，选择合适的辅助检查以帮助明确诊断，详见表6-1-7。

表6-1-7　咽痛患者辅助检查项参考项目

初步诊断	辅助检查项目选择
感染	CBC、快速抗原检测、血培养、特殊抗原抗体检查、局部渗出液培养（怀疑性传播疾病时）
血液系统疾病	CBC/血涂片
全身系统性疾病	血生化：血糖、肝肾功能、血脂、电解质等
心脏疾病	心电图（必要时动态心电图），心肌酶（怀疑心绞痛、心梗时），心超（怀疑链球菌引起瓣膜疾病时）
脊柱疾病	正侧位，张口位（怀疑寰枢关节半脱位时）
其他专科检查	耳镜、鼻内镜、喉镜等

（六）随访和观察

安排随诊时间，告知患者："如果＊天内不好转，请及时复诊"或"如果出现胸闷、呼吸困难、皮疹等症状请及时复诊"（安全网）。

（七）机会性预防

适时提供健康照顾，落实国家基本公共卫生服务。①对慢性健康问题的连续性照顾：针对患儿合并龋齿、脊柱侧弯、屈光不正等及成人合并高血压、冠心病、糖尿病、COPD、慢性肾脏疾病、肝硬化、脑血管意外后遗症等慢性非传染性疾病进行连续性管理；②根据患者的具体情况，落实国家基本公共卫生服务，提供诊疗过程中的全人健康照顾服务：孕产妇保健、老年保健、预防接种、传染病报告、癌症筛查等。

（八）结束

对病情复杂的患者，可引导患者确认如下三个问题中的一个或多个：①患者的主要健康问题是什么？②患者应该怎样做？③为什么要这样做？可使用开放式提问请患者复述，如"您能不能总结一下我们今天讨论的重点？或者您还有什么不清楚的吗？"

五、注意事项

1. 引起咽痛的原因具体见表6-1-8，最常见的原因为病毒性咽炎（60%～65%），其次为化脓性链球菌感染（20%）。

2. 注意EB病毒可以引起类似化脓性扁桃体炎的表现，若用青霉素类抗生素进行治疗，可引起全身皮疹（而非抗生素过敏）；儿童EB病毒感染需要警惕嗜血细胞综合征。

3．"咽喉痛"的治疗原则，除非有A组β溶血性链球菌（GAS）感染证据，否则不应该用抗生素治疗。

表6-1-8　引起咽痛的原因

疾病种类	病因
细菌感染	·β溶血性链球菌感染
	·白喉杆菌感染
	·淋球菌性咽炎
	·流感嗜血杆菌感染
	·卡他莫拉菌感染
	·扁桃体脓肿
	·金黄色葡萄球菌感染（少见）
	·梅毒螺旋体感染（少见）
	·急性溃疡性齿龈炎、樊尚咽峡炎（扁桃体、咽部和口腔黏膜溃疡）
病毒感染	·严重-中度咽喉痛：
	◇EB病毒感染
	◇疱疹性咽峡炎
	◇单纯疱疹性咽炎
	·中度-轻度咽喉痛：
	◇腺病毒感染
	◇巨细胞病毒感染
	◇冠状病毒感染
	◇肠道病毒感染
	◇流感病毒感染
	◇小RNA病毒感染
	◇鼻病毒感染
	◇HIV感染
	◇水痘
其他感染	·念珠菌，婴儿常见
	·肺炎支原体
	·肺炎衣原体
血液恶病质	·粒细胞减少症
	·白血病
刺激	·吸烟
	·抗菌液（口腔用）
	·声带过度刺激

（方良如）

<h1 align="center">第二节　咳　　嗽</h1>

咳嗽（cough）是社区门诊和呼吸专科门诊患者的常见症状，咳嗽病因复杂且涉及面广，有时诊断不易明确，虽然绝大多数的咳嗽是轻微和有自限性，但很多慢性患者

常反复进行各种检查或者长期使用抗菌药物和镇咳药物，收效甚微并产生诸多不良反应，对患者的工作、学习和生活质量造成严重影响。咳嗽患者的标准化全科诊疗路径如下：

一、病史采集

（一）问主诉

询问患者咳嗽的临床特征，使用助记口诀"奇特城市不加班"，利用谐音工具帮助全科医生规范问诊，详见表6-2-1。

表6-2-1　咳嗽患者主诉问诊内容及临床意义

助记口诀	问诊主要内容	临床意义（可能性）
奇（起）	起病情况 1. 急性或慢性起病	·急性起病：普通感冒、急性鼻窦炎、过敏性鼻炎、急性气管-支气管炎、肺炎、流行性感冒、肺栓塞、充血性心力衰竭、气胸、吸入刺激物、急性心肌梗死、肺挫伤、引起咳嗽的慢性疾病急性发作（哮喘、慢性支气管炎、支气管扩张、肺间质性疾病、慢性阻塞性肺疾病等） ·亚急性：鼻窦炎、上呼吸道感染后咳嗽（PIC）、咳嗽变异性哮喘（CVA）、嗜酸性粒细胞支气管炎（EB）、上气道咳嗽综合征（UACS）等 ·慢性：支气管哮喘、CVA、咽喉反流、上气道咳嗽综合征（UACS）、EB、胃食管反流性疾病（GERD）、变应性咳嗽（AC）、慢性支气管炎、慢性阻塞性肺疾病（COPD）、支气管扩张、气管-支气管结核、血管紧张素转换酶抑制剂（ACEI）等药物性咳嗽、支气管肺癌、间质性肺疾病、特发性肺纤维化、胸膜炎、各种肺尘埃沉着症、囊性纤维化、喉癌、百日咳、肺脓肿、胸腺瘤/癌、慢性心衰、吸烟者咳嗽、心理性咳嗽等
	2. 原因和诱因	·感染：普通感冒、急性咽喉炎、急性细菌性鼻-鼻窦炎、急性气管-支气管炎、肺炎、流行性感冒、PIC、UACS、支气管扩张、气管-支气管结核、胸膜炎、百日咳、肺脓肿等 ·创伤：肺挫伤、气胸等 ·肿瘤：喉癌、支气管肺癌、胸腺瘤/癌 ·吸入异物，吸入刺激物（烟草、烟雾、粉尘、灰尘）、服用药物后、精神刺激
特（特）	性质、特征 1. 咳嗽性质 ·干性/刺激性咳嗽	·干性/刺激性咳嗽：急性咽喉炎、急性支气管炎初期、肺炎（病毒、支原体感染）、支气管异物、支气管肿瘤、胸膜炎、间质性肺疾病（纤维性肺泡炎、外源性过敏性肺泡炎、尘肺病、结节病）、肺结核早期、左心衰竭、结核性心包炎、GERD、食管裂孔疝、鼻后滴漏综合征、外耳道刺激、药物引起的咳嗽（ACEI）
	·湿性咳嗽	·湿性咳嗽：慢性支气管炎、支气管扩张、肺炎后期、支气管哮喘、吸入异物（后期反应）、肺脓肿、空洞性肺结核、肺囊肿合并感染、支气管胸膜瘘、肺水肿等
	·犬吠样	·喉炎、声带水肿、喉部异物
	·咳嗽声音嘶哑	·喉炎、喉结核、喉癌、喉返神经麻痹
	·咳嗽声音低微或无力	·极度衰弱、严重肺气肿、声带麻痹等
	·金属音咳嗽	·纵隔肿瘤、主动脉瘤、支气管癌
	·鸡鸣样咳嗽	·（剧咳伴高调吸气回声）：百日咳、会厌、喉炎、喉癌等

助记口诀	问诊主要内容	临床意义（可能性）
特（特）	2. 年龄特征	·婴幼儿：乳汁误吸或反流、哮喘 ·学龄前或学龄期：百日咳、支气管炎、喉炎、异物吸入、结核、支原体肺炎、支气管扩张、哮喘、囊性纤维化等 ·青少年：哮喘、吸烟、心因性 ·年轻女性：结缔组织疾病引起的肺部病变 ·老年人：鼻后滴漏综合征、慢性支气管炎、支气管肺癌、支气管扩张、左心衰竭、胃食管反流、吞咽功能障碍导致反复误吸引起咳嗽等
城（程）	严重程度：是否影响生活、工作	·对咳嗽的剧烈程度进行评定，如咳嗽不能入睡、无法工作、开口说话即咳嗽提示程度较重，急需减轻症状，多为患者的第一诉求
市（时）	时间特征	·单声咳嗽：扁桃体肥大、慢性鼻炎、慢性咽喉炎、急性支气管炎、早期肺结核、吸烟、习惯性咳嗽等 ·连续性咳嗽：急性支气管炎、肺炎 ·突发性咳嗽：吸入刺激性气体所致急性咽喉炎与气管-支气管炎、气管与支气管异物、百日咳、支气管内膜结核、气管或支气管分叉部受压迫刺激（如淋巴结结核、肿瘤或主动脉瘤）、咳嗽变异性哮喘等 ·长期慢性咳嗽：慢性支气管炎、支气管扩张、肺脓肿、肺结核等 ·餐后咳嗽、平卧、弯腰、夜间阵发性咳嗽：GERD ·晨咳：慢性支气管炎、支气管扩张、肺脓肿等 ·夜间咳嗽：鼻后滴漏综合征、GERD、左心衰竭、咳嗽变异性哮喘、慢性支气管炎、慢性阻塞性肺疾病、肺结核
不（部）	部位	·上呼吸道：鼻、鼻窦、咽、咽鼓管、会厌及喉 ·下呼吸道：气管、支气管、毛细支气管、呼吸性细支气管、肺泡管及肺泡 ·非气道因素：胃-食管、中枢神经、呼吸道周围的迷走神经
加（加）	1. 加重因素 2. 缓解因素	·促使咳嗽加重的因素： ◇吸入刺激物：咳嗽变异性哮喘 ◇变化体位（弯腰、Valsalva动作和运动）：咽喉反流、支气管扩张、肺脓肿 ◇进食后：食管裂孔疝、食管憩室、气管食管瘘 ◇服药：β受体阻滞剂、ACEI ·促使咳嗽缓解的因素：如自然病程、服用药物等
班（伴）	是否有其他伴随症状 ·发热 ·反复流涕、感到鼻涕滴入咽后壁、频繁清嗓 ·咳痰（痰的性质和量）	·急性呼吸道感染、胸膜炎、肺结核等 ·上气道咳嗽综合征（鼻后滴漏综合征） ·黏液性痰：急性支气管炎、支气管哮喘、大叶性肺炎初期、慢性支气管炎、肺结核等 ·脓性分层痰：支气管扩张、肺脓肿、支气管胸膜瘘 ·脓痰伴恶臭：厌氧菌感染 ·黄绿色或绿色痰：铜绿假单胞菌感染 ·拉丝状白黏痰：念珠菌感染 ·大量稀薄浆液性痰伴粉皮样物：棘球蚴病 ·粉红色泡沫痰：急性肺水肿 ·砖红色脓性痰：肺炎克雷伯菌感染 ·铁锈色痰：大叶性肺炎（肺炎链球菌） ·红色胶样：气管癌 ·黏稠栓状：过敏性支气管肺曲霉菌病、支气管癌

助记口诀	问诊主要内容	临床意义（可能性）
班（伴）		·弹性树枝状痰：纤维素性支气管炎
		·大量浆液泡沫样痰（数百上千毫升）：弥漫性肺泡癌
		·大量白色黏液泡沫样痰：肺黏液型腺癌
	·喘鸣	·支气管哮喘、心源性哮喘、慢性阻塞性肺疾病、弥漫性细支气管炎、气管与支气管异物、气管与支气管肺癌等
	·上腹部烧心感、反酸、饭后咳嗽	·GERD
	·慢性干咳伴声音嘶哑、轻度吞咽困难	·咽喉反流

（二）排除红旗征——严重疾病

使用助记口诀"V.I.P"代表血管性疾病、感染性疾病、恶性肿瘤三类严重疾病，本步流程要求对咳嗽患者应注意问诊相关临床表现以排除严重疾病，详见表6-2-2。

表6-2-2　咳嗽患者的红旗征及临床意义

助记口诀	红旗征	临床意义（可能性）
V/I/P	咯血	急性左心衰竭、凝血功能紊乱、肺结核、支气管扩张、大叶性肺炎（铁锈色痰）、肺脓肿、肺栓塞、呼吸系统恶性肿瘤
	胸痛	急性心肌梗死、肺栓塞、急性左心衰竭、气胸、心包炎
	呼吸困难	喉炎、喉水肿、喉肿瘤、支气管哮喘、慢性阻塞性肺疾病、重症肺炎、肺结核、大量胸腔积液、气胸、肺淤血、肺水肿、气管与支气管异物等
I/P	长期发热	肺结核、肺脓肿、HIV感染、呼吸系统恶性肿瘤
	体重减轻	肺结核、支气管肺癌、肺部转移癌
I	儿童犬吠样咳嗽	喉炎

注：助记口诀V.I.P分别为英文单词Vascular diseases，Infection diseases和Pernicious tumors的首字母。

（三）鉴别诊断

询问相关临床表现以排除容易漏诊误诊的疾病，本步流程提醒全科医生注意鉴别诊断，尤其是以咳嗽为主诉，而又容易被医生忽视的疾病（一般非严重疾病），详见表6-2-3。

表6-2-3　咳嗽患者中容易漏诊误诊的疾病及临床表现

疾病	临床表现
胃食管反流病	咳嗽、胸骨后烧灼感（烧心）、反流和胸痛
上气道咳嗽综合征	慢性咳嗽，可有感冒表现、过敏变应性鼻炎表现、鼻-鼻窦炎表现
百日咳	阵发性、痉挛性咳嗽，咳嗽终末出现深长的鸡啼样吸气性吼声、病程长达2～3个月，多见于接种百日咳疫苗10年以上的人群
系统性风湿病性胸膜炎	发热、皮疹、关节痛伴胸膜炎表现

（四）问一般情况

询问患者目前的治疗、精神、饮食、睡眠、大小便等一般情况。

（五）问其他病史

采用助记口诀"过往家人均要旅行社工作"，利用谐音帮助全科医生规范问诊，详见表6-2-4。

表6-2-4　咳嗽患者其他病史问诊内容及临床意义

助记口诀	内容	临床意义（可能性）
过（过）	过敏：是否有食物、药物过敏史	·CVA、药物性咳嗽与部分食物、药物过敏有关
往（往）	既往史： ·近期上呼吸道染后持续咳嗽 ·恶性肿瘤 ·过敏性疾病 ·结核 ·心血管疾病 ·麻疹 ·百日咳 ·结缔组织病 ·慢性支气管炎、支气管扩张、迁延不愈的支气管肺炎 ·尿毒症	·感染后咳嗽 ·肿瘤病史：支气管肺癌、肿瘤肺转移的可能 ·咳嗽变异性哮喘 ·肺结核 ·急性左心衰竭、急性心肌梗死、肺栓塞 ·肺炎、支气管扩张 — ·系统性红斑狼疮（SLE）引起的肺动脉高压 — —
家（家）	家族史：家族疾病情况	·肿瘤、哮喘患者可有家族史
人（人）	个人生活史： ·吸烟及被动吸烟 ·涉毒、输血、不洁性生活史 ·饲养鸟类	·长期吸烟或被动吸烟是慢性支气管炎、支气管肺癌的高危因素 ·慢性咳嗽可能是HIV感染后肺孢子菌肺炎的首发表现 ·过敏性肺泡炎，由鸽子或者鹦鹉引起的鹦鹉热
均（经）	月经婚育史： ·末次月经 ·怀孕及流产 ·子宫颈刮片	 ·流产可引起肺栓塞 ·宫颈癌肺转移
要（药）	药物：最近服用的药物 下述药物有可能引起药源性咳嗽： ·血管紧张素转化酶抑制剂 ·阿司匹林 ·β受体阻滞剂 ·抗心律失常药物：胺碘酮 ·利尿药物 ·硝基咪唑类抗菌药物 ·抗结核药物 ·抗肿瘤药物 ·抗凝药物 ·色甘酸钠 ·避孕药	·药源性咳嗽临床常见 ·多在用药后不久发生、症状的出现与药物的使用呈锁时关系 ·过量避孕药可引起肺栓塞

助记口诀	内容	临床意义（可能性）
旅（旅）	旅行史：最近是否出去旅游过，当地是否存在流行病	
行（心）	心理健康状况	
社（社）	社会经济状况：包括居住条件、装修情况、新购置家具等	·化学刺激性咳嗽
工作	工作和职业	·注意特殊职业病或职业中毒：采矿业等长期接触粉尘（尘肺）、航空器材制造（石棉沉着症，间皮瘤）、农业（"农夫肺"，由腐烂植物引起的过敏性肺炎）

（六）探询ICE

包括患者对他/她的症状或健康理解（Idea）、担忧（Concern）和期望（Expectation）。

二、体格检查

咳嗽患者全科体格检查流程详见表6-2-5。

表6-2-5　咳嗽患者体格检查流程、内容及临床意义

要素	内容	阳性体征的临床意义（常见原因）
生命体征	体温*	·感染如呼吸道感染、肺部肿瘤、肺结核等可有发热
	脉搏	·心血管疾病，如急性左心衰竭、感染性疾病等可有脉搏改变
	血压	·急性左心衰竭等可有血压波动
	呼吸	·哮喘、肺炎、急性左心衰、重度慢性阻塞性肺疾病（COPD）、异物吸入等可有呼吸改变
体型	身高、体重、腹围	计算BMI
一般情况	神志	
	体位*	·强迫体位 ◇强迫侧卧位：胸膜炎、胸腔积液 ◇强迫坐位：急性左心衰竭、重度COPD、支气管哮喘
	面容	·贫血面容：各种消耗性疾病（肿瘤、重度COPD、肺结核等） ·二尖瓣面容：二尖瓣狭窄
	体态*	·营养不良：肺结核、恶性肿瘤、COPD晚期
皮肤	颜色（是否苍白）、发绀、皮疹、皮下出血*	·发绀：喉、气管、支气管阻塞，肺炎，COPD、肺间质疾病、急性肺水肿、肺栓塞、肺动脉高压症 ·盗汗：肺结核 ·湿疹：过敏体质 ·鼻梁蝶形红斑：系统性红斑狼疮
头颅五官	眼：眼睑、瞳孔	·瞳孔缩小、眼睑下垂：Horner综合征
	鼻*：鼻腔、鼻窦	·鼻翼翕动：肺炎、支气管哮喘、急性左心衰竭、肺动脉高压 ·鼻窦区压痛：鼻窦炎 ·鼻腔黏膜肿胀：急性鼻炎 ·鼻腔内黏稠发黄或发绿分泌物：化脓性鼻炎、鼻窦炎

续表

要素	内容	阳性体征的临床意义（常见原因）
头颅五官	口：口唇、口腔 咽*	·口唇疱疹：大叶性肺炎、感冒 ·咽充血红肿：急性咽炎、胃食管反流、咽喉反流 ·鼻咽黏膜鹅卵石样外观：上气道咳嗽综合征 ·咽部淋巴滤泡增生：慢性咽炎
	扁桃体*	·扁桃体炎
颈部	甲状腺触诊* 气管* 颈静脉 淋巴结触诊*	·甲状腺结节、肿大 ·气管偏于一侧：气胸、胸腔积液、支气管肺癌 ·颈静脉怒张：右心衰竭 ·颈部、锁骨上窝、腋窝淋巴结肿大：支气管肺癌、喉癌、HIV感染
胸肺*	视诊：胸廓外形、呼吸运动、	·胸廓外形 ◇扁平胸：肺结核 ◇桶状胸：COPD ◇胸廓一侧变形：胸腔积液、气胸 ·呼吸运动 ◇呼吸浅快：急性左心衰竭、肺炎、哮喘、胸膜炎、气胸、胸腔积液 ◇抑制性呼吸：急性胸膜炎、胸膜恶性肿瘤、胸部外伤 ◇三凹征：上呼吸道：气管肿瘤、异物；下呼吸道：支气管哮喘、COPD ·胸廓扩张度受限：胸腔积液、气胸
	触诊：语音震颤	◇增强：大叶性肺炎、肺栓塞、肺脓肿、空洞性肺结核 ◇减弱或消失：COPD、胸腔积液、气胸
	叩诊	·浊音或实音：胸腔积液 ·过清音：COPD ·鼓音：气胸
	听诊：呼吸音、干湿啰音	·异常肺泡呼吸音 ◇减弱或消失：COPD、支气管狭窄、胸腔积液、气胸 ◇呼吸音延长：支气管炎、支气管哮喘、COPD ◇断续性呼吸音：肺结核、肺炎 ◇粗糙性呼吸音：支气管或肺炎的早期 ·异常支气管呼吸音：大叶性肺炎实变期、肺脓肿、空洞性肺结核、胸腔积液 ·异常支气管肺泡呼吸音：支气管肺炎、肺结核、大叶性肺炎初期、胸腔积液 ·湿啰音：支气管扩张、肺水肿、肺结核、肺脓肿空洞、支气管炎、肺炎、肺淤血、肺梗死、弥漫性肺间质纤维化 ·干啰音：支气管哮喘、慢性支气管炎、COPD、心源性哮喘、支气管结核、肿大 ·语音共振：减弱见于支气管阻塞、胸腔积液、COPD ·胸膜摩擦音：纤维素性胸膜炎、肺梗死、胸膜肿瘤
心脏	心脏听诊*：五个瓣膜听诊区（心率、心律、心音、杂音）	·如有心脏节律、心音、杂音等阳性体征，应做系统心血管检查排除严重心脏疾病等
腹部	腹肌紧张度、包块、压痛	
四肢	手指* ·外形 ·颜色 下肢	·杵状指：支气管扩张、慢性肺脓肿、支气管肺癌等 ·皮肤发黄：长期吸烟者 ·水肿：心力衰竭

注：1. *为建议每次查体应做的重点项目，尤其是初诊患者，此为系统性体格检查的体现；2. 针对具体患者，根据初步诊断做有针对性的体格检查，选择性完成病情需要的其他体格检查项目。

三、诊断和评估

（一）现患问题的诊断

贯彻安全诊断策略，对咳嗽的病因诊断时考虑如下3个问题，详见表6-2-6。

表6-2-6 咳嗽患者诊断的安全诊断策略

要素	思维工具	可能的病因
最可能的诊断（常见病、多发病）	模型识别	·上呼吸道感染（感冒） ·急性支气管炎 ·慢性支气管炎 ·COPD ·上气道咳嗽综合征/鼻后滴漏综合征 ·感染后咳嗽 ·吸烟
需要排除的严重疾病	V.I.P	·V：急性左心衰竭、右心衰竭、肺栓塞 ·I：结核、肺炎、喉炎、流行性感冒、肺脓肿、支气管扩张、脑炎脑膜炎（咳嗽中枢受损）、HIV感染、特殊病毒感染 ·P：肺部肿瘤、喉部肿瘤 ·其他：哮喘/CVA、囊性纤维化、气胸
需要鉴别的可能病因	排除法	·呼吸道病因：感染、炎症、异物、出血、肿物刺激 ◇被动吸烟（儿童、青少年）* ◇百日咳* ◇呼吸道异物* ◇特殊职业病或职业中毒*：尘肺、石棉沉着症、农夫肺等 ·胸膜病因： ◇胸膜炎*：感染、炎症（如SLE胸膜炎） ◇胸膜间皮瘤 ◇胸膜受刺激（气胸、血胸、外伤） ·胃食管反流病 ·药源性咳嗽*

注：*为容易漏诊误诊的病因。

（二）患者健康问题的综合评估

对患者存在的其他健康问题进行诊断和评估。

四、全科诊疗计划和健康照顾

共同决策，以患者能够理解和接受的语言说明并执行诊疗和健康照顾方案，以助记口诀"世（解释）卫（安慰）建议（建议）厨房（处方）钻（转诊）研（化验或检查）水（随访）鱼（预防）"，利用谐音提醒全科医生规范诊疗行为，提供全人照顾。具体内容如下：

（一）解释和安慰

1. 认同患者的特殊感受；

2. 告知诊断结果；

3. 解释病情急危缓重；

4. 安慰，给予信心、关怀。本步包含对患者ICE的回应。

（二）建议

患者参与讨论，共同决定（共同决策）进一步诊断和治疗方案。

1. 确定原发病的治疗、处理方案；

2. 危险因素管理：避免接触过敏原、刺激物等；

3. 鼓励患者参加力所能及的运动，提高体力；

4. 戒烟限酒、生活规律，改善生活方式。

（三）处方

1. 原发病的治疗和处理：原发病的治疗通常可以改善咳嗽的症状。如给予奥美拉唑、雷尼替丁等抑制胃酸药和/或莫沙必利促胃动力药可治疗GERD引起的咳嗽。

2. 咳嗽的药物治疗

（1）镇咳药：喷托维林、可待因、右美沙芬、福尔可定等治疗较剧烈的频繁干咳。

（2）抗过敏药：氯雷他定、西替利嗪用于上气道咳嗽综合征（UACS）/鼻后滴漏综合征（PNDS）引起的咳嗽。

（3）祛痰药：溴己新、氨溴索、桉柠蒎、羧甲司坦、乙酰半胱氨酸等用于痰液分泌不正常及排痰功能不良者。

（4）平喘药：布地奈德/福莫特罗、沙美特罗/氟替卡松、倍氯米松/福莫特罗用于治疗咳嗽变异性哮喘（CVA）引起的咳嗽。

（5）白三烯受体拮抗剂：孟鲁司特钠用于治疗CVA引起的咳嗽。

（6）抗炎药：糠酸莫米松鼻喷雾剂、布地奈德鼻喷雾剂用于变应性鼻炎引起的咳嗽。

（7）抗生素：仅在有细菌感染证据时使用。

（8）其他：对于常规西医治疗效果不佳的患者可尝试中医药、针灸或推拿等中医适宜技术治疗。

（四）转诊

当患者出现下述情况应注意及时转诊：

1. 诊断不明确，需进一步到上级医院行CT、纤维支气管镜等检查；

2. 有不明原因发热，长期吸烟伴明显消瘦者；

3．常规治疗无效者；

4．出现新的体征或原有体征加重者，如发绀、外周水肿等；

5．伴有持续声音嘶哑；

6．慢性咳嗽怀疑为结核杆菌感染；

7．有严重基础疾病需住院治疗者。

（五）化验和检查

根据初步临床诊断，选择合适的辅助检查以帮助明确诊断，详见表6-2-7。

表6-2-7　咳嗽患者辅助检查项目参考

咳嗽病因初步诊断	辅助检查项目选择
感染	外周血常规、C反应蛋白、X线胸片、鼻窦CT、胸部CT等
过敏	变应原皮试、血清IgE、肺功能检查、纤维支气管镜、诱导痰细胞学、呼出气一氧化氮测定
异物	纤维支气管镜、X线胸片、胸部CT
心力衰竭	心电图、X线胸片、脑钠肽（BNP）
其他专科检查	鼻窦CT、食管吞钡造影、食管pH值监测、直接喉镜检查

（六）随访和观察

安排随诊时间，告知患者："如果＊天内不好转，请及时复诊"或"如果出现胸闷、心慌或咯血等症状请及时复诊"（安全网）。

（七）机会性预防

适时提供健康照顾，落实国家基本公卫服务。①对慢性健康问题的连续性照顾：针对患者合并存在的高血压、冠心病、糖尿病、COPD、慢性肾脏疾病、肝硬化、脑血管意外后遗症等慢性非传染性疾病进行连续性管理；②根据患者的具体情况，落实国家基本公共卫生服务，提供诊疗过程中的全人健康照顾服务：孕产妇保健、老年保健、预防接种、传染病报告、癌症筛查等。

（八）结束

对病情复杂的患者，可引导患者确认如下三个问题中的一个或多个：①患者的主要健康问题是什么？②患者应该怎样做？③为什么要这样做？可使用开放式提问请患者复述，如"您能不能总结一下我们今天讨论的重点？或者您还有什么不清楚的吗？

（肖晓莉）

第七章　消化系统相关症状的全科诊疗路径

第一节　腹　泻

腹泻（diarrhea）的定义为频繁地排稀便或水样便，每日3次以上，粪便量增多，粪便含水量大于30%。根据起病时间可分为急性（＜14天）、亚急性（14~30天）和慢性腹泻（＞30天）。腹泻是全科最常见的主诉之一，诱因、病程、粪便特征和旅行或接触史是鉴别腹泻病因的重要线索，全面的病史采集和规范体格检查是诊断腹泻的基础。如患者存在严重脱水及休克征象，应快速完成基本病史采集和体格检查，尽快开始补液治疗和及时转诊，待病情稳定后再进行详细的病史问诊和体格检查。腹泻患者的全科医学标准化诊疗路径如下：

一、病史采集

（一）问主诉

询问腹泻的临床特征，使用助记口诀"奇特城市不加班"，利用谐音工具帮助全科医生规范问诊，详见表7-1-1。

表7-1-1　腹泻患者主诉问诊内容及临床意义

助记口诀	问诊主要内容	临床意义（可能性）
奇（起）	起病情况： 1. 怎么发生的 ·急性：病程＜14天 ·亚急性：14~30天 ·慢性：＞30天 2. 原因和诱因： ·起病24h前饮食史 ·旅行、接触史 ·致泻药物或食物 ·致敏性食物	·急性起病：胃肠炎、感染性肠炎（病毒、细菌或寄生虫等）、食物中毒或食物过敏、抗生素反应、急性坏死性肠炎 ·慢性病程：肠易激综合征（IBS）、炎症性肠病（IBD）、乳糖不耐受、乳糜泻、药物反应、慢性感染（结核、细菌、真菌或寄生虫）、消化道肿瘤、肠吸收不良、慢性肝胆疾病、慢性胰腺炎、甲状腺功能亢进、糖尿病、SLE ·常见易污染食物：未熟制的禽畜肉类、鸡蛋、海鲜；未经消毒的牛奶及奶制品；未洗净的蔬菜、水果；生水等 ·食物中毒一般于食用不洁食物24h内起病，多为水样便，伴腹部绞痛、呕吐等症状，可聚集性发病 ·疫区或卫生条件较差地区旅居史应考虑细菌或寄生虫感染 ·发热、腹泻患者接触史提示病毒性感染 ·常见致腹泻药物/食物：抗生素、二甲双胍、阿卡波糖、他汀类、PPI、铁剂、铝碳酸镁、西沙必利、地高辛；甜味添加剂（山梨糖醇、甘露醇、果糖、乳糖）、酒精等 ·常见致敏性食物：乳糖、牛奶蛋白、鱼或海鲜、坚果类

助记口诀	问诊主要内容	临床意义（可能性）
特（特）	粪便特征： ·频率及粪便量 ·粪便性状：水样、脂肪样、果酱样、米汤样、豌豆汤样 ·颜色 ·有无黑便、血便、黏液	·粪便频率及粪便量可评估失水情况 ·小肠受累：大量水样或脂肪样便伴脐周绞痛、胀气 ◇感染性病原体：病毒（诺如病毒、轮状病毒）、细菌（沙门菌、大肠埃希菌、艰难梭菌、金葡菌、霍乱）、寄生虫（隐孢子虫、环孢子虫、蓝氏贾第鞭毛虫等）；较少出现发热 ◇非感染性疾病：食物中毒或不耐受、吸收不良 ·结肠受累：频繁、少量、不连续粪便，伴血便或黏液，可有下腹部疼痛或里急后重 ◇感染性病原体：侵袭性细菌（沙门菌、志贺菌、弯曲杆菌）、肠出血性大肠埃希菌（EHEC）、溶组织内阿米巴、病毒（CMV、腺病毒）等；可出现发热 ◇IBD（溃疡性结肠炎、克罗恩病）可见黏液脓性或血性腹泻 ◇大量鲜血便提示结肠憩室或肿瘤 ·排便次数增多，而粪便性状正常提示甲亢、糖尿病 ·黑便或鲜血便需排除消化道出血
城（程）	严重程度：是否影响进食、进水	·评估脱水情况，判断是否需要补液及给药途径（口服或静脉）
市（时）	时间特征 ·发作频率，持续时间 ·疾病进展情况	·反复发作、随时间逐渐进展的慢性腹泻考虑肠易激综合征、炎症性肠病、乳糖不耐受
不（部）	部位	
加（加）	1. 加重因素：是否有某些食物会加重腹泻症状 2. 缓解因素：伴腹痛者，询问排便是否能缓解腹痛	·食用牛奶或乳制品腹泻加重，提示乳糖不耐受 ·食用黑麦、小麦、大麦制品加重腹泻，提示乳糜泻（麦麸蛋白过敏） ·小肠疾病的腹泻，疼痛多在脐周，便后腹痛缓解不明显；结肠病变疼痛多在下腹部，便后疼痛常可缓解 ·应激性生活事件常可导致IBS症状加重，排便后腹部症状可缓解
班（伴）	是否有其他伴随症状 ·恶心、呕吐 ·腹痛、腹胀、里急后重 ·发热 ·体重减轻 ·腹部包块 ·关节炎（关节红、肿、痛） ·尿道炎（尿频、尿急、尿痛） ·结膜炎（结膜红、肿、瘙痒、溢液） ·皮疹 ·心理问题（压力大、焦虑、抑郁、厌食、暴食等）	·上消化道受累：可伴恶心、呕吐，如病毒性胃肠炎、肠梗阻等 ·小肠受累：脐周绞痛、胀气，排便后腹痛缓解不明显 ·结肠受累：可伴血便或黏液，下腹部疼痛、里急后重 ·结肠感染可伴有发热，小肠感染较少出现发热 ·急性大量腹泻可因进食减少、排便量过多及脱水而出现一过性体重减轻，如慢性腹泻患者出现与排便量不匹配的体重减轻，需考虑慢性消耗性疾病（肠道肿瘤、炎症性肠病、慢性感染，如HIV等）、吸收不良（乳糖不耐受、乳糜泻等）、甲亢、糖尿病、进食障碍（厌食症或暴食症）等 ·腹泻伴腹部包块可见于胃肠道肿瘤、肠结核、克罗恩或血吸虫病性肉芽肿 ·反应性关节炎指发生在某些特定部位（肠道、泌尿生殖道）感染后出现的关节炎。其中具有典型尿道炎、关节炎、结膜炎症状者称为Reiter综合征，多见于20～40岁男性，通常在肠炎沙门菌、志贺菌、耶尔森菌以及弯曲杆菌感染之后发生 ·进食某类食物后出现腹泻和皮疹提示食物过敏 ·腹泻伴紫癜或皮下出血需考虑过敏性紫癜、败血症、EHEC相关的溶血性尿毒综合征 ·与情绪问题相关的慢性腹泻提示肠易激综合征，但需排除器质性疾病后方可诊断 ·慢性腹泻、体重减轻，伴厌食、暴食等不良饮食行为，对食物及体重和体型的过分关注，需考虑进食障碍

（二）排除红旗征——严重疾病

此处使用助记口诀"感谢总管"代表感染性疾病、代谢性疾病、肿瘤、血管或肠管疾病。本步流程要求全科医生注意在腹泻患者的诊疗中排除这四类严重疾病的临床表现，详见表7-1-2。

1. 感染性疾病：HIV、霍乱、伤寒/副伤寒、阿米巴病、疟疾、肠出血性大肠埃希菌、伪膜性肠炎、盆腔炎/脓肿、急性阑尾炎、免疫缺陷（反复感染）等。

2. 代谢性疾病：糖尿病、甲亢、先天性代谢障碍性疾病等。

3. 肿瘤：肠癌、卵巢癌、腹膜癌等。

4. 肠管/血管疾病：IBD（克罗恩病、溃疡性结肠炎）、消化道出血、肠套叠、肠梗阻、缺血性结肠炎等。

表7-1-2 腹泻患者的红旗征及临床意义

助记口诀	红旗征	临床意义（可能性）
感	黏液脓血便	侵袭性细菌、EHEC、阿米巴、伪膜性肠炎；感染EHEC可能导致溶血性尿毒综合征或血栓性血小板减少性紫癜，尤其是儿童患者，需格外注意
感	反复腹泻、胃肠道感染	儿童出现反复感染性疾病需排查有无免疫缺陷疾病
感	冶游史、同性恋人群、消瘦	HIV
感/管	发热	侵袭性细菌（沙门菌、志贺氏菌、弯曲杆菌）、伪膜性肠炎、盆腔炎/脓肿、炎症性肠病
谢	儿童生长发育迟缓	儿童食用某类物质（碳水化合物、脂类等）后出现腹泻、呕吐、生长发育迟缓等，需排查先天性代谢障碍性疾病
总	50岁以上，有肿瘤家族史	肿瘤
总/管	鲜血便或黑便	恶性肿瘤、消化道出血、缺血性结肠炎
感/谢/总/管	消瘦	慢性感染（HIV）、甲亢、糖尿病、肿瘤、炎症性肠病

（三）鉴别诊断

询问相关临床表现以排除容易漏诊误诊的疾病，本步流程提醒全科医生注意鉴别诊断，尤其是以腹泻为主诉，而又容易被医生忽视的疾病（一般非严重疾病），详见表7-1-3。

表7-1-3 腹泻患者中容易漏诊误诊的疾病及临床表现

疾病	临床表现
婴幼儿中耳炎、尿路感染	婴幼儿其他部位的隐匿性感染，如中耳炎、尿路感染等，亦可表现为腹泻，婴幼儿患者均应进行全面、系统的体格检查，尤其是未完成计划免疫或有免疫缺陷状态的患儿
粪便嵌塞	老年人或儿童严重便秘伴粪便嵌塞时，可能出现假性腹泻（肠内液体从肠道内干硬大便的缝隙中漏出来）

续表

疾病	临床表现
进食障碍	青少年或年轻女性出现腹泻（可能与自行服用某些减肥药物或代餐有关）、呕吐、体重减轻，伴厌食、暴食等不良饮食行为，对食物及体重和体型的过分关注，需考虑进食障碍，必要时需转诊营养科和心理科干预
缺血性结肠炎	肠系膜血管闭塞后造成结肠节段性缺血，老年人常见，一般伴有房颤或存在动脉粥样硬化相关疾病风险；临床表现为血性腹泻伴剧烈腹痛，多于进食15～30分钟后出现，腹部正中可能有响亮杂音，可伴全身动脉粥样硬化的其他特征。确诊性检查为主动脉造影和选择性肠系膜血管造影

（四）问一般情况

询问患者目前的治疗、精神、饮食、睡眠、大小便等一般情况。

（五）问其他病史

此部分针对成人和儿童询问的内容和重点不尽相同，故分开表述。成人助记口诀为"过往家人均要旅行社工作"，儿童助记口诀为"在家、出生、吃饭、做儿保、看病、吃药、打疫苗"。具体内容和重点见表7-1-4和表7-1-5。

表7-1-4　腹泻患者（成人）其他病史问诊内容及临床意义

助记口诀	内容	临床意义（可能性）
过（过）	过敏：是否有过敏史、尤其药物和食物过敏史	·保障医疗安全
往（往）	既往史：有无糖尿病、甲状腺疾病、胃肠道疾病病史	·糖尿病、甲亢、胃炎（抑酸药和铝碳酸镁均可引起腹泻）、炎症性肠病、肠道肿瘤等
家（家）	家族史：肿瘤、糖尿病、甲状腺、胃肠道疾病家族史	—
人（人）	个人生活史：烟、酒、毒品、冶游史等	—
均（经）	月经婚育史：尤其是末次月经	·部分女性经期或经前期综合征可有腹胀、腹泻 ·孕期注意药物安全
要（药）	药物：最近吃过什么药物 常见致腹泻药物或食物： ·抗生素：尤其是青霉素衍生物 ·降糖药：二甲双胍、阿卡波糖 ·降脂药：他汀类 ·胃药：PPI、H_2受体拮抗剂、铝碳酸镁、西沙必利 ·铁剂 ·心脏病药物：地高辛、奎尼丁 ·秋水仙碱 ·甜味添加剂（山梨糖醇、甘露醇、果糖、乳糖） ·酒精	·使用克林霉素、林可霉素、氨苄西林和头孢菌素易引起伪膜性肠炎（艰难梭状芽胞杆菌感染），危险因素包括长期大量使用抗生素、老年、有严重基础疾病、近3个月住院史、长期口服抑酸药 ·常见致腹泻药物/食物：抗生素、二甲双胍、阿卡波糖、他汀类、PPI、铁剂、铝碳酸镁、西沙必利、地高辛；甜味添加剂（山梨糖醇、甘露醇、果糖、乳糖）、酒精等

续表

助记口诀	内容	临床意义（可能性）
旅（旅）	旅行史：最近是否出去旅游过，当地是否存在特殊流行病	—
行（心）	心理：情绪、兴趣改变	·与情绪问题相关的慢性腹泻提示IBS可能 ·慢性腹泻可导致心理健康问题
社（社）	社会经济条件： 包括家庭居住条件怎么样？和谁一起生活？	·经济压力、社会压力可引起心理问题 ·急症或密切观察的患者，要注意谁能照顾他，谁能发现紧急病情，谁能送他来医院
工作	工作和职业	·重金属中毒

表 7-1-5　腹泻患者（儿童）其他病史问诊内容及临床意义

助记口诀	内容	临床意义（可能性）
在家	个人史： ·主要照顾者：一般是主要负责照顾儿童者 ·家庭环境：家人有无吸烟、有无药物或特殊物质被孩子误食的可能 ·旅行史：最近是否出去旅游过，当地是否存在特殊流行病 ·接触史：家里或学校有没有人患类似疾病 ·家族史：家族中传染病史、遗传病史、肿瘤病史	·孩子的主要照顾者不一定是父母，可能是长辈或阿姨，主要照顾者提供的信息更全面、准确 ·1岁以上年幼儿童家中如有人饮酒或备有药物，需询问孩子有无误食的可能（应放在孩子接触不到的地方）
出生	妊娠、出生史： ·母亲妊娠期有无糖尿病、甲状腺等疾病 ·是否足月生产、生产方式、出生状况	·6月龄以内婴儿尤其需详细了解妊娠、出生史
吃饭	喂养史： ·母乳或配方奶喂养 ·辅食添加情况，有无过敏 ·近3天饮食情况 ·腹泻是否与进食乳制品有关	·食用某类物质（碳水化合物、脂类等）后出现腹泻、呕吐、生长迟缓等，需排查先天性代谢障碍性疾病 ·牛奶蛋白不耐受的患儿多于出生后1个月内发现大便带血，较少出现腹泻，母乳喂养或奶粉喂养的儿童均可发病，一般需使用深度水解奶粉喂养；大部分患儿1岁后可建立耐受性 ·乳糖不耐受一般于1岁后发病，表现为进食乳制品后出现腹胀、非血性腹泻。急性胃肠炎后由于小肠黏膜受损，亦可出现一过性乳糖不耐受
做儿保、看病	既往史： ·既往儿保情况，有无生长发育迟缓 ·既往有无胃肠道疾病、糖尿病、甲状腺疾病史、过敏性疾病（湿疹、过敏性鼻炎、哮喘）、先天性疾病史 ·手术史	
吃药	·药物和食物过敏史、药物使用	·保障医疗安全 ·注意药物性腹泻
打疫苗	免疫接种史 ·是否按计划免疫 ·近期有无接种疫苗（轮状疫苗）	·未完成计划免疫的儿童对某些疾病易感（如轮状病毒、中耳炎） ·腹泻是疫苗的不良反应之一，尤其是轮状病毒疫苗

（六）探询ICE

包括患者对他/她的症状或健康理解（Idea）、担忧（Concern）和期望（Expectation）。

二、体格检查

腹泻患者的体格检查主要侧重于两个方面：

（1）评估脱水严重程度：生命体征、皮肤弹性、口唇、毛细血管再灌注时间等；

（2）寻找腹泻病因的线索：消化道相关体检（腹部、口腔、肛门）、皮肤、甲状腺、结膜、关节；婴幼儿非肠道感染也可表现为腹泻（尤其是中耳炎），对于<3岁的患儿（尤其是未完成计划免疫或有免疫缺陷状态者）均应行全面、系统的体格检查，避免遗漏疾病。

严重脱水及休克的患者应快速完成基本病史采集和体格检查，尽快开始补液治疗和及时转诊，待病情稳定后再进行详细病史问诊和体格检查，详见表7-1-6与表7-1-7。

表7-1-6　腹泻患者体格检查内容及临床意义

要素	内容	阳性体征的临床意义（常见病因）
生命体征*	体温	·发热：感染性疾病或炎症性肠病
	脉搏	·脱水时脉搏增快
	血压	·低血压：中重度脱水
	呼吸频率	·脱水时呼吸频率增快
一般情况*	神志、体位、面容、体态；觉醒程度	·昏睡、昏迷：严重脱水、败血症、中枢神经系统感染（尤其是婴幼儿）
	身高、体重、生长曲线（<14岁儿童）	·儿童生长发育迟缓：先天性代谢障碍性疾病、慢性感染、免疫缺陷类疾病 ·患儿急性体重降低须评估脱水程度
皮肤、四肢*	弹性、皮疹、皮下出血	·皮肤弹性降低、褶皱、松弛：脱水 ·湿疹：食物过敏 ·皮下出血或紫癜：败血症、溶血性尿毒综合征、血栓性血小板减少性紫癜、过敏性紫癜
	毛细血管再灌注时间	·>2秒：中重度脱水
头颅五官	囟门（婴幼儿）*	·囟门凹陷：脱水
	眼*：结膜、泪液分泌	·结膜红肿、分泌物：结膜炎（Reiter综合征） ·婴幼儿哭而无泪：脱水
	耳：耳道、耳膜（婴幼儿）	·耳膜红肿、耳内流脓：中耳炎
	鼻：黏膜	·黏膜红肿、分泌物：上呼吸道感染（继发中耳炎）
	口腔：口唇、口腔黏膜* 咽部（婴幼儿）	·口唇黏膜干燥、干裂：脱水 ·口腔溃疡：炎症性肠病 ·咽部红肿、分泌物：上呼吸道感染（继发中耳炎）

续表

要素	内容	阳性体征的临床意义（常见病因）
颈部	甲状腺触诊、听诊： 颈部淋巴结（婴幼儿）	·结节、肿大、血管杂音：甲亢 ·耳旁淋巴结肿大：中耳炎
胸部	心脏听诊（婴幼儿）*：五个瓣膜听诊区（心率、心律、心音、杂音） 肺部听诊（婴幼儿）*：呼吸音、干湿啰音	·心率增快：脱水 ·如有心脏节律、心音、杂音等阳性体征，应做系统心血管检查排除先天性心脏病、心内膜炎等 ·呼吸频率增快：脱水 ·异常呼吸音、干湿啰音：肺部感染
腹部、脊柱、肛门、泌尿道	腹部*：视、听、触、叩 背部：肋脊角叩痛* 肛门*：肛周溃疡、肛裂 泌尿道*：分泌物	·腹部隆起、包块：（婴幼儿）肠套叠、肠扭转、肿瘤；（成人）肿瘤、肠结核 ·肠鸣音亢进：分泌性、动力性腹泻 ·麦氏点压痛、反跳痛：急性阑尾炎、肠结核、克罗恩病 ·脐周压痛：小肠感染 ·下腹部压痛：结肠感染、盲肠后或盆腔阑尾炎、盆腔炎症、溃疡性结肠炎 ·肋脊角叩痛：肾盂肾炎 ·肛周溃疡：溃疡性结肠炎 ·肛裂：便秘/粪便嵌塞 ·泌尿道分泌物：尿道炎

注：1. *建议为每次体检应做项目，尤其是初诊患者；2. 对具体患者，根据初步诊断做有针对性的体格检查，选择性完成病情需要的其他详细的体格检查项目；3. <3岁婴幼儿应进行全身系统性体检。

表7-1-7　脱水严重程度判断

临床表现	轻度	中度	重度
精神状态	无明显改变	烦躁或萎靡	昏睡或昏迷
收缩压	正常	正常-轻度降低	低
脉率及动脉搏动	正常、饱满	增快、减弱	明显增快、几乎不可及
呼吸频率	正常	呼吸加深，频率可能增快	呼吸深快
毛细血管再灌注时间	<2s	2～3s	>3s
皮肤	正常	皮肤冷、捏压后回弹慢	皮肤冷、凹陷、斑驳、回弹极差
口腔黏膜	稍干燥	干燥	极干燥
眼窝及前囟凹陷	轻度	明显	极明显
眼泪	有	少	无
尿量	略减少	明显减少	少尿或无尿
失水占体重百分比	<5%	5%～10%	>10%

三、诊断和评估

（一）现患问题的诊断

贯彻安全诊断策略，对患者腹泻的病因诊断时考虑如下3个要素问题，详见表7-1-8。

表7-1-8 腹泻患者病因诊断的安全诊断策略

要素	思维工具	可能的病因
最可能的诊断（常见病、多发病）	模型识别	·急性腹泻：胃肠道感染（病毒性为主）、过量饮食、抗生素反应 ·慢性腹泻：肠易激综合征、药物反应（如腹泻、酒精等）、慢性感染 ·婴幼儿：胃肠道感染、抗生素使用不当、饮食相关（过度喂养、糖类不耐受、食物过敏）
需要排除的严重疾病	感谢总管	·感染性：HIV感染、侵袭性细菌感染、阿米巴病、急性阑尾炎、婴幼儿免疫缺陷（反复感染） ·代谢性：糖尿病、甲亢、先天性代谢障碍性疾病 ·肿瘤：肠癌、卵巢癌、腹膜癌 ·肠管本身疾病：炎症性肠病、肠套叠、肠梗阻
需要鉴别的可能病因[*]	基于症状特点及年龄特征考虑	·婴幼儿其他部位的感染（如中耳炎、尿路感染等）亦可表现为腹泻；1～3岁儿童需警惕有无误食、误用药物或特殊物质的可能 ·老年人或儿童严重便秘伴粪便嵌塞时，可能出现假性腹泻 ·青少年或年轻女性出现慢性腹泻、体重减轻，伴厌食、暴食等不良饮食行为，对食物及体重和体型的过分关注，需考虑进食障碍 ·精神压力大、有情绪障碍的成人需排除有无药物或物质滥用（如酗酒等） ·老年、有心血管疾病风险的患者出现血性腹泻伴剧烈腹痛应考虑缺血性结肠炎

注：[*]思考本问题时应结合患者临床特点进行必要的鉴别诊断，尤其应注意上述容易漏诊误诊的疾病。

（二）健康问题的综合评估

对患者存在的其他健康问题进行诊断和评估。

四、全科诊疗计划和健康照顾

腹泻患者的全科处理包括两个方面：①根据脱水严重程度选择补液治疗方式，存在严重脱水、休克症状的患者应给予紧急补液并转诊有条件的上级医院进一步治疗；②根据腹泻病因进行针对性治疗及管理。

以患者能够理解和接受的语言说明并执行诊疗和健康照顾方案，以助记口诀"世（解释）卫（安慰）建议（建议）厨房（处方）钻（转诊）研（化验或检查）水（随访）鱼（预防）"，利用谐音提醒全科医生规范诊疗行为，提供全人照顾。具体内容如下：

（一）解释和安慰

1. 认同患者的特殊感受；
2. 告知诊断结果；
3. 解释病情急危缓重；
4. 安慰，给予信心、关怀。本步包含对患者ICE的回应。

（二）建议

患者参与讨论，共同决定进一步诊断和治疗方案。

1. 确定原发病的治疗、处理方案：如糖类不耐受或食物过敏时应避免进食特定食物。

2. 肠道休息：无须禁食的疾病应鼓励患者在可耐受的情况下尽早恢复饮水，初期以清淡液体为主，逐渐转为半流质-固体类低脂食物（炖煮过的苹果、大米粥、汤、禽肉类等），腹泻停止一周后可逐渐恢复乳制品饮食（小肠黏膜受损后可能造成一过性乳糖不耐受），也可添加瘦肉或鱼。随后即可逐渐恢复正常饮食。

3. 避免吸烟、饮酒、咖啡、浓茶，高脂肪、油炸、辛辣食品，生蔬菜、水果（尤其是硬皮水果）、全麦等。

4. 避免暴饮暴食、节食、不吃早餐等不良饮食习惯，定时定点进餐。

5. 适当减少活动，直到腹泻停止。

（三）处方

1. 急性腹泻补液治疗

（1）无脱水或轻中度脱水、可耐受口服补液者：可选择口服补液盐Ⅲ。

（2）不可耐受口服补液、中重度脱水或伴明显电解质紊乱者：静脉补液治疗（根据失水量、维持量、继续丢失量计算补液量）。

（3）严重脱水、有休克症状的患儿紧急复苏补液（同时转诊）：20ml/kg生理盐水或乳酸林格液畅滴，补完后如生命体征仍不稳定，可继续补1次，应尽量在30分钟内补完，直到生命体征稳定或转入上级医院，进行维持性补液治疗。

2. 对症治疗

（1）伴有呕吐者：可选择甲氧氯普胺肌注或口服、昂丹司琼口服（注意儿童及老年人的适用年龄及剂量），不应长期使用。

（2）止泻剂：尽可能避免使用；如需使用，首选洛哌丁胺。

（3）纠正电解质紊乱：存在低钾等电解质紊乱者应纠正电解质紊乱。

（4）肠黏膜保护剂：蒙脱石散、泌剂等（注意适用年龄）。

（5）补锌治疗（促进肠黏膜恢复）：5岁以下儿童。

3. 原发病的治疗和处理：根据病因选择（如抗生素、抗寄生虫药、炎症性肠病药物等）。

（四）转诊

当腹泻患者出现下述情况应注意及时转诊：

1. 严重脱水、生命体征不稳定者或不能耐受口服补液治疗，需静脉维持性补液及观察的中度脱水患者。

2. 有红旗征，考虑存在严重疾病（如恶性肿瘤、先天性代谢障碍等）需进一步检查明确诊断者，需转诊相应专科进行评估。

3. 经一般治疗后无好转、腹泻持续或反复腹泻，出现生长发育迟缓或营养不良者，可转诊专科进一步评估可能病因（免疫缺陷、炎症性肠病等）。

（五）化验和检查

临床上大部分急性胃肠炎、食物相关腹泻等根据临床特征即可诊断；根据评估目的及初步病因诊断可选择相应辅助检查，详见表7-1-9。

表7-1-9　腹泻患者辅助检查项目参考

评估目的	辅助检查项目可选择
电解质紊乱	电解质（钠、钾、氯等）——大量或长时间腹泻应评估
感染	CBC、CRP、粪常规（大部分病毒性感染根据临床特征即可判断，无须辅助检查）
病原体检查	粪培养（常见及特定致病菌，如EHEC等）、粪便查寄生虫虫卵、粪轮状病毒检查
炎症性肠病	ESR、肠镜
缺血性结肠炎	主动脉造影或肠系膜血管造影
食物过敏	过敏原检测
其他消化系统疾病	淀粉酶/脂肪酶（急性胰腺炎）、腹部超声或CT（肠套叠、急性阑尾炎、盆腔感染）、肝功能/肝炎病毒（肝脏疾病）
尿路感染	尿常规
肿瘤	胃肠镜、腹部CT
糖尿病	血糖、糖化血红蛋白
甲亢	甲状腺功能
艾滋病	HIV筛查
先天性代谢障碍	CBC、血糖、电解质、肾功能三项、血气分析、血氨、尿常规等
免疫缺陷病	CBC、淋巴细胞亚群、免疫球蛋白等

（六）随访和观察

安排随诊时间，告知患者："如果＊天内不好转，请及时复诊"或"如果出现症状加重、血便、不能进食、消瘦、发热等症状请及时复诊"（安全网）。

（七）机会性预防

适时提供健康照顾，落实国家基本公卫服务。①对慢性健康问题的连续性照顾：针对患者合并存在的高血压、冠心病、糖尿病、COPD、慢性肾脏疾病、肝硬化、脑血管意外后遗症等慢性非传染性疾病进行连续性管理。②根据患者的具体情况，落实国家基本公共卫生服务，提供诊疗过程中的全人健康照顾服务：孕产妇保健、老年保健、预防接种、传染病报告、癌症筛查等。

（八）结束

对病情复杂的患者，可引导患者确认如下三个问题中的一个或多个：①患者的主要健康问题是什么？②患者应该怎样做？③为什么要这样做？可使用开放式提问请患者复述，如"您能不能总结一下我们今天讨论的重点？或者您还有什么不清楚的吗？"

（谢思聪）

第二节　腹　　痛

腹痛（abdominal pain）是全科门诊中常见的症状，按病程长短可分为急性、慢性。急性腹痛可在数分钟内起病，也可以持续数天，其中难以明确原因的非特异性腹痛约占30%；慢性腹痛通常指病程超过3个月的，其中多数为非器质性疾病导致；部分腹痛可在数月内反复发作，可将之归类为亚急性腹痛，其鉴别诊断应同时考虑急性和慢性腹痛病因。由于医学技术的进步，辅助检查发现腹痛器质性疾病的能力不断增强，然而，不加选择地实施大量检查不仅违背卫生经济学原则，甚至可能会带来医源性损害，而且社区通常并无太多辅助检查设备，因此，详细的病史采集、全面体格检查及全科临床思维的运用是腹痛患者标准化全科诊疗路径的关键。腹痛患者的标准化全科化诊疗路径如下：

一、病史采集

（一）问主诉

询问患者腹痛的临床特征，使用助记口诀"奇特城市不加班"，利用谐音工具帮助全科医生规范问诊，详见表7-2-1。

表7-2-1　腹痛患者主诉问诊内容及临床意义

助记口诀	问诊主要内容	临床意义（可能性）
奇（起）	起病情况： 1. 急性或慢性起病	急性腹痛： ·非特异性腹痛 ·消化系统疾病：腹膜炎、急性胃肠炎、急性阑尾炎、消化性溃疡（PU）、急性胰腺炎、肠梗阻、急性肝胆疾病 ·泌尿系统疾病：泌尿系结石、泌尿系感染 ·生殖系统疾病：盆腔炎症、异位妊娠、黄体破裂、卵巢囊肿扭转、睾丸扭转、附睾炎 ·心肺疾病：急性冠脉综合征（ACS）、主动脉夹层、肠系膜血管闭锁、肺炎 ·其他：腹部外伤、带状疱疹、糖尿病酮症酸中毒（DKA）、脊柱功能障碍、肋间神经痛

续表

助记口诀	问诊主要内容	临床意义（可能性）
奇（起）	起病情况： 1. 急性或慢性起病	慢性腹痛： ·功能性疾病：肠易激综合征（IBS）、功能性消化不良（FD）、中枢介导的腹痛综合征（CAPS） ·器质性疾病： ◇消化系统疾病：食管裂孔疝、胃食管反流病（GERD）、幽门螺杆菌感染、慢性胰腺炎、炎症性肠病（IBD）、慢性菌痢、肠结核、乳糖不耐受、食物过敏、肝胆疾病、脾梗死、脾大 ◇泌尿生殖系统疾病：泌尿系结石/慢性感染、慢性盆腔炎 ◇腹腔恶性肿瘤 ◇心血管疾病：心绞痛、腹主动脉瘤、门/肝静脉血栓 ◇其他：尿毒症、重金属中毒、结缔组织疾病
	2. 原因和诱因	·不洁饮食或特殊食物摄入后发病：急性胃肠炎、乳糖不耐受、食物过敏等 ·暴饮暴食或酗酒后发病：急性胰腺炎 ·进食油腻食物后发病：胆囊炎或胆石症 ·不洁饮食史：急性出血性坏死性肠炎、急性胃肠炎 ·近期应用抗菌药物：肠道菌群紊乱、艰难梭状菌肠炎 ·腹部受外部暴力的作用后出现腹部剧痛并有休克者，可能是肝、脾破裂所致 ·部分机械性肠梗阻与腹部手术史有关
特（特）	性质、特征： 1. 隐痛或烧灼样痛 2. 钝痛或胀痛 3. 痉挛性痛或绞痛 4. 撕裂样痛	·隐痛或烧灼样：PU、GERD、CAPS、肠道寄生虫病 ·钝痛或胀痛：通常由某一脏器膨大引起，如FD、肠梗阻、慢性肝炎、淤血性肝肿大、胆囊炎、肾结石阻塞或小肠梗阻病情不严重时 ·痉挛性痛或绞痛：胆石症、泌尿系结石、肠梗阻、CAPS、婴儿或儿童肠痉挛、结肠病变、FD、肠道寄生虫病 ·撕裂样痛：主动脉夹层、CAPS ·剑突下钻顶样痛是胆道蛔虫梗阻的特征
城（程）	严重程度： 腹痛分为0~10分（0为无痛，10为最痛）	·腹痛程度与病情严重性有一定相关性，但非必然 ·剧烈腹痛时首先应注意排除严重器质性疾病：消化系统疾病（肝、脾破裂或梗死、急性腹膜炎、急性胰腺炎）、泌尿道结石、异位妊娠破裂、缺血性肠病、主动脉夹层等 ·疼痛程度变化：阑尾穿孔、溃疡穿孔时疼痛可明显减轻，主动脉夹层起病时疼痛最严重 ·病程中疼痛程度轻重不等且易变化：注意功能性疾病
市（时）	时间特征： 1. 时间进程 2. 发作频率 3. 发作持续时间 4. 间隔时间	·阵发性加重：肾绞痛、胆绞痛、肠梗阻 ·病程漫长但一般情况好：功能性疾病 ·疼痛不发作时一切如常：CAPS ·夜间痛：十二指肠溃疡 ·持续存在的腹痛：警惕急腹症 ·进行性加重：肝癌、胃癌等消化道肿瘤 ·与月经周期相关，每月发作1次：痛经、子宫内膜异位
不（部）	部位： 腹痛的定位有助于病因鉴别	·左上腹：脾脏（梗死、肿大）、结肠（梗阻、肿瘤、炎症）、肠系膜缺血、胸腔疾病（ACS、胸膜炎、肺炎、肋间神经痛） ·中上腹：食管（GERD）、胃十二指肠（PU）、胰腺（炎症、肿瘤）、血管（动脉瘤、门/肝静脉血栓）、胸腔（ACS、心包炎） ·右上腹：肝胆疾病、胰腺炎、结肠疾病、胸腔疾病 ·脐周：小肠疾病（炎症、梗阻、肿瘤）、主动脉夹层、FD、CAPS、儿童肠痉挛

续表

助记口诀	问诊主要内容	临床意义（可能性）
不（部）	部位： 腹痛的定位有助于病因鉴别	·左下腹：结肠疾病、疝、IBD、盆腔（卵巢囊肿扭转、异位妊娠、子宫内膜异位） ·中下腹：盆腔疾病、膀胱（炎症、结石、异物）、前列腺疾病（炎症、肿瘤）、睾丸扭转、附睾炎 ·右下腹：阑尾炎症、肠道疾病、盆腔疾病、疝 ·转移性痛：急性阑尾炎早期疼痛在脐周或上腹部，数小时后转移至右下腹；主动脉夹层腹痛范围可扩大 ·弥漫或部位不定：腹膜炎、肠道（穿孔、梗阻、缺血）、内分泌代谢性疾病（糖尿病、尿毒症、肾上腺功能不全、乳糖不耐受）、铅中毒、过敏性紫癜、结缔组织疾病
	放射痛	·疼痛放射至背部：主动脉夹层、慢性胰腺炎、胰腺癌、十二指肠球后溃疡 ·疼痛放射至右肩：胆道疾病（胆石症、胆囊炎） ·疼痛放射至左肩：急性冠脉综合征、脾梗死 ·疼痛放射至腹股沟：肾绞痛
加（加）	1. 加重因素 2. 缓解因素	·进食后疼痛加重：胃溃疡、胰腺炎、胆石症、缺血性肠病、FD ·进食后疼痛减轻：十二指肠溃疡、GERD ·空腹疼痛加重：十二指肠溃疡、GERD ·呕吐后疼痛减轻：上消化道梗阻 ·排便后腹痛减轻：IBS、结直肠癌 ·尿路结石可在活动后减轻或缓解
班（伴）	伴随症状： ·发热 ·血尿 ·反酸、嗳气 ·腹泻 ·恶心、呕吐 ·腹胀 ·呕血 ·排尿困难、尿频、尿急、尿痛	·胃肠道感染性疾病：胃肠炎、憩室炎 ·尿路结石 ·慢性胃炎、消化性溃疡 ·胃肠炎、结肠炎、IBS、IBD、慢性胰腺炎 ·胃炎、胃肠炎、胰腺炎、肠梗阻、胆绞痛 ·功能性消化不良、腹泻、低钾血症 ·GERD、食管胃底静脉曲张、消化性溃疡 ·泌尿系统疾病

（二）排除红旗征——严重疾病

使用助记口诀"V.I.P"代表血管性疾病、感染性疾病、恶性肿瘤三类严重疾病，本步流程要求对腹痛患者应注意问诊相关临床表现以排除严重疾病，详见表7-2-2。

表 7-2-2　腹痛患者的红旗征及临床意义

助记口诀	红旗征	临床意义（可能性）
V	胸闷、胸痛、心悸、	ACS、心绞痛
	新发腹痛伴背部疼痛、撕裂样痛	主动脉夹层
	育龄期妇女月经延迟	异位妊娠破裂
	腹痛伴有多尿、多饮、深大呼吸、呼吸呈烂苹果味	糖尿病酮症酸中毒

续表

助记口诀	红旗征	临床意义（可能性）
V/I	恶心、呕吐、腹胀、腹部包块	肠梗阻、肠套叠（儿童）
	心悸、气促、恶心、呕吐、汗出、面色苍白、血压下降等全身症状	ACS、主动脉夹层、腹主动脉瘤破裂、DKA、急性胰腺炎、急性腹膜炎、急性胃肠穿孔、中毒性菌痢、急性腹腔内出血、异位妊娠破裂
I	寒战、高热	急性胰腺炎、急性腹膜炎、化脓性胆管炎、肝脓肿、急性阑尾炎、中毒性菌痢等严重感染或感染性急腹症
V/P	慢性低热	IBD、肠结核
	黄疸	肝胆急症、急性溶血
	年龄>40岁	注意心脑血管重症、恶性肿瘤的相关表现
P	体重下降	消化系统、泌尿生殖系统等恶性肿瘤
	排便习惯改变	消化系统恶性肿瘤
	慢性腹痛伴贫血	消化系统恶性肿瘤、肠结核
	腹部包块	消化系统恶性肿瘤、肠结核
V/I/P	便血/黑便/呕血	消化系统恶性肿瘤、肠结核、菌痢、肠套叠、急性出血坏死性肠炎、绞窄性肠梗阻

注：V.I.P分别为英文单词Vascular diseases，Infection diseases和Pernicious tumors的首字母。

（三）鉴别诊断

询问相关临床表现以排除容易漏诊误诊的疾病，本步流程提醒全科医生注意鉴别诊断，尤其是以腹痛为主诉，而又容易被忽视的疾病（一般非严重疾病），详见表7-2-3。

表7-2-3　腹痛患者中容易漏诊误诊的疾病及临床表现

病程	疾病	临床表现
急性腹痛	急性阑尾炎	非转移性右下腹痛（非典型阑尾炎症状）
	粪便嵌塞	便秘伴腹胀
	肺炎	可能伴发热、咳嗽
	带状疱疹	老年人，出疹前可有沿神经皮区分布的烧灼样痛
慢性腹痛	IBD	排便习惯改变
	子宫内膜异位症	痛经伴月经异常、不孕、性交痛
	脊椎功能失调	可导致腹部牵涉痛，多单侧、放射性、与活动有关
	过敏性紫癜	阵发性脐周痛，伴皮肤紫癜（双下肢），可有大关节肿痛
	盆腔生殖系统疾病	女性下腹痛时应注意排除

（四）问一般情况

主要了解患者目前的治疗、精神、饮食、睡眠、大小便等一般情况。注意慢性腹痛与精神因素互为因果，互相影响。

（五）问其他病史

采用助记口诀"过往家人均要旅行社工作"，帮助全科医生规范问诊，详见表7-2-4。

表7-2-4 腹痛患者其他病史问诊内容及临床意义

助记口诀	内容	临床意义（可能性）
过（过）	过敏史：尤其是药物过敏史	容易致敏的药物可引起过敏性紫癜
往（往）	既往史：类似腹痛史、胃肠道疾病史、慢病及其他特殊疾病史、手术史、外伤史	·慢性腹痛注意消化道既往病史 ·有心血管疾病或CVD高危因素：冠心病、主动脉瘤破裂、主动脉夹层、肠系膜动脉闭锁 ·腹部手术导致粘连可与肠梗阻有关
家（家）	家族史：家族疾病情况（包括胃肠道疾病及遗传性胃肠道疾病史）家里人有无类似症状	·IBD、消化道肿瘤有遗传倾向 ·一些罕见病如遗传性血管性水肿、急性间歇性卟啉病可有家族史
人（人）	个人生活史：烟、酒、毒品、锻炼等情况	·酗酒：肝病、急性胰腺炎 ·毒品或阿片类药物应用
均（经）	月经婚育史	·痛经 ·子宫内膜异位症 ·异位妊娠 ·更年期综合征
要（药）	药物：最近服用的药物 下述药物有可能引起腹痛： ·抗菌药物（大环内酯类） ·非甾体抗炎药（NSAID） ·铁剂 ·糖皮质激素	·抗菌药物可引起艰难梭状菌感染，大环内酯内药物易引起腹痛等消化道不良反应 ·NSAID（阿司匹林常用）可引起消化道损伤，如胃炎、PU— ·长期使用糖皮质激素患者可能处于免疫抑制状态，腹痛表现可不典型
旅（旅）	旅行史：最近是否出去旅游，当地是否存在特殊流行病、寄生虫病，食用当地食物（地方多发病），与受污染的水接触，昆虫叮咬	·对感染性病因有意义：胃肠炎、结肠炎 ·注意肠道寄生虫病可能
行（心）	心理健康：情绪、兴趣等	·抑郁所致腹痛部位性质不定，且与精神因素有关，多有睡眠、情绪、兴趣改变
社（社）	社会经济状况	·老年人、急症和有后遗症的患者，要注意是否有照顾者，能否及时发现紧急病情及送医
工作	工作和职业	·注意特殊工种病或职业中毒

（六）探询ICE

包括患者对他/她的症状或健康理解（Idea）、担忧（Concern）和期望（Expectation）。

二、体格检查

腹痛患者全科体格检查流程详见表7-2-5。

表 7-2-5 腹痛患者体格检查流程、内容及临床意义

要素	内容	阳性体征的临床意义（常见原因）
生命体征*	体温	·发热提示感染，如急性胃肠炎、急性阑尾炎
	脉搏	·脉搏加快，注意排除 ACS、主动脉夹层、腹主动脉破裂所致
	血压	·注意排除 ACS、主动脉夹层、腹主动脉破裂
	呼吸	·呼吸急促：严重感染、酸中毒、肺炎（儿童或老年人肺炎易有呼吸急促，咳嗽可不明显）
体型一般情况*	身高、体重、腰围 神志、体位 面容、体态	肥胖、营养不良 ·被动体位：器质性疾病 ·弯腰护腹：急腹症 ·身体前倾坐姿：胰腺炎 ·保持仰卧位姿势不动：腹膜炎 ·精神、反应差：腹痛急危重症 ·恶病质：恶性肿瘤 ·紧张、焦虑：心因性腹痛
皮肤	颜色（是否苍白、黄染、发绀），皮疹，皮下出血*	·苍白、皮肤湿冷：急性大出血、休克 ·注意皮肤黄染、贫血症、带状疱疹、紫癜、蜘蛛痣等皮疹
头颅五官	眼	·黄色瘤：眼周出现黄色沉积物——高脂血症 ·眼睑苍白：明显的贫血 ·巩膜黄染：肝炎/肝硬化/胆道梗阻
	口腔	·口腔溃疡：克罗恩病/腹腔疾病
颈部	淋巴结触诊*	·淋巴结肿大可能提示感染、转移性恶性肿瘤 ·耳部淋巴结-左锁骨上窝淋巴结肿大：胃癌
	颈动脉听诊*	·心血管高危患者应注意检查
	甲状腺触诊*	·甲亢或甲减均有腹痛可能
胸部	心脏听诊*：五个瓣膜听诊区（心率、心律、心音、杂音）	·心血管高危患者应注意检查心脏 ·上腹部疼痛患者应注意检查心脏 ·房颤：肠系膜上动脉闭锁 ·心动过速：严重感染、血容量减少
	肺部听诊*：呼吸音、干湿啰音	·上腹部疼痛患者应注意检查肺部
腹部*	视诊：	·患者手指指示疼痛部位：局限性腹膜刺激征 ·患者手掌指示疼痛部位：内脏痛可能
	1. 腹部外形 2. 皮肤 3. 腹壁静脉 4. 手术瘢痕或伤痕 5. 包块 6. 血管搏动 7. 肠型、蠕动波 8. 特殊体征	·腹部隆起：液体（腹腔积液)/脂肪（肥胖)/粪便（便秘)/疝/胎儿（怀孕） ·舟状腹：恶病质、营养不良 ·皮纹：红色/粉红（新出的）或者白色/亮灰色（慢性的） ·侧腹部瘀青：特纳（Grey Turner）征，提示腹膜后出血（胰腺炎/腹主动脉瘤破裂） ·脐周静脉充盈/曲张：门静脉高压 ·包块/肿块：局部炎症、肿瘤、肠型、内脏疾病 ·腹部中央血管搏动和肿块：腹主动脉瘤
	听诊： 1. 肠鸣音 2. 血管杂音	·肠鸣音减弱或消失：肠梗阻、弥漫性脓毒症；肠鸣音亢进：急性胃肠炎、机械性肠梗阻 ·腹中线脐上区域血管杂音：腹主动脉瘤 ·脐上外侧2～3cm处血管杂音：肾动脉狭窄

续表

要素	内容	阳性体征的临床意义（常见原因）
腹部*	触诊： 1. 从疼痛最轻的区域开始检查 2. 浅部触诊（压痛、反跳痛、肌紧张、肿块） 3. 深部触诊： ✧肿块：位置、大小、形状、均匀度、活动度 ✧肝、胆囊、脾、肾、主动脉、膀胱 ✧腹股沟 叩诊： 1. 肝、脾脏、膀胱区叩诊 2. 移动性浊音及液波震颤	·腹壁紧张：腹膜炎呈弥漫性，局灶性炎症（如憩室脓肿）中呈单侧阳性 ·反跳痛：腹膜刺激（腹膜炎、出血） ·未出疹的带状疱疹患者可触及沿皮区分布的疼痛和感觉过敏 ·包块：定位处组织脏器炎症、肿大、疝、肿瘤 ·脐水平上扩张性搏动包块：腹主动脉瘤 ·麦氏征：阑尾炎 ·墨菲征：胆囊炎 ·移动性浊音：腹腔积液
直肠指检	截石位、左侧卧位、膝胸位或蹲位	·肛管、直肠疾病 ·前列腺、精囊占位性病变，前列腺增生 ·下腹腹腔或骨盆内肿块等行双合诊
妇科检查		·输卵管、子宫或卵巢疾病
手	特殊体征 腋下：淋巴结、色素沉着	·杵状指：炎症/肝硬化/乳糜泻 ·反甲/凹甲：慢性缺铁（缺铁性贫血） ·甲床变白：低蛋白血症（肝衰竭/肠道疾病） ·手掌红斑：肝脏疾病/怀孕 ·掌腱膜挛缩/手掌筋膜增厚：过度饮酒/家族史有关（肝硬化） ·扑翼样震颤：肝性脑病/尿毒症/二氧化碳潴留 ·淋巴结肿大：恶性肿瘤/感染 ·黑棘皮病（色素沉着）：胃肠道腺癌/肥胖
双下肢	关节损害、皮肤损害（如结节性红斑）、双下肢有无水肿	·关节损害注意IBD ·双下肢水肿：心脏、肝、肾疾病，代谢紊乱
神经系统	常规检查肌力、肌张力、病理征、生理反射等	·排除腹型癫痫

注：1. *重点项目；2. 急性腹痛患者应接受生命体征和腹部检查，其他体格检查取决于病史和初步诊断；3. 慢性腹痛患者应接受全面的体格检查。

三、诊断和评估

（一）现患问题的诊断

贯彻安全诊断策略，对头晕的病因诊断时考虑3个问题，详见表7-2-6。

表 7-2-6　腹痛患者诊断的安全诊断策略

要素	思维工具	可能的病因
最可能的诊断（常见病、多发病）	模型识别	·成人急性腹痛：急性胃肠炎、急性阑尾炎、泌尿系结石、非特异性腹痛 ·成人慢性腹痛：IBS、消化性溃疡、胃炎、痛经 ·儿童急性腹痛：疝气、胃肠炎、肠系膜淋巴结炎 ·儿童复发性腹痛：非特异性腹痛
需要排除的严重疾病	V.I.P＋急腹症	急性腹痛： ·V：ACS、腹主动脉瘤破裂、主动脉夹层、异位妊娠破裂、肠系膜动脉闭锁、脾脏梗死、肾脏梗死 ·I：急性胰腺炎、急性腹膜炎、急性胆囊炎、急性输卵管炎、腹腔脓肿、急性肝炎、急性阑尾炎 ·P：消化系统肿瘤（大肠肿瘤、小肠肿瘤、食管瘤、胃肿瘤、胰腺癌、肝癌、胆管癌等）、生殖系统肿瘤（卵巢癌、子宫癌）、泌尿系肿瘤（肾癌、膀胱癌） ·急腹症：胃溃疡/十二指肠溃疡穿孔、肠梗阻（除肿瘤外的其他梗阻疾病）、肠扭转/肠系膜扭转、卵巢囊肿扭转、肝脾破裂/异位妊娠破裂、脾梗死、食管裂孔疝、胆道蛔虫病 ·儿童：肠套叠、急性阑尾炎、肠梗阻 慢性腹痛 ·心血管系统：腹主动脉瘤、肠系膜动脉缺血 ·肿瘤：同急性腹痛 ·严重感染：肝炎、肠结核
需要鉴别的可能病因	解剖定位诊断法 排除法	基于疼痛的解剖定位诊断对腹痛患者鉴别有重要意义： ·从外到内：皮肤疾病*、腹壁软组织（局部感染、包块）、内脏器官（消化系统、泌尿系统、生殖系统）、血管*、淋巴 ·从局部到周边：胸腔*、腹膜后脏器*或腹腔内其他脏器引起腹部某一区域的牵涉痛* ·全身系统性疾病引起的腹痛*：内分泌代谢、中毒、结缔组织疾病等 ·排除器质性疾病再考虑功能性疾病

注：*为容易漏诊误诊的病因。

（二）健康问题的综合评估

对患者存在的其他健康问题进行诊断和评估。

四、全科诊疗计划和健康照顾

共同决策，以患者能够理解和接受的语言说明并执行诊疗和健康照顾方案，以助记口诀"世（解释）卫（安慰）建议（建议）厨房（处方）钻（转诊）研（化验或检查）水（随访）鱼（预防）"，利用谐音提醒全科医生规范诊疗行为，提供全人照顾。具体内容如下：

（一）解释和安慰

1. 认同患者的特殊感受；

2. 告知诊断结果；

3. 解释病情急危缓重；

4. 安慰，给予信心、关怀。本步包含对患者ICE的回应。

（二）建议

患者参与讨论，共同决定（共同决策）进一步诊断和治疗方案。

1. 确定原发病的治疗、处理方案；

2. 危险因素管理：针对不同疾病给予不同的预防建议，如泌尿系结石，则告知多喝水、多运动；如急性胰腺炎，则告知痊愈后注意不暴饮暴食，不酗酒；

3. 鼓励患者规律锻炼；

4. 戒烟限酒、生活规律，改善生活方式。

（三）处方

1. 原发病的治疗和处理

2. 对症止痛治疗

（1）对腹痛患者慎用止痛药，尤其是对老年人不恰当地应用强镇痛药，可能导致肠系膜动脉闭锁、急性胰腺炎或主动脉夹层、动脉瘤破裂等不良后果；

（2）无器质性病变的年轻患者可予以经验性对症治疗，注意观察病情变化。

3. 中医中药及中医适宜技术对功能性腹痛患者有较好辅助疗效。

（四）转诊

当患者出现下述情况应注意及时转诊：

1. 有明显的红旗征象发生，如进行性吞咽困难、消化道出血、腹部包块、体重减轻、贫血、严重全身症状等；

2. 怀疑为上述严重性疾病，如ACS、主动脉夹层、DKA等；

3. 保守治疗无法完全处理的急腹症，如急性阑尾炎、胃肠穿孔、肠梗阻等；

4. 怀疑有器质性疾病，且需要影像、消化道内镜等辅助检查以明确的；

5. 当腹痛持续且经过仔细评估仍然无法得到确切的诊断；

6. 对初步经验性治疗反应不佳；

7. 患者需要接受心理评估或干预的。

（五）化验和检查

全科门诊中多数腹痛患者无须辅助检查，但一些器质性疾病所致腹痛的症状和体征随着时间的变化可发生显著的变化，对有指征的腹痛患者完成必要的辅助检查十分重要，详见表7-2-7。

表 7-2-7　腹痛患者辅助检查项目参考

腹痛病因初步诊断	辅助检查项目选择
急慢性失血性贫血、缺铁性贫血（肿瘤、IBD）	全血细胞计数（CBC）
感染性疾病	CBC、C反应蛋白（CRP）
全身系统性疾病	血沉、血糖、肝肾功能、电解质、淀粉酶等
泌尿系结石、感染	尿常规
消化道出血	大便常规＋隐血试验
异位妊娠	尿妊娠试验（所有的腹痛育龄妇女均应接受）
ACS	心电图（有心血管疾病或CVD高危患者均应做）、肌钙蛋白、心肌酶
肝胆脾脏疾病、泌尿系疾病、盆腔疾病	彩超、腹平片、CT
溃疡穿孔	必要时胸腹部平片/CT、内镜
消化道出血、肿瘤	其他专科检查：如胃肠镜检查如

（六）随访和观察

安排随诊时间，告知患者："如果＊天内不好转，请及时复诊"或"如果出现胸闷、心慌或呕吐、汗出等症状请及时复诊"（安全网）。

（七）机会性预防

适时提供健康照顾，落实国家基本公卫服务：①对慢性健康问题的连续性照顾：针对患者合并存在的高血压、冠心病、糖尿病、慢性阻塞性肺疾病（COPD）、慢性肾脏疾病、肝硬化、脑血管意外后遗症等慢性非传染性疾病进行连续性管理；②根据患者的具体情况，落实国家基本公共卫生服务，提供诊疗过程中的全人健康照顾服务：如孕产妇保健、老年保健、预防接种、传染病报告、癌症筛查等。

（八）结束

对病情复杂的患者，可引导患者确认如下三个问题中的一个或多个：①患者的主要健康问题是什么？②患者应该怎样做？③为什么要这样做？可使用开放式提问请患者复述，如"您能不能总结一下我们今天讨论的重点？或者您还有什么不清楚的吗？"

五、注意事项

1. 腹痛病因复杂多样，全科门诊中多数为良性或自限性，但也可由严重的器质性疾病引起；

2. 腹痛程度与病情的严重程度不完全一致，在老年患者、儿童、糖尿病患者及免疫力缺陷或功能不全的患者，腹痛的程度可能会被低估或者忽略等；

3. 在诊断各种腹痛病因时，病史和体格检查的总体敏感性和特异性较差，尤其是面对良性疾病时，但研究发现无论是单用还是联合针对性辅助检查，病史和体格检查都能比较准确地提示各种严重疾病，因此，全科病史采集和体格检查对确定腹痛的鉴别诊断范围、指导下一步辅助检查有重要临床意义。

（吴 华 徐 锐）

第三节 恶心呕吐

恶心（nausea）和呕吐（vomiting）是临床常见症状，可以单独发生或序贯发生，恶心是一种难受、欲吐的主观感受，呕吐是胃或部分小肠的内容物，通过食管逆流出口腔而排出体外的现象。从某种意义上说，呕吐是机体的一种保护性作用，它可把对机体有害的物质排出体外，但有很多呕吐并非由摄入有害物质引起，甚至可能是危及生命的疾病的先兆。恶心、呕吐的鉴别诊断范围广泛，不仅可出现在消化系统疾病中，而且在其他各个系统疾病中也可以出现。在治疗上只有明确病因，积极治疗原发病，才能彻底缓解症状，如呕吐较为严重，可在治疗原发病的同时，给予止吐药物。恶心呕吐患者的标准化全科诊疗路径如下：

一、病史采集

（一）问主诉

询问患者恶心呕吐的临床特征，使用助记口诀"奇特城市不加班"，利用谐音工具帮助全科医生规范问诊，详见表7-3-1。

表7-3-1　恶心呕吐患者主诉问诊内容及临床意义

助记口诀	问诊主要内容	临床意义（可能性）
奇（起）	起病情况： 1. 急性或慢性起病	·急性呕吐：持续数小时或数日，不超过1个月。常见于消化系统的急性炎症、空腔脏器的急性梗阻、中枢神经系统的疾病、急性心肌梗死、肠系膜动脉缺血、代谢性疾病、急性中毒、咽部受到刺激、内耳前庭功能障碍等 ·慢性呕吐：症状持续至少1个月。常见胃肠运动障碍、代谢性疾病、影响中枢神经系统的疾病、心因性疾病等
	2. 原因和诱因	·既往有高血压或糖尿病的中老年人，出现急性呕吐，应排除急性心肌梗死、糖尿病酮症酸中毒、高血压脑病、脑中风等危及生命的疾病 ·醉酒史、暴饮暴食、不洁饮食、群体发病、农药接触史等信息提示急性酒精中毒、急性胰腺炎、急性胃肠炎、急性食物中毒、农药中毒等 ·上呼吸道病毒感染史、头晕、听力改变提示前庭神经炎 ·用药史和放疗治疗史提示药物或者放疗引起的呕吐 ·育龄妇女停经、晨起症状明显，应排除妊娠

助记口诀	问诊主要内容	临床意义（可能性）
奇（起）	2. 原因和诱因	·压力大时或者某种特定情境下出现症状的，在排除其他原因后，应考虑到心因性的可能 ·随着被动运动或者视觉感知运动而出现症状的（乘车），提示晕动病 ·糖尿病患者出现慢性呕吐应注意胃轻瘫可能
特（特）	性质、特征	·呕吐物是血样：消化性溃疡、食管静脉曲张破裂 ·呕吐物含有部分未消化的食物：胃轻瘫、幽门梗阻 ·呕吐物含有胆汁：高位小肠梗阻 ·呕吐物无胆汁：十二指肠乳头上消化道梗阻 ·呕吐物含有粪质：低位小肠梗阻或结肠梗阻 ·呕吐为喷射样：颅内压增高、幽门梗阻
城（程）	严重程度：是否影响生活、工作	·喷射性呕吐：颅内占位病变、颅内感染、头颅创伤等颅内疾病 ·严重的消化系统疾病：如肠梗阻、急性胰腺炎、前庭性疾病往往呕吐剧烈 ·注意呕吐并发症：体液不足、低钾血症、代谢性碱中毒
市（时）	时间特征：发病时间	·晨起呕吐：妊娠、鼻窦炎、尿毒症、慢性酒精中毒、功能性消化不良 ·餐后即刻呕吐：神经性厌食 ·进食后不久的呕吐：胃溃疡、消化不良、食物中毒 ·餐后较久或数餐后呕吐：胃轻瘫、幽门梗阻 ·周期性呕吐，但间歇性发作：周期性呕吐综合征
不（部）	部位	·反流：食管内容物被动逆行流入口内，而没有与呕吐相关的肌肉活动及先兆恶心症状 ·呕吐：胃内容物从口内强有力地排出，与腹部肌肉和胸壁肌肉收缩有关
加（加）	1. 加重因素 2. 缓解因素	·体位变化后出现或加重：鼻窦炎、中枢前庭或外周前庭疾病
班（伴）	是否有其他伴随症状	
	·发热、寒战	·呼吸系统、消化系统、泌尿系统等感染性疾病
	·腹痛	·应结合腹痛解剖定位从外到内，从局部到周边到全身考虑相应疾病的可能性
	·腹泻	·急性胃肠炎、肠炎
	·体重减轻	·消化不良、恶性肿瘤
	·黄疸、右上腹疼痛	·急慢性肝炎、胆囊炎、胆石症、肝胆恶性肿瘤、急性胰腺炎
	·血尿、剧烈腰痛、尿道刺激症	·肾绞痛、尿路感染
	·腹部绞痛、无肛门排气、排便	·肠梗阻
	·上腹部或中腹部剧烈疼痛、发热、黄疸、休克表现	·急性胰腺炎
	·偏头痛	·周期性呕吐综合征
	·眩晕、眼球震颤	·前庭器官疾病、迷路炎
	·头痛、喷射样呕吐	·青光眼、颅内压增高
	·育龄妇女、停经	·早孕反应

（二）排除红旗征——严重疾病

使用助记口诀"V.I.P"代表血管性疾病、感染性疾病、恶性疾病三类严重疾病，本步流程要求对恶心呕吐患者应注意问诊相关临床表现以排除严重疾病，详见表7-3-2。

表7-3-2　恶心呕吐患者的红旗征及临床意义

助记口诀	红旗征	临床意义（可能性）
V	胸闷、胸痛，心悸、气短	心肌梗死
	呕血	上消化道出血
	血压急剧升高、头痛、视物模糊	高血压脑病
	腹痛、停止排便排气	肠梗阻、小儿肠套叠
V/P	偏身感觉障碍、单侧运动障碍等定位体征；脑干小脑功能失调症状：复视、构音障碍、面部及肢体感觉、运动障碍或共济失调	脑卒中、颅内占位病变
I	头痛、颈项强直、意识改变	脑膜炎、脑炎
	发热、心脏杂音、皮肤瘀点	感染性心内膜炎
	发热、腹痛	急腹症：急性阑尾炎、急性胰腺炎、急性病毒性肝炎、腹膜炎、急性胆管炎
P	体重减轻	消化道恶性肿瘤、其他恶性肿瘤晚期
	乏力、水肿及其他肝肾功能损害表现	肝肾功能衰竭
	呼吸深快、烂苹果味，多尿，疲乏、意识障碍	糖尿病酮症酸中毒
	发热、心动过速、烦躁、大汗	甲亢危象

注：V.I.P 分别为英文单词 Vascular diseases、Infection diseases 和 Pernicious diseases 的首字母。

（三）鉴别诊断

询问相关临床表现以排除容易漏诊误诊的疾病，本步流程提醒全科医生注意鉴别诊断，尤其是以恶心呕吐为主诉，而又容易被忽视的疾病（一般非严重疾病），详见表7-3-3。

表7-3-3　恶心呕吐患者中容易漏诊误诊的疾病及临床表现

疾病	临床表现
胃轻瘫（特发性、糖尿病神经病变、药源性）	恶心、呕吐、腹胀、反复或持续性上腹痛，伴或不伴体重减轻
厌食症	食欲缺乏、体重下降
药物不良反应	服药后出现呕吐
Addison病	皮肤和黏膜色素沉着、喜欢高钠饮食、消瘦、低血压

（四）问一般情况

主要了解患者目前的治疗、精神、饮食、睡眠、大小便等一般情况。

（五）问其他病史

采用助记口诀"过往家人均要旅行社工作"，帮助全科医生规范问诊，详见表7-3-4。

表7-3-4　恶心呕吐患者其他病史问诊内容及临床意义

助记口诀	内容	临床意义（可能性）
过（过）	过敏：是否有过敏史，尤其药物过敏史	—
往（往）	既往史： ・消化系统疾病史： ❖消化道溃疡 ❖胆囊胆管结石 ❖腹部手术史 ・心血管疾病史 ・内分泌病史	・溃疡穿孔、出血、幽门梗阻、胃癌 ・胆道结石可引起急性胰腺炎、胆管炎、胆石症 ・腹部手术可引起肠梗阻 ・急性心肌梗死、高血压脑病 ・糖尿病酮症酸中毒、甲亢危象、Addison病
家（家）	家族史：家族疾病情况	・幽门螺杆菌感染可在家庭内相互感染，引起消化道溃疡发病增加 ・肝豆状核变性患者可有家族史
人（人）	个人生活史：烟、酒、毒品、锻炼等情况	・长期吸烟史：大量摄入尼古丁引起症状 ・饮酒习惯：酒精中毒 ・毒品引起相关的症状
均（经）	月经婚育史	・育龄妇女停经：早孕
要（药）	药物：最近服用的药物，多种药物有可能引起恶心呕吐。 ・不良嗜好 ❖酒精 ❖尼古丁 ❖阿片类药物（如吗啡、可待因） ・心血管及代谢性疾病药物 ❖阿司匹林及其他NSAID类 ❖双膦酸盐类药物 ❖钙通道阻滞剂 ❖二甲双胍、阿卡波糖 ❖降血脂药物 ❖洋地黄 ・抗微生物类药物 ❖大环内酯类、氨基糖苷类抗生素 ❖抗结核药 ・铁制剂 ・口服避孕药 ・抗抑郁药 ・环磷酰胺、环孢素等免疫抑制剂 ・化疗药物	・恶心、呕吐是药物的常见不良反应 ・药源性呕吐多在用药后不久发生，症状的出现与药物的使用呈锁时关系
旅（旅）	旅行史：最近是否出去旅游过，当地是否存在特殊流行病	—
行（心）	心理健康：情绪、兴趣	・抑郁和焦虑均可引起恶心呕吐症状
社（社）	社会经济状况	—
工作	工作和职业	・注意特殊工种病或职业中毒

（六）探询ICE

包括患者对他/她的症状或健康理解（Idea）、担忧（Concern）和期望（Expectation）。

二、体格检查

恶心呕吐患者全科体格检查流程详见表7-3-5。

表7-3-5　恶心呕吐患者体格检查流程、内容及临床意义

要素	内容	阳性体征的临床意义（常见原因）
生命体征	体温*	·发热提示感染性疾病可能
	脉搏*	·脉搏增快：发热、贫血、感染、甲亢危象
	血压*	·血压低：低血容量，电解质紊乱
	呼吸	·深大呼吸：酮症酸中毒、严重感染、器官功能衰竭
体型	身高、体重、腹围	·计算BMI
一般情况	神志*、体位、面容、体态	·意识障碍：酒精中毒、酮症酸中毒、Addison病、甲亢危象、脑膜炎、精神药物滥用
皮肤*	颜色（是否苍白）、发绀、皮疹、皮下出血	·注意贫血症、色素沉着（Addison病）、瘀点和皮疹（重度感染性疾病）、黄疸（急性病毒性肝炎）
头颅五官	12对颅神经检查	·视力视野问题：颅内肿瘤
	眼：眼睑、眼震	·出现眼震提示：前庭疾病和颅脑疾病
	耳：初步的听力检查 外耳道、鼓膜	·听力障碍：梅尼埃病、迷路炎
	鼻：鼻腔、鼻窦压痛*	·鼻窦区压痛：鼻窦炎
	口腔：口唇、口腔	·注意贫血貌、咽后壁分泌物
颈部	颈部视诊	·颈静脉怒张：右心衰竭
	甲状腺触诊*	·结节、肿大：甲状腺功能亢进
	甲状腺听诊	·血管杂音：甲状腺功能亢进
	触诊浅表淋巴结（颈部）	·排除肿瘤、头部或耳感染
胸部	心脏听诊*：五个瓣膜听诊区（心率、心律、心音、杂音）	·如有心脏节律、心音、杂音等阳性体征，应做系统心血管检查排除冠心病、急性心肌炎等
	肺部听诊*：呼吸音、干湿啰音	·排除肺部感染
腹部	视诊*：胃肠型和蠕动波	·胃肠型和蠕动波：幽门梗阻、肠梗阻
	触诊*：腹肌紧张度、压痛、反跳痛、包块、腹腔脏器	·腹部压痛：腹部脏器炎症时可出现对应体表部的压痛，或伴反跳痛 ·振水音：幽门梗阻 ·腹部包块：腹部肿瘤、肝脾大
	叩诊*：肾区、输尿管点叩击痛	·肋脊角叩痛：输尿管结石
	听诊*：肠鸣音	·肠鸣音活跃：急性胃肠炎 ·肠鸣音亢进：机械性肠梗阻 ·肠鸣音减弱或消失：腹膜炎或麻痹性肠梗阻

续表

要素	内容	阳性体征的临床意义（常见原因）
脊柱	脑膜刺激征*（颈强直、Kernig征、Brudz-inski征） 脊柱有无畸形	·颅内感染、颅内肿瘤
四肢	下肢水肿 肌力和肌张力* 不自主运动	·双下肢水肿：右心衰竭 ·颅内肿瘤、脑卒中 ·帕金森病、颅内感染或中毒

注：1. *为建议每次查体应做的重点项目，尤其是初诊患者，此为系统性体格检查的体现；2. 针对具体患者，根据初步诊断做有针对性的体格检查，选择性地完成病情需要的其他体格检查项目。

三、诊断和评估

（一）现患问题的诊断

贯彻安全诊断策略，对恶心呕吐的病因诊断时考虑如下3个问题，详见表7-3-6。

表7-3-6　恶心呕吐患者诊断的安全诊断策略

要素	思维工具	可能的病因
最可能的诊断（常见病、多发病）	模型识别	·所有年龄：急性胃肠炎、晕动症、药物、各种感染 ·新生儿：喂养问题 ·儿童：病毒/细菌感染（中耳炎、尿路感染） ·成人：胃炎、酒精中毒、妊娠、偏头痛
需要排除的严重疾病	V.I.P	·V：心肌梗死、上消化道出血、急性心肌炎、感染性心内膜炎、脑卒中等 ·I：急腹症（急性阑尾炎、急性胰腺炎、腹膜炎、急性胆囊炎、肠梗阻等）、急性病毒性肝炎、脑膜炎、脑炎、败血症等严重感染 ·P：消化道恶性肿瘤、其他恶性肿瘤晚期、器官功能衰竭
需要鉴别的可能病因	模型识别、排除法	·腹部病因 ◇机械性梗阻：胃（贲门失弛缓症*）、肠道、胆道、泌尿道 ◇动力异常：功能性胃肠病、胃轻瘫*（特发性、糖尿病神经病变、药源性）、厌食症 ◇炎症：消化性溃疡、阑尾炎、胆囊炎、肝炎、IBD、胰腺炎、肠系膜缺血 ·内分泌及代谢性病因：Addison病*、甲状旁腺亢进、甲亢、低钠血症 ·神经系统病因：颅内压增高、低颅压、脑积水、脑卒中、脑外伤 ·外周前庭疾病：迷路炎、梅尼埃病、BPPV、晕动病 ·五官疾病*：青光眼、屈光不正 ·感染：消化系统、非消化系统感染 ·中毒：食物、药物 ·药物不良反应* ·抑郁*、焦虑* ·妊娠

注：*为容易漏诊误诊的病因。

（二）健康问题的综合评估

对患者存在的其他健康问题进行诊断和评估。

四、全科诊疗计划和健康照顾

共同决策，以患者能够理解和接受的语言说明并执行诊疗和健康照顾方案，以助记口诀"世（解释）卫（安慰）建议（建议）厨房（处方）钻（转诊）研（化验或检查）水（随访）鱼（预防）"，利用谐音提醒全科医生规范诊疗行为，提供全人照顾。具体内容如下：

（一）解释和安慰

1. 认同患者的特殊感受；
2. 告知诊断结果；
3. 解释病情急危缓重；
4. 安慰，给予信心、关怀。本步包含对患者 ICE 的回应。

（二）建议

患者参与讨论，共同决定（共同决策）进一步诊断和治疗方案：
1. 确定原发病的治疗、处理方案；
2. 注意水电解质紊乱及酸碱失衡；
3. 危险因素管理：避免诱因或加重因素；
4. 戒烟限酒、适当运动、生活规律，改善生活方式。

（三）处方

1. 原发病的治疗和处理；
2. 止吐的药物治疗：多潘立酮、甲氧氯普胺、昂丹司琼、氯丙嗪肌注或口服。

（四）转诊

当患者出现下述临床表现应注意及时转诊：
1. 有上述红旗征，考虑 V.I.P 相关疾病者；
2. 经过仔细评估仍然无法得到确切的诊断；
3. 对适当的药物治疗或其他处理无效时；
4. 呕吐严重、进食少，出现水电解质失衡需要补液者；
5. 诊断明确，需到上级医院进一步治疗时。

（五）化验和检查

根据初步临床诊断，选择合适的辅助检查以帮助明确诊断，详见表7-3-7。

表7-3-7　恶心呕吐患者辅助检查项目参考

恶心呕吐病因初步诊断	辅助检查项目选择
感染	血常规、尿常规、大便镜检
妊娠	尿hCG
全身系统性疾病	血生化：血糖、肝肾功能、电解质、甲状腺功能等
肠梗阻、肠套叠	腹部平片或腹部超声
消化道肿瘤	胃镜或肠镜
怀疑中枢性原因时	头部CT或MRI
怀疑胆囊炎、泌尿系结石	超声检查

（六）随访和观察

安排随诊时间，告知患者："如果＊天内不好转，请及时复诊"或"如果出现胸闷、心慌或肢体无力、原有疼痛加重等症状请及时复诊"（安全网）。

（七）机会性预防

适时提供健康照顾，落实国家基本公卫服务：①对慢性健康问题的连续性照顾：针对患者合并存在的高血压、冠心病、糖尿病、高脂血症、慢性阻塞性肺疾病（COPD）、慢性肾脏疾病、肝硬化、脑血管意外后遗症等慢性非传染性疾病进行连续性管理；②根据患者的具体情况，落实国家基本公共卫生服务，提供诊疗过程中的全人健康照顾服务：如孕产妇保健、儿童保健、老年保健、预防接种、食源性报告、传染病报告、癌症筛查等。

（八）结束

对病情复杂的患者，可引导患者确认如下三个问题中的一个或多个：①患者的主要健康问题是什么？②患者应该怎样做？③为什么要这样做？可使用开放式提问请患者复述，如："您能不能总结一下我们今天讨论的重点？或者您还有什么不清楚的吗？"

（高　蕾）

第四节　便　　血

消化道出血通常表现为呕血或便血，呕血多是急症，而在全科医疗中便血更为常见。便血（hematochezia）指直肠排出红色血液、暗红色血块，可为大便带血或全为血便、黑便或柏油样便，少量消化道出血不会引起大便颜色改变，仅在大便隐血试验呈阳性，为隐血便。便血可由消化道的急慢性炎症、机械性损伤、血管病变、肿瘤等因素引起，也可因邻近器官的病变和全身性疾病累及消化道所致。根据病史、体格检查和便血的颜色、性状可以初步判断消化道出血的位置和出血量，判断出血的严重程度、持续时间以及寻找出血原因。

全科医生接诊便血患者时，首先应对出血严重程度进行初步评估，如存在血流动力学不稳定或大量失血表现应进入急救流程；对初步评估无生命危险的患者再按全科诊疗流程采集病史、体格检查等常规处置，便血患者的标准化全科诊疗路径如下：

一、病史采集

（一）问主诉

询问患者血尿的临床特征，使用助记口诀"奇特城市不加班"，利用谐音工具帮助全科医生规范问诊，详见表7-4-1。

表7-4-1　便血患者主诉问诊内容及临床意义

助记口诀	问诊主要内容	临床意义（可能性）
奇（起）	起病情况： 1. 急性或者慢性	·急性起病：中下消化道急性感染性疾病（细菌性、病毒性、真菌性）、憩室炎、急性胆囊炎、急性胰腺炎、肛裂、肛息肉切除、瘘、痔、肠道血管病变出血（缺血、血管瘤、血管发育不良）、肠套叠、急性肠梗死、阿司匹林等NSAID类药物的不良反应、胃食管静脉曲张 ·慢性病程：消化道肿瘤、消化道邻近器官肿瘤或脓肿、炎症性肠病、慢性消化道感染（结核、寄生虫）消化性溃疡、肝硬化、药物不良反应
	2. 原因和诱因	·既往消化道出血史或其他消化道疾病提示本次出血的可能病因 ·起病前剧烈呕吐：呕吐导致食管下段黏膜撕裂出血 ·特殊服药史：如服用止痛药、阿司匹林等NSAID药物可能导致急性胃黏膜病变出血；服用铁剂铋剂导致大便颜色变黑，但是不一定是消化道出血 ·特殊食物史：如紫红色火龙果等或者添加红色色素的食物导致大便颜色变红并不一定是消化道出血
特（特）	性质、特征 1. 便血颜色、性状 2. 大便的形状 3. 大便与血的关系	·黑便、柏油样便：上消化道出血（急性或慢性）或慢性下消化道出血 ·红色血便：下消化道出血或上消化道大量出血，其中鲜红色血便多来自左半结肠、直肠或肛管病变；暗红色、果酱样或咖啡色血便多来自右半结肠、小肠或大量的上消化道出血 ·鲜红色血便附于粪便表面：多为肛管、直肠和左半结肠病变，如痔、肛裂、息肉、溃疡和肿瘤等 ·血与粪便混合伴有黏液者，多为慢性结肠炎、息肉或癌；黏液血便或脓性黏液血便者应考虑溃疡性结肠炎、痢疾、肠道血吸虫病 ·隐血便：所有引起消化道出血的疾病都可以发生隐血便 ·溃疡性结肠炎常表现为血性腹泻 ·肠道急性感染多为腹泻便中杂有血丝或大便隐血阳性 ·排便结束时见鲜红色血液覆于大便上、血液滴下或染在厕纸上多见于痔和肛裂

助记口诀	问诊主要内容	临床意义（可能性）
城（程）	严重程度： 询问提示消化道大量出血或者提示患者病情严重的相关症状	·慢性便血注意是否伴有贫血症状 ·急性便血注意血流动力学不稳甚至失血性休克症状 ✧急性失血达20%或以上通常会引起休克的体征，如心动过速、低血压、晕厥和出汗；年轻患者在发展到休克之前，可能代偿较好，能耐受较大量的血液丢失 ✧大量失血患者会出现焦虑和恐惧情绪，大量出血也会继发心肌缺血，注意判断其恐惧的真实原因 ·老年患者可能同时患有心血管疾病、出血、低血压或贫血，会使不良事件风险增加 ·慢性肝病患者可能由于门静脉高压和凝血功能障碍而出现严重出血，出现并发症（如肝性脑病等）的风险增加
市（时）	时间特征： 1. 便血开始时间 2. 最后一次便血时间 3. 便血的频率或次数	·4~6小时内反复黑便或便血提示出血持续存在可能导致大量失血 ·近4~6小时无黑便或便血提示出血可能已经停止或变慢 ·注意随时间变化血便的变化情况： ✧颜色变化：例如大便由黑色变成黄色提示出血基本控制；由黑色变成暗红色提示出血量增加等 ✧形状变化：如大便由成形发展为不成形，提示可能出血增加；由不成形红/黑大便发展为成形黑/黄大便提示可能出血控制等
不（部）	部位	·上消化道出血：出血来自Treitz韧带近端，即食管、胃或十二指肠；表现为呕血、黑便或便血 ·下消化道出血：出血来自Treitz韧带远端，即小肠（5%）或结肠（95%），大多表现为便血 ·上下消化道出血症状会有重叠，注意鉴别
加（加）	1. 加重因素 2. 缓解因素	·血便变化情况与某些特殊活动的关联性
班（伴）	伴随症状： ·呕血 ·头晕、心慌、冷汗 ·腹痛 ·慢性腹泻 ·反酸 ·吞咽痛 ·吞咽困难 ·消化不良（上腹部不适或疼痛） ·黄疸、巩膜黄染、腹腔积液、男性乳房增大、肝大等慢性肝病表现 ·血性腹泻 ·用力排便、便秘 ·里急后重者 ·发热	·上消化道出血 ·短时间内大量失血 ·溃疡性结肠炎、出血性坏死性肠炎、憩室炎、肠系膜动脉栓塞、肠套叠 ·既往规律性上腹部疼痛：消化性溃疡出血（便血常见病因） ·炎症性肠病可能 ·可能有糜烂性食管炎伴出血 ·药物引起食管溃疡，或巨细胞病毒、念珠菌、疱疹病毒等感染引起的食管溃疡伴出血 ·食管肿瘤伴出血 ·消化性溃疡或糜烂性胃炎引起的出血可以有上腹部不适症状，也可能没有症状 ·可能是肝硬化使食管静脉曲张破裂出血导致便血，少量出血仅出现黑便，出血量大可出现呕血、暗红色稀便等 ·感染性腹泻或炎症性肠病（溃疡性结肠炎、克罗恩病）等，持续症状大于2周提示炎症性肠病可能性较大 ·需排除结肠或直肠肿瘤、痔、宿便性溃疡等疾病后，注意痔疮或肛裂导致便血可能 ·痢疾、直肠癌 ·急性传染病、急性出血性坏死性肠炎、溃疡性结肠炎、克罗恩病、肠道恶性肿瘤

（二）排除红旗征——严重疾病

此处使用助记口诀"V.I.P"代表血管性疾病、感染性疾病、恶性疾病三类严重疾病，本步流程要求全科医生注意在便血患者的诊疗中排除这三类严重疾病的临床表现，详见表7-4-2。

表7-4-2　便血患者的红旗征及临床意义

助记口诀	红旗征	临床意义（可能性）
V	呕血	活动性大量上消化道出血，可能危及生命
	头晕、心悸	合并血流动力学不稳定甚至失血性休克
	剧烈腹痛	肠系膜血管阻塞、肠套叠、肠梗阻等
V	下腹部或中腹部疼痛急性发作	溃疡穿孔、肠系膜或结肠缺血
I	发热、寒战	肠道传染病、炎症性肠病继发感染
	流行学病史	肠道传染病细菌性痢疾、伤寒、副伤寒等
P	食欲/体重下降、吞咽困难、排便习惯改变	消化道肿瘤：食管癌、胃癌、结肠癌、直肠癌等
	皮肤、黏膜等全身多部位出血	再生障碍性贫血、急性白血病、血友病等血液系统疾病或肝肾功能衰竭
P	腹部包块	肠道/腹腔肿瘤

注：助记口诀V.I.P分别为英文单词Vascular diseases，Infection diseases和Pernicious diseases的首字母。

（三）鉴别诊断

询问相关临床表现以排除容易漏诊误诊的疾病，本步流程提醒全科医生注意鉴别诊断，尤其是以便血为主诉，而又容易被医生忽视的疾病（一般非严重疾病），详见表7-4-3。

表7-4-3　便血患者中容易漏诊误诊的疾病及临床表现

病因	临床表现
小肠出血：憩室、血管异常、溃疡、肿瘤	小肠出血病因不易判断，需转诊完善相关影像学检查明确诊断
口腔、鼻咽、喉、气管、支气管、肺等部位出血	口腔、鼻咽、喉、气管、支气管、肺等部位出血，被吞咽，从肛门排出，注意探询相应的临床表现
假性便血：食物、药物导致大便颜色改变	口服某些中草药、铁剂、铋剂可使大便呈暗褐色 食用过多肉类、猪肝、动物血后大便可变成暗褐色，隐血试验阳性，调整饮食后转阴 进食红色火龙果导致大便变红

（四）问一般情况

询问目前的治疗、精神、饮食、睡眠、大小便等一般情况。

（五）问其他病史

采用助记口诀"过往家人均要旅行社工作"，利用谐音帮助全科医生规范问诊，详见表7-4-4。

表7-4-4 便血患者其他病史问诊内容及临床意义

助记口诀	内容	临床意义（可能性）
过（过）	过敏：是否有食物、药物过敏史	·20%~30%过敏性紫癜出现消化道出血
往（往）	既往史	·识别可能影响后续处理的共存疾病
	·既往消化道出血史	·既往消化道出血史或其他消化道疾病提示本次出血的可能病因
	·消化性溃疡病史	·50%上消化道出血归因于消化性溃疡
	·消化道或其他脏器恶性肿瘤史	·慢性肝炎或者肝硬化等病史：食管胃底静脉曲张破裂出血
		·肿瘤复发或消化道浸润、转移
	·憩室炎病史	·憩室炎出血
	·炎症性肠病史	·炎症性肠病出血
	·放疗史	·放疗性直肠炎或食管炎
	·心血管疾病（如冠心病、周围动脉疾病史）	·冠状动脉疾病或周围动脉疾病可增加缺血性肠疾病引起消化道出血风险
	·慢性肝肾疾病史	·肝肾功能衰竭
	·消化道手术史（如近期消化道息肉切除术）	·有消化道手术史，吻合口出血常见
	·其他特殊病史	—
家（家）	家族史：家族疾病情况。包括家庭成员是否存在幽门螺杆菌感染、具有遗传倾向的肠道肿瘤家族史、家族心血管疾病史等	·幽门螺杆菌感染
		·注意询问具有遗传倾向的肠道肿瘤家族史
人（人）	个人生活史：饮食习惯，抽烟、饮酒、毒品摄入情况，锻炼等	·既往有吸毒史考虑是否存在丙型肝炎等引起的肝硬化，导致消化道出血
		·长期饮酒考虑是否导致酒精性肝硬化
均（经）	月经婚育史	·排除月经污染大便
		·怀孕中后期或产后出现便血，考虑是否存在痔疮
要（药）	药物：最近服过的药物 下述药物有可能引起消化道出血：	·如服用止痛药、阿司匹林等非甾体类抗炎药可能导致急性胃黏膜病变出血，尤其是既往有消化系统疾病史患者
	·阿司匹林、布洛芬等非甾体类抗炎药	
	·氯吡格雷、替格瑞洛等抗血小板药	·胃十二指肠、小肠或近端结肠糜烂或消化性溃疡；由于抗血小板作用，可能会增加消化道出血可能
	·抗凝药：肝素、华法林	·抗凝药不会直接导致消化道出血，但会加剧消化道已经存在的病灶出血情况
	·免疫抑制剂	·长期使用免疫抑制剂或抗生素可导致肠道机会性感染（巨细胞病毒、单纯疱疹病毒、念珠菌）
	·近期使用抗生素	
	·阿仑膦酸钠等双膦酸盐	·双膦酸盐类药物引起食管损害是常见不良反应
	·铁剂、铋剂	·服用铁剂、铋剂导致大便颜色变黑，但是不一定是消化道出血
旅（旅）	旅行史：最近是否出去旅游过，当地是否存在特殊流行病	·感染性腹泻
		·注意血吸虫疫区旅游史（血吸虫性肝硬化）
行（心）	心理健康：情绪、兴趣等	—
社（社）	社会经济状况	·经济、居住条件差是否存在肠结核可能
工作	工作和职业	·注意特殊职业病或职业中毒：如久坐的工作易导致痔疮；医务人员是否接触过艾滋病患者而被感染等

（六）探询ICE

包括患者对他/她的症状或健康理解（Idea）、担忧（Concern）和期望（Expectation）。

二、体格检查

便血患者体格检查流程详见表7-4-5。

表7-4-5　便血患者体格检查内容及临床意义

要素	内容	阳性体征的临床意义（常见病因）
生命体征	体温*	·体温升高：感染、大量消化道出血的吸收热
	脉搏* 血压*（立卧位血压）	·脉搏>100次/分或仰卧位收缩压<100mmHg：提示血管内血容量大量丢失（>20%），需要立即补液治疗 ·轻至中度低血容量：静息状态下心动过速 ·血容量丢失10%～20%：直立性低血压（从卧位变为立位时，收缩压降低20mmHg以上或舒张压降低10mmHg以上） ·血容量至少丢失40%：仰卧位低血压
	呼吸	·失血性贫血、紧张、恐惧可导致呼吸频率增快
体型	身高、体重、腹围	·肿瘤、慢性消化系统疾病患者体重下降、消瘦
一般*情况	神志、面容、体位、步态	·消化道出血会诱发和加重肝性脑病的发生或者严重失血导致血流动力学不稳定影响神志、步态 ·贫血貌、慢性肝病面容、肾病面容
皮肤*	颜色（苍白、黄染）、皮疹、皮下出血、注射针孔	·皮肤表面是否存在蜘蛛痣、肝掌、色素沉着、皮肤巩膜黄染等慢性肝病表现 ·皮肤瘀点、淤血提示血液系统疾病 ·皮肤表面是否存在针孔，排除静脉注射毒品导致的肝硬化、艾滋病等相关疾病
淋巴结	颈部、腋窝、腹股沟*等浅表淋巴结触诊	·排除肿瘤
头颅五官	眼：眼睑	·睑结膜是否黄染、眼睑是否苍白
	鼻：鼻	·鼻腔是否有血迹
	口腔：口唇、口腔	·口腔溃疡：克罗恩病、腹腔疾病
颈部*	甲状腺触诊	·肿大
胸部	心脏听诊：五个瓣膜听诊区（心率、心律、心音、杂音）	·是否有心脏节律、心音、杂音等阳性体征，注意合并心血管疾病
	肺部听诊：呼吸音、干湿啰音	—
腹部*	视诊：腹部外形、手术瘢痕、胃肠型及蠕动波、腹壁静脉 触诊：腹肌紧张度、包块、压痛、反跳痛、肝脾触诊	·腹部隆起：腹腔积液、肥胖、内脏肿瘤 ·舟状腹：恶病质、营养不良 ·腹壁紧张：腹膜炎呈弥漫性，局灶性炎症（如憩室脓肿）呈单侧阳性 ·压痛、反跳痛：腹膜刺激（局部炎症、出血） ·腹部包块：定位处为组织脏器炎症、肿大、疝、肿瘤，包括肠结核、克罗恩病、肝脓肿、肠道肿瘤、肠梗阻、肠套叠

续表

要素	内容	阳性体征的临床意义（常见病因）
腹部*	叩诊：叩击痛、移动性浊音 听诊：肠鸣音、振水音 直肠指检 妇科检查（必要时）	·肝区叩击痛、包块：肝癌 ·胃癌、肠癌、贫血、消瘦、恶病质可出现腹腔积液 ·指套鲜红色血染或触及肿物：痔或直肠肿瘤
四肢	水肿* 股动脉搏动* 肌力、肌张力 膝反射*/踝反射	·慢性肝功能衰竭、肾功能衰竭引起的低蛋白血症可出现下肢凹陷性水肿，常为对称性 ·排除外周血管疾病 ·神经系统功能受损 ·神经系统功能受损

注：*为体现系统体格检查，尤其是初诊患者；针对具体患者，应根据初步诊断做有针对性的体格检查，选择性地完成病情需要的其他详细的体格检查项目。

三、诊断和评估

（一）消化道出血严重程度的评估

对出血严重程度进行初步评估，以确定是否需要紧急处置和转诊：

1. 评估出血量；
2. 评估出血是正在进行还是已经停止；
3. 评估是上消化道还是下消化道出血。

（二）便血的病因诊断

贯彻安全诊断策略。对患者便血的病因诊断时考虑3个要素问题，详见表7-4-6。

表7-4-6　便血患者病因诊断的安全诊断策略

要素	思维工具	可能的病因
最可能的诊断（常见病、多发病）	模型识别	·痔或肛裂、肛瘘 ·消化性溃疡伴出血 ·非甾体类抗炎药引起的应激性胃炎
需要排除的严重疾病	V.I.P	·V：肠系膜血管阻塞、肠套叠、肠梗阻、溃疡穿孔、肠系膜或结肠缺血 ·I：肠道传染病、炎症性肠病继发感染 ·P：消化道肿瘤：食管癌、胃癌、直肠癌等 ·P：全身性出血性疾病：血小板减少性紫癜、肾综合征出血热、血液病 ·P：肝肾功能损害：食管胃底静脉曲张破裂出血、肝肾功能衰竭
需要鉴别的可能病因*	排除法	·小肠出血：憩室、血管异常、溃疡、肿 ·口腔、鼻咽、喉、气管、支气管、肺等部位出血 ·食物、药物导致的大便颜色改变

注：*思考本问题时应结合患者临床特点进行必要的鉴别诊断，尤其应注意上述容易漏诊误诊的疾病。

（三）患者健康问题的综合评估

对患者存在的其他健康问题进行诊断和评估。

四、全科诊疗计划和健康照顾

共同决策，以患者能够理解和接受的语言说明并执行诊疗和健康照顾方案，以助记口诀"世（解释）卫（安慰）建议（建议）厨房（处方）钻（转诊）研（化验或检查）水（随访）鱼（预防）"，利用谐音提醒全科医生规范诊疗行为，提供全人照顾。具体内容如下：

（一）解释和安慰

1. 认同患者的特殊感受，应表现出关注和理解；
2. 告知诊断结果；
3. 解释病情急危缓重；能否或如何排除"红旗征"及背后的严重疾病；
4. 安慰，给予信心、关怀。本步包含对患者ICE的回应。

（二）建议

患者参与讨论，共同决定进一步诊断和治疗方案。
1. 确定原发病的治疗、处理方案。
2. 慢性便血或反复发作便血患者危险因素管理：避免口服对消化道黏膜有伤害的NSAID类药物或食物；既往有食管胃底静脉曲张的患者建议避免进食粗糙食物；痔疮出血或肛裂出血患者建议日常可大量饮水和进食大量富含纤维食物，保持大便通畅，食物改善便秘症状不明显时可以使用药物干预。
3. 鼓励患者参加力所能及的运动，提高体力。
4. 戒烟限酒、生活规律，改善生活方式。

（三）处方

门诊治疗适合一些低危的便血患者，主要是针对社区全科能够处理的原发病的治疗，大部分消化道出血引起的便血可以自行停止，持续出血的应及时转诊明确病因，予以紧急止血和对因处置。

（四）转诊

当便血患者出现下述情况应注意及时转诊：
1. 伴有明显呕血；
2. 出现血流动力不稳定表现（低血压、心动过速、直立性低血压、晕厥）；

3. 便血无法控制，持续出血；

4. 当反复便血且经过仔细评估仍然无法得到确切的诊断；

5. 存在提示恶性肿瘤的症状，如全身症状、贫血或排便频率、粪便粗细或稠度改变；

6. 老年患者尤其是合并心血管疾病、糖尿病、出血性疾病；

7. 合并慢性肝病；

8. 家族性息肉病或遗传性非息肉性结肠癌综合征且有经直肠出血症状的患者。

（五）化验和检查

根据初步临床诊断，选择合适的辅助检查以帮助明确诊断，详见表7-4-7。

表7-4-7　便血患者辅助检查参考项目

便血病因初步诊断	辅助检查项目选择
贫血、感染性疾病、大便潜血、肠道寄生虫感染、血液系统疾病	CBC、尿常规、大便常规及OB试验
结核、肿瘤、结缔组织病、感染	CBC、CRP、大便常规及OB试验、超声检查
肝功能判断是否存在肝功能失代偿，全身系统性疾病	CBC、大便常规及OB试验、血生化（血糖、肝肾功能、电解质）
腹腔是否存在异常肿块	CBC、大便常规及OB试验、超声检查
发作性低血压	CBC、大便常规及OB试验
肠梗阻	CBC、大便常规及OB试验、腹部正侧位X线（怀疑肠梗阻时）
小肠出血、其他消化道出血等	CBC、大便常规及OB实验、内镜检查：胃镜、肠镜或者胶囊内镜等可通过小肠X线气钡双重对比造影、^{99m}Tc红细胞核素显像、选择性血管造影

（六）随访和观察

指导居民观察是否存在便血，排便时注意观察以下地方是否有血液：①擦拭后的厕纸上；②如厕后的马桶中；③大便表面或混杂于大便中。告知居民，有时，血便看上去更像黑柏油。若出现以上情况考虑存在血便，需要及时就医。

安排随诊时间，告知患者："如果*天内不好转，请及时复诊"或"如果出现便血量增多、头晕、胸闷、心慌或其他自己无法判断的异常症状请及时复诊"（安全网）。

（七）机会性预防

适时提供健康照顾，落实国家基本公卫服务。①对于大于40岁男性建议其咨询家庭医生相关肠镜筛查事项（有家族史的提前筛查）；②对慢性健康问题的连续性照顾：针对患者合并存在的高血压、冠心病、糖尿病、COPD、慢性肾脏疾病、肝硬化、脑血管意外后遗症等慢性非传染性疾病进行连续性管理；③根据患者的具体情况，落实国家基本公共卫生服务，提供诊疗过程中的全人健康照顾服务：如孕产妇保健、老年保健、预防接种、传染病报告、癌症筛查等。

（八）结束

对病情复杂的患者，可引导患者确认如下三个问题中的一个或多个：①患者的主要健康问题是什么？②患者应该怎样做？③为什么要这样做？可使用开放式提问请患者复述，如"您能不能总结一下我们今天讨论的重点？或者您还有什么不清楚的吗？"

（吴　华　周贝丽）

第五节　便　秘

便秘（constipation）是普通人群中最常见的消化道症状，表现为粪便干结、排便困难，粪便重量和次数减少。如不存在引起便秘的器质性病变则多为功能性便秘，临床上常见，继发性便秘可由多种器质性疾病引起（如神经源性、全身性疾病或药物不良反应等），应注意鉴别其病因。便秘患者的标准化全科诊疗路径如下：

一、病史采集

（一）问主诉

询问便秘的临床特征，使用助记口诀"奇特城市不加班"，利用谐音工具帮助全科医生规范问诊，详见表7-5-1。

表7-5-1　便秘患者主诉问诊内容及临床意义

助记口诀	问诊主要内容	临床意义（可能性）
奇（起）	起病情况 1. 如何起病 2. 原因或诱因	·幼年起病提示病因与先天因素有关 ·近期发病多为肠道器质性病变或饮食环境因素改变所致
特（特）	性质、特征： ·排便习惯 ·频率 ·大便物理性状	·功能性便秘老年人、儿童发病率高 ·直肠便秘者排出的粪便多为粗大块状，结肠便秘则多为小粒，类似羊粪状 ·一些较为特异的表现，如长时间用力排便，直肠胀感，排便不尽感、用手帮助排便常提示盆底出口病变
城（程）	严重程度： 对生活的影响、困扰	
市（时）	时间特征 1. 病程：慢性（≥6个月） 2. 时间规律： 持续性还是间断性	·急性便秘多考虑器质性 ·慢性便秘原因复杂，其中功能性便秘常见

续表

助记口诀	问诊主要内容	临床意义（可能性）
不（部）	部位	便秘患者无须询问
加（加）	加重缓解因素	
班（伴）	伴随症状 ·腹胀、上腹饱胀不适 ·腹痛 ·恶心、呕吐 ·食欲不振 ·体重不增 ·排便疼痛 ·便血	·儿童便秘常因粪便梗阻引发肠痉挛出现腹痛、腹胀、食欲不振、呕吐等症状，排便后可缓解 ·便秘患儿常合并泌尿系异常，如尿失禁、夜间遗尿及泌尿系感染 ·便秘老年人出现腹痛、腹胀伴恶心、呕吐，要注意粪便梗阻引发的机械性肠梗阻 ·便秘患者可出现上腹饱胀不适、嗳气、恶心、腹痛、腹鸣、排气多等胃肠运动功能紊乱表现 ·伴有排便疼痛者提示肛管附近有病变，而排便无痛却伴有血和黏液者则多为结、直肠腔内病变 ·长期便秘在部分患者可出现轻度"毒血症"症状，如食欲不振、口苦、精神萎靡、头晕乏力、全身酸痛等 ·少数病例有臀部、大腿后侧隐痛与憋胀感觉，是由于粪块压迫第三、四及五脊神经根前支所致

（二）排除红旗征——严重疾病

便秘患者应排除肿瘤性疾病，本步流程主要要求医生在诊疗中，应注意排除便秘相关肿瘤以及肠结核的临床表现，详见表7-5-2。

表7-5-2 便秘患者的红旗征及临床意义

红旗征	临床意义（可能性）
便血或大便潜血试验阳性	消化道肿瘤（结肠癌）、肠结核
中老年，既往排便习惯规律，逐渐发生顽固性便秘	结肠癌
体重下降	消化道肿瘤、盆腔脏器肿瘤、肠结核
慢性低热	肠结核、消化道肿瘤
老年人急性便秘	排除器质性疾病

（三）鉴别诊断

询问相关临床表现以排除容易漏诊误诊的疾病，本步流程提醒全科医生注意鉴别诊断，尤其是以便秘为主诉，而又容易被医生忽视的疾病（一般非严重疾病），详见表7-5-3。

表7-5-3 便秘患者中容易漏诊误诊的疾病及临床表现

疾病	临床表现
糖尿病并发自主神经损伤	长期糖尿病史
帕金森病	老年人出现震颤、肌强直及运动减少
多发性硬化症	青、中年女性出现神经炎、球后视神经炎、眼肌麻痹、肢体瘫痪、震颤、锥体束征、共济失调或精神症状等多种症状

续表

疾病	临床表现
先天性巨结肠	年幼开始就有顽固性便秘
炎症性肠病	腹泻和便秘交替出现，伴有腹痛和/或腹胀
肠结核	可有腹泻和便秘交替出现，腹痛、腹部包块、体重下降、盗汗
痔疮	痔疮和便秘互为因果，注意先后顺序
甲减	心血管、消化、运动、神经等多个系统功能减低表现

（四）问一般情况

主要询问患者目前的治疗、精神、饮食（食欲、结构、量）、睡眠、小便等一般情况。

（五）问其他病史

采用助记口诀"过往家人均要旅行社工作"，利用谐音帮助全科医生规范问诊，详见表7-5-4。

表7-5-4 便秘患者其他病史问诊内容及临床意义

助记口诀	内容	临床意义（可能性）
过（过）	过敏史：尤其药物过敏	
往（往）	既往史：既往类似便秘、腹部及会阴手术史、消化系统、神经系统及其他系统慢性病史	· 腹部及会阴手术史应予记录，并问明与便秘发生的关系 · 损伤结肠运动神经的全身性或神经疾病
家（家）	家族史：包括家族成员有无类似症状	· 结肠癌、炎症性肠病可有家族史
人（人）	个人生活史：饮食习惯、运动、烟酒等不良嗜好	· 不良饮食和便秘高度相关：功能性便秘或继发性便秘可加重
均（经）	月经婚育史：生育期妇女末次月经	· 便秘是妊娠期妇女常见的症状
要（药）	药物： · 钙通道阻滞剂 · 铁剂、硫糖铝、钙剂 · 阿片类镇痛剂 · 抗胆碱能药、抗组胺药 · 止惊药、抗抑郁药、抗精神病药、5-HT_3受体拮抗剂等	· 多种药物可引起便秘，详细的用药史，尤其是开始使用某种药物与出现便秘之间的时间关系
旅（旅）	旅行史：最近是否出去旅游过，当地是否存在特殊流行病	
行（心）	心理健康	· 抑郁、焦虑易有便秘，患者可有失眠、多虑、容易紧张或心境低落、兴趣丧失等
社（社）	社会经济状况	· 功能性便秘与社会、心理因素密切相关
工作	工作和职业	· 注意特殊职业病或重金属中毒

（六）探询ICE

包括患者对他/她的症状或健康理解（Idea）、担忧（Concern）和期望（Expectation）。注意部分功能性便秘患者可有心理障碍。

二、体格检查

便秘患者全科查体时注意：①系统性体格检查：初诊患者应有系统性体格检查，即全身各系统均应涉及，但如无特殊情况（根据病史指引）则以完成各系统基本检查即可；②针对性体格检查：根据患者症状/健康问题以及初步判断，对患者做有重点的针对性体格检查，详见表7-5-5；③如考虑继发性便秘，应注意是否存在可能的基础疾病的阳性体征，多数功能性便秘患者通常体征不明显。

表7-5-5 便秘患者体格检查流程、内容及临床意义

要素	项目	阳性体征的临床意义（常见病因）
生命体征*	体温 脉搏 血压 呼吸	·发热：感染、肿瘤、系统性风湿疾病 ·心率偏慢：注意甲减可能 ·注意合并高血压
体型	身高*、体重*、腰围	·消瘦：恶性肿瘤、结核、艾滋病等消耗性疾病
一般情况	神志、反应	·紧张、激动：焦虑等心因性疾病 ·萎靡：抑郁
	面容*	·甲减面容：颜面苍白而蜡黄，面部水肿，目光呆滞，眼睑松肿，表情淡漠，吐词含混
	体位*	·体位异常：腹部疾病、脊柱问题
	步态	·慌张步态：帕金森病
皮肤*	颜色（是否苍白）、发绀、皮疹、皮下出血	·贫血征、蜘蛛痣、肝掌、黄疸等提示相应基础疾病
淋巴结	颈部、腹股沟*	·肿大、触痛：恶性肿瘤、血液系统疾病、艾滋病、结核
头颅五官	眼	·眼睑苍白：贫血
	耳、鼻、口腔	
颈部	甲状腺触诊*	·结节、肿大：甲减
胸部	心脏听诊*：五个瓣膜听诊区（心率、心律、心音、杂音）	·如有心律、心音、杂音等阳性体征，应做系统心血管检查
	肺部听诊：呼吸音、干湿啰音	·排除肺部感染
腹部*	视诊：肠型、蠕动波	
	触诊：腹肌紧张度、压痛、包块	·少数便秘患者左下腹可有深压痛 ·部分便秘患者可触及潴留粪便所致无痛性包块，稍活动

续表

要素	项目	阳性体征的临床意义（常见病因）
腹部*	叩诊和听诊	·如怀疑消化系统疾病应做系统的腹部视、触、叩、听检查
肛门检查* 体位：左侧卧位， 双髋屈曲90°	视诊：痔脱垂、肛裂、瘘口、肛周炎症、污便、血迹等 是否直肠脱垂或膨出（必要时蹲位检查）	·肛门有缝隙或肛门不对称：提示有神经系统病变损害括约肌
	直肠指检 括约肌张力评估：正常、减弱、升高	·张力增高提示内括约肌痉挛，张力较低提示内外括约肌神经功能异常
	直肠压痛、包块、狭窄	·下消化道及盆腔疾病
	排便协调失调检查	·评估耻骨直肠肌及肛门括约肌的反应，识别可能存在排便协调失调的患者
脊柱	畸形、压痛	·注意脊椎损伤、退行性变、结核、肿瘤等压迫骶神经或马尾神经
	肛管刺激反应（有明确脊神经损伤时做）	·高位脊髓损伤时结肠反射完好，手指刺激肛管常可触发排便，低位脊神经损伤则结肠反射消失
四肢	肌力、肌张力	·帕金森病、低钾血症
	震颤	·帕金森病
神经系统	共济运动	·疑有中枢或周围性神经系统疾病时应系统检查
	腹部下肢皮肤浅感觉	
	腹壁反射	
	膝跳反射*	

　　注：1. *为体现系统体格检查，尤其是初诊患者；2. 针对具体患者，应根据初步诊断做有针对性的体格检查，选择性地完成病情需要的其他详细的体格检查项目。

三、诊断和评估

（一）现患问题诊断

　　贯彻安全诊断策略，对患者便秘的病因诊断时考虑如下3个问题，详见表7-5-6。

表7-5-6　便秘患者病因诊断的安全诊断策略

要素	思维工具	可能的病因
最可能的诊断 （常见、多发病）	模型识别	·功能性便秘 ·药物不良反应
需要排除的严重疾病	V.I.P	·肠结核 ·消化系统肿瘤、腹腔、盆腔肿瘤 ·骶神经损伤、脊神经损伤
需要鉴别的可能病因	基于病因分类的穷极推理	·器质性疾病引起的便秘： ◇损伤结肠运动神经功能的疾病：糖尿病*、先天性巨结肠*、假性肠梗阻、多发性硬化*、脊髓损伤、帕金森病*

续表

要素	思维工具	可能的病因
需要鉴别的可能病因	基于病因分类的穷极推理	✧消化系统疾病：IBD*、肠梗阻、结肠肿瘤、结肠粘连、痔疮 ✧其他：甲减*、低钾血症*、神经性厌食、垂体功能减退、肌强直性营养不良 ·药物性便秘*、重金属中毒 ·精神心理因*：抑郁、焦虑、强迫症等心理障碍 ·功能性便秘：长期卧床、年老体弱、营养不良、肥胖、怀孕、不良饮食习惯、进食过少、不良排便习惯、滥用泻剂、环境改变、精神紧张或有大的生活事件因素、活动减少

注：*为容易漏诊误诊的病因。

（二）健康问题的综合评估

对患者存在的其他健康问题进行诊断和评估。

四、全科诊疗计划和健康照顾

共同决策，以患者能够理解和接受的语言说明并执行诊疗和健康照顾方案，以助记口诀"世（解释）卫（安慰）建议（建议）厨房（处方）钻（转诊）研（化验或检查）水（随访）鱼（预防）"，利用谐音提醒全科医生规范诊疗行为，提供全人照顾。具体内容如下：

（一）解释和安慰

1. 认同患者的特殊感受；
2. 告知诊断结果；
3. 解释病情急危缓重；
4. 安慰，给予信心、关怀。本步包含对患者ICE的回应。

（二）建议

患者参与讨论，共同决定进一步诊断和治疗方案。
1. 确定原发病的治疗、处理方案；
2. 确定便秘治疗方式、方法的选择；
3. 坚持参加锻炼：鼓励患者参加力所能及的运动，如散步、走路或每日双手按摩腹部肌肉数次，以增强胃肠蠕动能力；对长期卧床患者应勤翻身，并进行环形按摩腹部或热敷；
4. 戒烟限酒、生活规律，改善生活方式。

（三）处方

1. 原发病的治疗和处理

2. 便秘的对症治疗

（1）饮食治疗：多数便秘患者可增加膳食纤维以改变粪便性质和排便习性；肠梗阻或巨结肠以及神经性便秘患者，则不能通过增加膳食纤维来达到通便的目的，应减少肠内容物，饮食宜选用含粗纤维丰富的蔬菜和水果及富含B族维生素的食物，并定期排便。

（2）养成定时排便习惯：对功能性便秘患者，宜先清肠，可用生理盐水或电解质平衡液清洁清肠，每日2次，共3日；清肠后可给轻泻剂，使便次至少达到1次/日；并鼓励患者早餐后解便，如仍不排便，还可鼓励晚餐后再次解便；使患者恢复正常排便习惯；一旦餐后排便有规律地发生，且维持2～3个月，可渐停用泻药；如在过程中有2～3日不解便，仍要清肠，以免再次发生粪便嵌塞。

（3）生物反馈：对于直肠括约肌功能紊乱的便秘患者，可应用生物反馈来纠正排便时盆底肌和肛门外括约肌的不合适收缩，但对精神抑郁的便秘患者疗效则较差。生物反馈疗法包括：肌电图介导的生物反馈方式、压力测定介导的生物反馈方式等。

（4）药物治疗：通过上述方法仍达不到疗效时可考虑药物治疗，对于STC患者，首选促动力剂，如西沙必利、普卡必利。另外还可选择泻剂：①容量性泻药：硫酸镁、硫酸钠、甲基纤维素、琼脂等；②刺激性泻剂：番泻叶、蓖麻油、双醋酚汀等；③粪便软化剂：液体石蜡、乳果糖等；④直肠内给药：甘油栓、开塞露等。应避免长期滥用泻剂而导致泻剂性肠病。

（5）外科治疗：当积极、延长疗程的功能性便秘保守治疗无效时，可考虑转诊胃肠外科行全结肠切除伴回-直肠吻合术。

（6）其他辅助治疗：超短波、短波、水疗、矿泉水浴、按摩等理疗方法作为辅助治疗可有一定帮助。

（7）中医中药。

（四）转诊

当患者出现下述情况应注意及时转诊：

1. 需要专科检查的（如肛门测压）；

2. 存在（或怀疑）严重的基础疾病或伴发严重器质性疾病时。

（五）化验和检查

当没有红旗征时，可考虑在不行诊断性检查情况下开始经验性治疗（教育、饮食结构改变等）；如果患者在保守治疗失败时或疑诊为器质性疾病时可使用诊断性检查，详见表7-5-7。

表 7-5-7 便秘患者辅助检查项目参考

便秘病因初步诊断	辅助检查项目选择
感染性疾病、贫血、血液病	CBC
肿瘤	肿瘤标志物、影像学检查
糖尿病	血糖、糖化血红蛋白
风湿性疾病筛查	ESR、CRP、抗核抗体、类风湿因子
基础内科疾病	生化检查：肝肾功能、血电解质
甲状腺疾病	TSH、FT_4、FT_3
HIV、TB 筛查	HIV 检测、结核菌素试验
年龄超过 50 岁且未接受过结肠癌筛查的；有红旗征的	消化内镜检查
腹部或消化道器质性疾病	腹部 B 型超声
根据初步诊断选择	放射影像学检查如腹部 CT、造影
焦虑、抑郁	焦虑、抑郁症状的筛查量表
需要进行功能诊断的，转诊行专科检查	结肠传输检测、不透射线标志物检查、肛门测压、动力检查等

（六）随访和观察

安排随诊时间，告知患者："如果＊天内不好转，请及时复诊"或"如果出现便血、严重呕吐等症状请及时复诊"（安全网）。

（七）机会性预防

适时提供健康照顾，落实国家基本公卫服务。①对慢性健康问题的连续性照顾：针对患者合并存在的高血压、冠心病、糖尿病、COPD、慢性肾脏疾病、肝硬化、脑血管意外后遗症等慢性非传染性疾病进行连续性管理；②根据患者的具体情况，落实国家基本公共卫生服务，提供诊疗过程中的全人健康照顾服务：孕产妇保健、老年保健、预防接种、传染病报告、癌症筛查等。

（八）结束

对病情复杂的患者，可引导患者确认如下三个问题中的一个或多个：①患者的主要健康问题是什么？②患者应该怎样做？③为什么要这样做？可使用开放式提问请患者复述，如"您能不能总结一下我们今天讨论的重点？或者您还有什么不清楚的吗？"

（吴 华）

第六节 成人消化不良

消化不良（dyspepsia）是社区常见健康问题，25%～80% 的成人都曾出现过此症状，而且长期的消化不良可显著降低患者生存质量。消化不良表现为上腹部的一组症状，包括上腹部不适、疼痛或烧灼感，餐后饱胀感、早饱感，可伴上腹部胀气、嗳气、恶心和呕吐等。大部分的消化不良为功能性消化不良（functional dyspepsia，FD），但在就诊的消化不良成人患者中40%～50%存在基础的器质性病因即器质性消化不良（organic dyspepsia，OD）。消化不良综合征不仅可出现在消化系统疾病中，而且在其他系统疾病中也可以出现。成人消化不良患者的标准化全科诊疗路径如下：

一、病史采集

（一）问患者主诉

消化不良是一个较为笼统，有时难以界定的综合征，需要仔细地问诊，以明确患者主诉的确切含义。问诊主诉时可使用助记口诀"奇特城市不加班"，利用谐音工具帮助医生规范问诊，详见表7-6-1。

表7-6-1 消化不良患者主诉问诊内容及临床意义

助记口诀	问诊主要内容	临床意义（可能性）
奇（起）	起病情况； 1. 急性或慢性起病 2. 原因和诱因	· FD为慢性病程，病情可表现为持续性、间歇性或复发性 · OD多迁延难愈，且可逐渐加重 · 急性起病或出现时间短的：注意严重器质性疾病的早期表现，如ACS、急性胰腺炎、消化道穿孔、肠系膜动脉栓塞等；饮食不洁、饮酒，某些刺激性药物也可诱发FD或一过性消化不良 · FD发作常见的诱因： ◇ 饮食过量或过快 ◇ 摄入多脂、油腻或辛辣的食物 ◇ 摄入过量的咖啡因、酒精、巧克力或碳酸饮料 ◇ 吸烟 ◇ 焦虑状态
特（特）	性质、特征	· 症状可为上腹部不适、疼痛或烧灼感、餐后饱胀感、早饱感等 · 可伴上腹部胀气、嗳气、恶心和呕吐等多种消化道症状 · 可单一症状，也可多个症状同时出现
城（程）	严重程度： 是否影响生活、工作	· 消化不良的症状通常不严重，但如进展加重则要注意器质性疾病可能，如胃食管恶性肿瘤、胆道疾病、消化性溃疡
市（时）	时间特征	· 餐后不适综合征（PDS）：餐后饱胀感/早饱为主要症状，与进餐明显相关 · 上腹痛综合征（EPS）：以上腹部不适、隐痛、胃灼热感为主要表现，不一定发生于餐后 · 上述两种表现可重叠
不（部）	1. 部位 2. 放射的部位	· 消化不良综合征多位于上腹部 · 腹部不适或疼痛有一定意义的定位： ◇ 上腹部不适或疼痛：胃炎、食管炎、十二指肠球部溃疡、胃溃疡、胰腺炎、结肠癌（位于横结肠）、FD ◇ 胸骨后：缺血性心脏病、食管炎 ◇ 右上腹：胆绞痛、肠易激综合征、肝癌

续表

助记口诀	问诊主要内容	临床意义（可能性）
不（部）	1. 部位 2. 放射的部位	◇脐周：小肠疾病、小肠梗阻 ◇左上腹：肠易激综合征、胰尾病变 ◇无放射痛：胃溃疡 ◇从上腹部向背部放射：胰腺炎、后渗透消化性溃疡 ◇从上腹部向胸部或颈部放射：GERD、缺血性心脏病、食管痉挛
加（加）	1. 加重因素 2. 缓解因素	·进食后加重：部分FD、胃溃疡、GERD ·进食前加重、进食后缓解：十二指肠球部溃疡 ·饮用牛奶后加重：乳糖不耐受 ·饮酒后加重：胃炎、GERD、消化性溃疡、胰腺炎 ·进食油腻或油炸食物加重：胆绞痛、肠易激综合征 ·平卧位加重：GERD、胰腺炎 ·排便后会缓解：肠易激综合征 ·进食含麦麸的食物（小麦、大麦）加重：麸质过敏症
班（伴）	伴随症状： ·胃灼热、反酸、反流 ·慢性咳嗽或声音嘶哑 ·恶心、呕吐 ·黑便 ·体重减轻 ·吞咽困难 ·排便次数或粪便形状改变 ·粪便带有鲜血 ·粪便带有黏液 ·进餐30分钟后腹泻	无明显伴随症状的：FD可能性大 有明显伴随症状的，注意器质性消化不良的可能： ·GERD ·GERD ·胃轻瘫、消化性溃疡、胃癌、胆绞痛 ·消化性溃疡、胃癌、结肠癌 ·胃癌或食管癌、消化性溃疡、结肠癌、腹腔内恶性肿瘤、吸收不良 ·吞咽困难：GERD、食管炎、食管狭窄、食管癌 ·IBS往往伴有"便秘与腹泻交替"的症状及铅笔样稀薄大便；结肠癌患者可有便秘表现 ·结肠癌、憩室炎、痔疮、炎症性肠病 ·肠易激综合征、炎症性肠病 ·肠系膜缺血

（二）排除红旗征——严重疾病

使用助记口诀"V.I.P"代表3类严重疾病：血管性疾病、感染性疾病、恶性疾病（肿瘤或器官功能衰竭）恶性肿瘤，本步流程要求全科医生注意在消化不良患者的诊疗中排除OD相关严重疾病的临床表现，详见表7-6-2。

表7-6-2 消化不良患者的红旗征及临床意义

助记口诀	红旗征	临床意义（可能性）
V	心血管高危患者+伴随症状：胸闷、胸痛、心悸或呼吸急促 双下肢水肿、肝大、腹腔积液	缺血性心脏病（急性冠脉综合征） 充血性心力衰竭
I/P	突然腹痛、便血、便秘 腹痛、恶心呕吐、黄疸等 发热	急性肠系膜缺血 急性胰腺炎、肝功能衰竭 急性胰腺炎、恶性肿瘤、系统性风湿病
P	消化道出血（黑便）	消化系统恶性肿瘤、消化性溃疡

续表

助记口诀	红旗征	临床意义（可能性）
P	体重减轻	胃癌、食管癌、胰腺癌及其他恶性肿瘤
	吞咽困难	胃或食管恶性肿瘤
	贫血表现	恶性肿瘤、尿毒症、肝肾功能衰竭
	水肿、腹腔积液	肝肾功能衰竭
	疲乏、贫血、水电解质失衡	肾功能衰竭

注：助记口诀 V.I.P 分别为英文单词 Vascular diseases，Infection diseases 和 Pernicious diseases 的首字母。

（三）鉴别诊断

询问相关临床表现以排除容易漏诊误诊的疾病，本步流程提醒全科医生注意鉴别诊断，尤其是以消化不良为主诉，而又容易被医生忽视的疾病（一般非严重疾病），详见表7-6-3。

表7-6-3　消化不良患者中容易漏诊误诊的疾病及临床表现

疾病	临床表现
GERD	反酸、嗳气、胃灼热
甲状腺疾病	甲状腺肿大、性格和行为改变、突眼或下肢水肿
胃轻瘫（特发性、糖尿病神经病变、药源性）	恶心、呕吐、腹胀、反复或持续性上腹痛，伴或不伴体重减轻
厌食症	食欲不振、体重下降
抑郁、焦虑	睡眠、情绪、兴趣改变

（四）问一般情况

询问患者目前的治疗、精神、饮食、睡眠、大小便等一般情况。

（五）问其他病史

采用助记口诀"过往家人均要旅行社工作"，利用谐音帮助全科医生规范问诊，详见表7-6-4。

表7-6-4　消化不良患者其他病史问诊内容及临床意义

助记口诀	内容	临床意义（可能性）
过（敏）	过敏：是否有食物、药物过敏史	·乳糖不耐受或乳糜泻
往（往）	既往史： ·消化系统疾病史：消化道溃疡、胃炎、胆囊结石、腹部手术史 ·心血管疾病史 ·肾病史 ·肝病史	·相关疾病史提示OD可能

助记口诀	内容	临床意义（可能性）
家（家）	家族史： ·遗传背景疾病家族史（如肿瘤、心血管疾病、糖尿病） ·感染性疾病家族史（如幽门螺杆菌感染、肝炎、肠道寄生虫病）	·多种继发性消化不良的基础疾病有遗传倾向或因共同的生活环境的家族共同病史
人（人）	个人生活史：饮食习惯，抽烟、饮酒、毒品摄入情况，锻炼等	·长期吸烟、过量饮酒或毒品使用是FD的高危因素
均（经）	月经婚育史：重点是早孕排除	·早孕可有消化不良表现
要（药）	药物：最近有吃过什么药物 消化不良是多种药物的常见不良反应： ·心血管及代谢性疾病药物 ◇阿司匹林及其他NSAID药物 ◇钙通道阻滞剂 ◇部分降糖药（二甲双胍、阿卡波糖） ◇双膦酸盐类药物 ◇降血脂药物 ◇洋地黄 ·补充剂：铁剂、维生素D、钾补充剂 ·氨基糖苷类、大环内酯类抗感染药物 ·糖皮质激素 ·三环类抗抑郁药等	·药源性消化不良多在用药后不久发生、症状的出现与药物的使用有时间相关性 ·三环类抗抑郁药可用于治疗FD，其本身也可引起消化不良表现
旅（旅）	·旅行史：最近是否出去旅游过，当地是否存在特殊流行病或地方病	—
行（心）	心理健康：情绪、兴趣、压力、紧张等	·抑郁、焦虑与消化不良高度相关
社（社）	社会经济状况	·经济压力、社会压力引起的躯体化症状
工作	工作和职业	·脑力劳动、工作紧张是消化不良的危险因素

（六）探询ICE

包括患者对他/她的症状或健康理解（Idea）、担忧（Concern）和期望（Expectation），精神心理状态与消化不良的症状频率、严重程度和就医模式相关，尤其是焦虑，可增加患者对FD的关注度，使得消化不良恶化。

二、体格检查

查体中需要注意的：

1. 系统性体格检查：初诊患者应有系统性体格检查，即全身各系统均应涉及，但如无特殊情况（根据病史指引）以完成各系统基本检查即可；

2. 针对性体格检查：根据患者症状/健康问题以及初步判断，对患者做有重点的针对性体格检查；

3. 除上腹压痛外，FD患者的体格检查结果一般正常；

4. 体格检查的重点是排除OD的基础病。

消化不良患者体格检查流程详见表7-6-5。

表7-6-5　消化不良患者体格检查流程、内容及临床意义

要素	内容	阳性体征的临床意义（常见病因）
生命体征	体温*	·发热提示感染的存在
	脉搏*	·注意严重心血管疾病，如ACS
	血压*	
	呼吸	
一般情况	神志、体位、面容、体态	·紧张、激动：甲状腺功能亢进 ·淡漠、迟钝：甲状腺功能减退
皮肤	颜色（是否苍白）、发绀、皮疹、皮下出血*	·注意贫血症、黄疸
头颅五官	眼：眼睑、结膜	·注意贫血症、黄疸，是否有突眼
	耳：初步的听力检查 外耳道、鼓膜	
	鼻：鼻腔、鼻窦压痛	
	口腔：口唇、口腔	·口唇苍白提示贫血
颈部	甲状腺触诊*	·结节、肿大
	颈动脉听诊	·颈动脉杂音：动脉粥样硬化
	颈静脉视诊	·肝颈静脉回流征阳性：右心衰竭
	触诊浅表淋巴结：锁骨上窝*	·左锁骨上淋巴结肿大提示食管癌或胃癌
胸部	心脏听诊：五个瓣膜听诊区（心率、心律、心音、杂音）	·如有心脏节律、心音、杂音等阳性体征，应做系统心血管检查排除严重心律失常、冠心病等
	肺部听诊*：呼吸音、啰音	·排除肺部感染
腹部	视诊*	·腹部凹陷：营养不良 ·腹部膨隆：腹腔肿物
	触诊*	·上腹部压痛：FD、消化溃疡 ·Murphy征：胆囊炎 ·腹部包块：胃癌、肝肿瘤 ·肝脏肿大：右心衰竭
	叩诊：腹腔积液	·移动性浊音阳性：腹腔积液，腹膜转移癌、肝病、右心衰可能
	听诊：肠鸣音、血管杂音*	·血管杂音（腹腔动脉压迫综合征）
下肢	双下肢水肿*	·双下肢凹陷性水肿：右心衰竭 ·双下肢非凹陷性水肿：甲状腺功能减退
	膝反射或踝反射	·常规检查

注：*为建议每次体检应做项目，尤其是初诊患者。

三、诊断和评估

（一）现患问题的诊断

贯彻安全诊断策略，对患者消化不良的病因诊断时考虑3个问题，详见表7-6-6。

表7-6-6　消化不良病因诊断的安全诊断策略

要素	思维工具	可能的病因
最可能的诊断（常见病、多发病）	模型识别	·功能性消化不良（需排除OD） ·幽门螺杆菌感染 ·药物不良反应
需要排除的严重疾病	V.I.P	·V：缺血性心脏病、充血性心力衰竭、肠系膜缺血 ·I：慢性感染性肝炎、胰腺炎、尿毒症 ·P：胃癌、食管癌、胰腺癌、肝胆肿瘤、肝肾功能衰竭
需要鉴别的可能病因	基于系统分类的穷极推理	·消化系统疾病 ⋄胃食管反流病* ⋄消化性溃疡 ⋄肝胆疾病 ⋄肠易激综合征 ⋄克罗恩病 ⋄乳糖不耐受* ⋄乳糜泻 ⋄肠系膜缺血 ·内分泌代谢性疾病 ⋄甲状腺和甲状旁腺疾病 ⋄糖尿病自主神经病变* ·风湿性疾病* ·肠道寄生虫* ·妊娠（早孕）* ·药物不良反应* ·焦虑/压力 ·抑郁*

注：*为容易漏诊误诊的病因。

（二）健康问题的综合评估

对患者存在的其他健康问题进行诊断和评估，包括对慢性消化不良患者的心理健康评估。

四、全科诊疗计划和健康照顾

共同决策，以患者能够理解和接受的语言说明并执行诊疗和健康照顾方案，以助记口诀"世（解释）卫（安慰）建议（建议）厨房（处方）钻（转诊）研（化验或检查）水（随访）鱼（预防）"，利用谐音提醒全科医生规范诊疗行为，提供全人照顾。具体内容如下：

（一）解释和安慰

1. 认同患者的特殊感受；
2. 告知诊断结果；
3. 解释病情急危缓重；
4. 安慰，给予信心、关怀。

建立有效和富有同理心的医患关系是FD管理的关键，这可改善患者生活质量，因此应注意患者ICE及恰当的回应。

（二）建议

患者参与讨论，共同决定进一步诊断和治疗方案：①确定原发病的治疗、处理方案；②调整饮食结构和习惯：饮食有节，避免诱因或加重因素如喝酒以及大量食用咖啡、浓茶、碳酸饮料、巧克力、高脂食物等；③定期进行有氧运动；④戒烟限酒、生活规律，改善生活方式。

（三）处方

1. 原发病的治疗和处理：原发病的治疗通常可以改善消化不良的症状，如对幽门螺杆菌阳性患者的根除治疗可能会改变胃酸分泌或改变肠道菌群，从而改善消化不良症状。

2. 消化不良药物治疗

（1）抗酸药（如铝剂）和抑酸药（如PPI或H_2受体拮抗剂）：对消化不良症状有一定疗效，可作为首选药物。若FD患者未感染幽门螺杆菌或根除幽门螺杆菌后仍有症状，可尝试一日1次、持续4~8周的低剂量质子泵抑制剂（PPI）治疗。

（2）促胃动力药（多潘立酮或莫沙必利）：可用于根除幽门螺杆菌、尝试PPI及TCA后均无效的患者，疗程不超过4周。

（3）三环类抗抑郁药：对迁延难愈的FD，如经PPI治疗8周后症状仍无改善，可以尝试阿米替林、米氮平等，宜从小剂量开始，逐渐加量。

（4）对于药物治疗失败的有意愿患者，以及认为症状与应激源相关的有意愿患者或者焦虑、抑郁患者伴发的消化不良，可转至接受心理治疗。

（5）对于常规西医治疗效果不佳的患者，可尝试中医药或针灸、推拿等中医适宜技术治疗。

（四）转诊

当消化不良患者出现下述情况应注意及时转诊：

1. 怀疑危急重疾病时，如缺血性心脏病（ACS）、胰腺炎、恶性肿瘤、消化性溃疡；

2. 当消化不良持续且经过仔细评估仍然无法得到确切的诊断；

3. FD对适当的药物治疗或其他处理无效时；

4. 对于FD药物治疗失败的有意愿患者，以及认为症状与应激源相关的有意愿患者，可转诊至接受心理治疗；

5. 有下述警报症状的患者应及时转诊消化专科完成消化道内镜检查：

（1）年龄>40岁的初发消化不良；

（2）不明原因消瘦；

（3）进行性吞咽困难；

（4）反复或持续性呕吐；

（5）消化道出血；

（6）不明原因缺铁性贫血；

（7）可触及的腹部肿块或淋巴结肿大；

（8）上消化道癌家族史。

（五）化验和检查

根据初步临床诊断，选择合适的辅助检查以帮助明确诊断，详见表7-6-7。

表7-6-7 消化不良患者辅助检查项目参考

消化不良病因初步诊断	辅助检查项目选择
胃轻瘫	胃感觉运动功能检测
肝脏、胆囊、胰腺疾病	肝功能*、腹部B超或彩超*、腹部CT
胃癌、结肠癌等消化系统肿瘤或消化性溃疡	CBC*、大便隐血*、胃镜、幽门螺杆菌检查*、消化系统肿瘤标志物
胰腺炎	CBC、CRP*、血淀粉酶*、血脂肪酶*
缺血性心脏病	心电图（必要时Hotler）
甲状腺功能异常	甲状腺功能*
糖尿病	空腹血糖*、餐后血糖*
慢性肾病	肾功能
早期妊娠	尿hCG

注：*可作为基础检查，帮助识别导致消化不良的严重基础疾病或常见病因。

（六）随访和观察

安排随诊时间，告知患者："如果＊天内不好转，请及时复诊"或"如果出现胸闷、心慌或呕血、腹痛等症状请及时复诊"（安全网）。

（七）机会性预防

适时提供健康照顾，落实国家基本公卫服务。①对慢性健康问题的连续性照顾：针对患者合并存在的高血压、冠心病、糖尿病、COPD、慢性肾脏疾病、肝硬化、脑血管意外后遗症等慢性非传染性疾病进行连续性管理；②根据患者的具体情况，落实国家基本公共卫生服务，提供诊疗过程中的全人健康照顾服务：孕产妇保健、老年保健、预防接种、传染病报告、癌症筛查等。

（八）结束

对病情复杂的患者，可引导患者确认如下三个问题中的一个或多个：①患者的主要健康问题是什么？②患者应该怎样做？③为什么要这样做？可使用开放式提问请患者复述，如"您能不能总结一下我们今天讨论的重点？或者您还有什么不清楚的吗？"

五、注意事项

1. 消化不良是一种常见症状，病理生理机制多种多样，其鉴别诊断范围广泛，理论上可能影响到消化功能的各种疾病以及多数疾病的严重阶段均有出现消化不良综合征的可能，但这些疾病多以其本身的临床表现为主。本节主要探讨以消化不良为主诉的社区健康问题的全科诊疗路径。

2. 一些消化系统疾病可能合并存在功能性消化不良，如IBS、胃轻瘫、GERD。

3. 胃轻瘫是在无机械性梗阻的情况下发生的固体胃排空客观延迟的综合征，主要症状包括恶心、呕吐、早饱、嗳气、腹胀感和/或上腹痛。胃轻瘫病例大多为特发性、糖尿病性、医源性（如药物诱发性）或发生于术后。功能性消化不良和胃轻瘫的病理生理学和症状表现均非常相似，二者症状有显著重叠，应注意鉴别。

4. 功能性消化不良的罗马Ⅳ标准。根据罗马Ⅳ标准，FD定义为存在下列1种或1种以上症状：餐后饱胀、早饱、上腹疼痛或上腹烧灼感；并且没有可解释这些症状的结构性病变证据（包括上消化道内镜检查）。

（吴　华　高　蕾）

第八章 泌尿生殖系统相关症状的全科诊疗路径

第一节 血 尿

血尿（hematuria）即尿液中带血，包括肉眼血尿和镜下血尿，肉眼即能看见尿呈"洗肉水"色或血样，甚至有凝血块者称为肉眼血尿，而仅在显微镜下才能发现红细胞者称为镜下血尿。各种泌尿系统疾病以及能影响泌尿系统的疾病都可引起血尿，这些疾病中有些可能会危及生命，部分疾病可以治疗，也有一部分一过性的血尿患者可能难以明确病因且能自愈。全科医生通过详细询问病史和体格检查往往可以初步确定血尿的来源和选择进一步的检查。血尿患者的标准化全科诊疗路径如下：

一、血尿患者病史采集流程

（一）问主诉

询问患者血尿的临床特征，使用助记口诀"奇特城市不加班"，利用谐音工具帮助全科医生规范问诊，详见表8-1-1。

表8-1-1　血尿患者主诉问诊内容及临床意义

助记口诀	问诊主要内容	临床意义（可能性）
奇（起）	起病情况： 1. 怎么发生的 2. 原因和诱因	·急性起病：急性泌尿系感染、急性肾疾病、凝血障碍性疾病或药物不良反应急性发作、外伤、医源性操作或异物置入 ·慢性病程：慢性肾盂肾炎、各种原发性或继发性慢性肾病、肾或膀胱结核、系统性风湿性疾病 ·反复发作：IgA肾病、泌尿系结石、泌尿系肿瘤 ·一过性血尿：剧烈活动后、月经期、性交后、腹部外伤后
特（特）	性质、特征	·尿液中有血块：多见肾小球源性 ·血块呈管状：多见输尿管出血 ·较大球状血块：多见膀胱出血 ·不同年龄和性别对应的特殊血尿类型： ◇胡桃夹综合征多见于青少年 ◇膀胱结石多见于男性 ◇IgA肾病多见年轻女性 ◇年龄较大的患者中，需注意泌尿系统恶性肿瘤以及前列腺增生或炎症等
城（程）	严重程度	·镜下血尿、肉眼血尿以及尿色的深浅可以代表一定程度上的出血量的多少，通常单纯血尿不至于引起失血性休克 ·全身出血性疾病：急查血常规判断失血程度

助记口诀	问诊主要内容	临床意义（可能性）
市（时）	时间特征	·注意颜色、尿量、伴随症状随时间的变化情况 ·血尿如呈鲜血： ◇排尿开始时血尿：尿道或膀胱远端出血 ◇排尿结束时血尿：后尿道、膀胱颈、前列腺或膀胱三角区出血 ◇全程血尿：出血性膀胱炎、肾或输尿管出血
不（部）	部位： 不同部位导致血尿 的特点	·肾脏病变导致血尿：全程血尿，常伴肾绞痛，较少出现排尿困难，血块较多出现 条索状 ·膀胱或膀胱颈部病变血尿：常伴排尿不适（肿瘤可无症状），颜色鲜红，多为终末 血尿，血块也不规则 ·前列腺、尿道病变引起的血尿：色鲜红，多为终末血尿，前尿道出血可呈尿道滴 血，多伴尿急、尿频、尿痛及排尿困难等症状
加（加）	1. 加重因素 2. 缓解因素	·休息、停止使用某些特殊食物或者药物之后等血尿的变化情况
班（伴）	伴随症状 ·腰痛/腹痛 ·尿路刺激症状 ·排尿不畅 ·水肿 ·发热 ·牙龈出血、淤血 ·皮疹/出血点 ·消瘦、贫血 ·乳糜尿 ·耳聋	·肾、输尿管结石引起的肾绞痛，疼痛常时重时轻，具有阵发性，剧痛发作通常持 续20~60分钟，结石引起的疼痛一般可在结石排出后迅速缓解 ·突然发生的剧烈腰痛伴血尿：泌尿系结石 ·单侧腰痛：血尿合并可放射到腹股沟区的单侧腰痛，单侧腰痛是患者存在肾结石 最具鉴别性的预测因素之一 ·尿频、尿急、尿痛等膀胱刺激症状： ◇病程长：泌尿系结核、泌尿系肿瘤可能性较大 ◇病程短、两次发作间症状完全消除者多为非特异性膀胱炎，前列腺炎等 ·排尿时痛、尿流突然中断或排尿困难：注意膀胱或尿道结石 ·中老年男性夜尿、排尿踌躇和尿滴沥、尿不尽：前列腺增生 ·肾炎、高血压肾病等肾功能损害严重时 ·感染：如急性肾盂肾炎、急性前列腺炎、尿路感染 ·寒战、高热伴腰痛：肾盂肾炎 ·血尿伴发热、尿痛、尿检白细胞阳性：泌尿系感染可能 ·牙龈出血、易淤血：血小板减少或抗凝药不良反应 ·身体其他部位出血：血液病、感染性疾病及其他全身性疾病 ·皮疹：过敏性紫癜等过敏性疾病；肾炎、肾盂肾炎等肾脏炎症疾病 ·近期消瘦、贫血：注意排除恶性肿瘤 ·丝虫病 ·遗传性肾病

（二）排除红旗征——严重疾病

此处使用助记口诀"V.I.P"代表血管性疾病、感染性疾病、恶性疾病三类严重疾病，本步流程要求全科医生注意在血尿患者的诊疗中排除这三类严重疾病的临床表现，详见表8-1-2。

表8-1-2　血尿患者的红旗征及临床意义

助记口诀	红旗征	临床意义（可能性）
V	水肿、胸闷、气促、咳粉红色泡沫痰等心血管功能不全表现	高血压肾病、充血性心力衰竭
	肌肉疼痛、压痛、肿胀及无力等肌肉受累表现	横纹肌溶解综合征
	关节肿痛和/或皮肤损害	系统性风湿病
V/P	伴皮疹或皮下出血全身多部位出血征象	过敏性紫癜、血小板减少性紫癜、再生障碍性贫血、白血病
I/P	发热和/或皮疹、流行学病史	肾综合征出血热、猩红热、丝虫病
V/P	发热	泌尿系恶性肿瘤、腹腔或盆腔肿瘤、泌尿系结核、系统性风湿病
P	反复发作的肉眼血尿/40岁以上无痛血尿伴或不伴消瘦/40岁以上一过性血尿	肾癌、膀胱癌、前列腺癌、泌尿系结核、腹腔或盆腔肿瘤侵袭泌尿道
	无尿	泌尿系完全梗阻

注：助记口诀 V.I.P 分别为英文单词 Vascular diseases，Infection diseases 和 Pernicious tumors 的首字母。

（三）鉴别诊断

询问相关临床表现以排除容易漏诊误诊的疾病，本步流程提醒全科医生注意鉴别诊断，尤其是以血尿为主诉，而又容易被医生忽视的疾病（一般非严重疾病）。

表8-1-3　血尿患者中容易漏诊误诊的疾病及临床表现

疾病	临床表现
邻近器官炎症侵犯泌尿系统	盆腔炎、直肠炎
外生殖器炎症	外尿道口炎症、龟头炎、外阴炎等
食物引起的尿液变红	含花青素的食物（甜菜根、紫色火龙果）
药物引起的尿液变红	药物（如酚酞、利福平等）
一过性血尿	注意排除月经期、腹部外伤史、近期剧烈运动、插导尿管或经期女性，但40岁以上的要注意癌症可能

（四）问一般情况

询问患者目前的治疗、精神、饮食、睡眠、大小便等一般情况。

（五）问其他病史

采用助记口诀"过往家人均要旅行社工作"，利用谐音帮助全科医生规范问诊，详见表8-1-4。

表8-1-4　血尿患者其他病史问诊内容及临床意义

助记口诀	内容	临床意义（可能性）
过（过）	过敏：是否有食物、药物过敏史	·过敏性紫癜肾炎可引起血尿
往（往）	既往史：	
	·近期上呼吸道感染病史	·近期有上呼吸道感染病史，考虑感染后或感染相关性肾小球肾炎、IgA肾病、血管炎、抗肾小球基底膜病或有时为遗传性肾炎可能
	·出血性疾病病史	·出血性疾病病史或者使用抗凝治疗导致多部位出血史，考虑血尿与其相关
	·高钙血症、高尿酸血症等病史	·高钙血症、高尿酸血症可形成钙结石，尿酸性肾结石
	·近期外伤史	·血尿发生之前有腰腹部的外伤史，损伤尿道引起血尿
	·近期放置导尿管或尿道操作史	·近期放置导尿管损伤尿道引起血尿
家（家）	·家族史：家族疾病情况	·注意肾病阳性家族史，如遗传性肾炎、多囊肾病、镰状细胞病等
		·特发性高尿钙症、多囊肾病等
人（人）	个人生活史：饮食习惯，抽烟、饮酒、毒品摄入情况，锻炼等	·近期剧烈活动（如马拉松、长距离自行车运动之后的一过性血尿）
		·食用含花青素高的食物（如火龙果可致红色尿）
		·食用小龙虾后出现血尿应注意横纹肌溶解症可能
均（经）	月经婚育史	·注意排除月经源性尿液污染
		·泌尿道、子宫内膜异位：往往在经期或月经后不久出现，明显跟月经相关的女性周期性血尿
		·性行为后出现血尿：女性单纯性/复发性膀胱炎
要（药）	药物：最近有吃过什么药物或者接触什么化学物品。下述药物/化学物品有可能引起肾损害而导致血尿	·血尿多在用药或接触某毒性物质后不久发生，症状的出现与药物的使用呈锁时关系
	·抗感染药物：头孢拉定、培氟沙星、林可霉素、阿奇霉素等	·食用含花青素高的某些保健品可致红色尿（非真性血尿）
	·NSAID：阿司匹林、尼美舒利等	·曾经较长期使用过环磷酰胺，含非那西丁的镇痛药物，含马兜铃酸的中药：可诱发泌尿生殖系统肿瘤
	·抗凝治疗药：华法林、肝素	
	·利尿脱水药：甘露醇	
	·乙二醇、三聚氰胺、草酸等	
	·铅、汞、铬、砷等金属	
	·农药、杀鼠剂等毒物	
	·蛇毒、鱼胆、毒蜂、毒蜘蛛、毒蝎子等生物毒素	
	·中药：雷公藤等	
旅（旅）	旅行史：最近是否出去旅游过，当地是否存在特殊流行病或地方病	·流行性出血热、慢性血吸虫、结核等
行（心）	心理健康：清晰、兴趣、压力、紧张等	—
社（社）	社会经济状况	·经济压力、社会压力引起的问题
工作	工作和职业	·注意特殊职业病或职业中毒：从事皮革、印染、橡胶、橡胶轮等职业

（六）探询ICE

包括患者对他/她的症状或健康理解（Idea）、担忧（Concern）和期望（Expectation）。

二、体格检查

血尿患者体格检查流程、内容及临床意义详见表8-1-5。

表8-1-5 血尿患者体格检查内容及临床意义

要素	内容	阳性体征的临床意义（常见病因）
生命体征	体温*	·感染、肿瘤、炎症性疾病可出现体温升高
	脉搏	·体温升高、脱水可出现脉搏增快
	血压*	·出血量大可出现血压下降
	呼吸	·发热等上呼吸道感染可导致呼吸加快
体型*	身高、体重、腹围	·消瘦：肿瘤、泌尿系结核等
一般情况	神志、体位*、面容*、体态	·是否因疼痛存在急性痛苦面容及被动体位，如果有可能提示泌尿系结石等 ·结核病面容：面色苍白，颊红如胭脂
皮肤*	颜色（是否苍白）、发绀、皮疹、皮下出血、皮肤弹性	·观察皮肤表面是否有出血点、淤血等，是否存在出、凝血功能障碍 ·淤血、蜘蛛痣，排除肝硬化导致的肝肾综合征等慢性肾功能不全、肿瘤等可表现为贫血貌 ·注意手臂是否有针孔，排除吸毒患者
头颅五官	眼	·眼睑是否苍白
	口腔：口唇、咽喉、扁桃体	·口唇是否苍白
颈部	甲状腺触诊* 浅表淋巴结触诊*	—
胸部	心脏听诊*：五个瓣膜听诊区（心率、心律、心音、杂音）	·如有心脏节律、心音、杂音等阳性体征，应做心脏系统查体以排除亚急性心内膜炎、心力衰竭等
	肺部听诊*：呼吸音、干湿啰音	·肺部感染
腹部	视诊*：腹部外形、呼吸运动、腹壁静脉、胃肠型及蠕动波等	
	触诊*：腹肌紧张度、腹壁肿块、压痛（双侧输尿管点）、反跳痛、脏器触诊	·腹肌紧张、压痛、反跳痛提示有感染 ·输尿管点压痛要注意泌尿系结石可能 ·腹部肿块要注意排除肿瘤 ·脾大要注意血液系统方面疾病、淀粉样变性等
	叩诊*：肝脏叩诊、肝胆叩击痛、移动性浊音、肾区叩击痛	·肾区叩击痛考虑泌尿系结石肾疾病
	听诊*：肠鸣音、腹主动脉、肾动脉区	·肾动脉区血管杂音：肾血管性疾病如狭窄

要素	内容	阳性体征的临床意义（常见病因）
会阴部	视诊*：外生殖器、会阴部皮肤、肛周	· 观察患者外生殖器外形是否存在异常，是否有红肿，皮肤是否有皮疹 · 男性患者观察其是否存在包皮过长，翻开包皮检查其是否存在尿道口红肿等炎症表现
	直肠指检*	· 男性可通过直肠指检按摩前列腺，化验前列腺液，明确是否存在前列腺炎或肿瘤
	妇科检查（必要时）	· 盆腔炎症、肿瘤
脊柱、四肢	常规检查	—
神经系统	肌力、肌张力、腱反射	—

注：1. *为建议每次查体应做的重点项目，尤其是初诊患者，此为系统性体格检查的体现；2. 针对具体患者，根据初步诊断做有针对性的体格检查，选择性地完成病情需要的其他体格检查项目。

三、诊断和评估

（一）现患问题的诊断

贯彻安全诊断策略，对患者血尿的病因诊断时考虑如下3个要素问题，详见表8-1-6。

表8-1-6　血尿患者病因诊断的安全诊断策略

要素	思维工具	可能的病因
最可能的诊断（常见病、多发病）	模型识别	· 泌尿系结石 · 尿路感染、前列腺或膀胱炎症 · 良性前列腺增生
需要排除的严重疾病	V.I.P	· 血管性疾病：高血压急症、心力衰竭 · 全身出血性疾病：白血病、恶性组织细胞病、再生障碍性贫血、凝血因子缺乏等 · 系统性风湿性疾病：SLE、类风湿关节炎等 · 严重感染：肾及膀胱结核、亚急性感染性心内膜炎、败血症、流行性出血热、流行性脑膜炎等 · 肾脏疾病：肾盂肾炎、肾炎、各种慢性肾病、横纹肌溶解症 · 泌尿系及邻近器官肿瘤：肾肿瘤、膀胱肿瘤、前列腺肿瘤、卵巢癌等
需要鉴别的可能病因	模型识别、排除法	· 泌尿系统疾病： ◇原发性肾小球疾病：IgA肾病、局灶性节段性肾小球硬化等 ◇继发性肾小球疾病：SLE*、过敏性紫癜*、链球菌感染后肾小球肾炎等 ◇感染：肾盂肾炎、膀胱炎、尿道炎、前列腺炎、尿道口炎* ◇结石：肾、输尿管、膀胱及尿道结石 ◇遗传性疾病：遗传性肾炎、多囊肾病、泌尿系统畸形、特发性高尿钙症、青少年的胡桃夹现象* ◇血管性疾病：肾动脉血栓形成或栓塞、肾静脉血栓形成 ◇其他：泌尿系统外伤、间质性肾炎等 · 邻近器官疾病*：腹腔、盆腔炎症性疾病（阑尾炎、子宫附件炎等）刺激或侵犯输尿管或膀胱

要素	思维工具	可能的病因
需要鉴别的可能病因	模型识别、排除法	·全身性疾病： ◇血液病：血小板减少性紫癜、使用抗凝剂（肝素和华法林）[*] ◇内分泌代谢疾病：糖尿病肾病、肾淀粉样变等 ◇理化因素及药物：放射性肾炎和膀胱炎；汞、铅和镉等重金属；动植物毒素中毒；磺胺药、非甾体抗炎药和甘露醇等药物对肾脏的损伤；环磷酰胺引起的出血性膀胱炎 ·功能性[*]：运动性血尿、性交后一过性血尿 ·特发性：经全面仔细检查未能明确血尿原因者 ·假性血尿[*]：食物、保健品、药物导致的尿液颜色改变，消化道便血/月经污染

注：*为容易漏诊误诊的病因。

（二）健康问题的综合评估

对患者存在的其他健康问题进行诊断和评估。

四、全科诊疗计划和健康照顾

共同决策，以患者能够理解和接受的语言说明并执行诊疗和健康照顾方案，以助记口诀"世（解释）卫（安慰）建议（建议）厨房（处方）钻（转诊）研（化验或检查）水（随访）鱼（预防）"，利用谐音提醒全科医生规范诊疗行为，提供全人照顾。具体内容如下：

（一）解释和安慰

1. 认同患者的特殊感受，应表现出关注和理解；
2. 告知诊断结果；
3. 解释病情急危缓重；解释能否或如何排除"红旗征"及背后的严重疾病；
4. 安慰，给予信心、关怀。本步包含对患者ICE的回应。

（二）建议

患者参与讨论，共同决定进一步诊断和治疗方案。
1. 确定原发病的治疗、处理方案
2. 危险因素管理
（1）对于反复发作的肾结石患者分析结石成分，改善结石高发危险因素的生活方式。
（2）剧烈运动引起的血尿患者避免剧烈运动；运动性血尿如果停止运动数日至1周内可自发缓解，对于膀胱癌和肾癌风险未增加的50岁以下患者无治疗必要；如果停止运动超1周后仍存在血尿则要针对血尿的其他原因进行评估，50岁以上患者（尤其是男性），即便是一过性血尿，也需要进行评估；膀胱癌和肾癌风险增加的其他患者也可能需要评估。

3. 鼓励患者参加力所能及的运动，提高体力。

4. 戒烟限酒、生活规律，改善生活方式。

（三）处方

1. 原发病的治疗和处理

（1）泌尿系结石10%～20%需要手术取出，术后考虑内科治疗，预防新结石形成。95%以上可检查出造成结石形成并可治疗性代谢因素，降低新结石发生率。其治疗包括：所有类型结石疾病患者摄入大量液体、高钙尿症患者使用噻嗪类利尿剂、高尿酸症患者使用别嘌醇或枸橼酸钾、低枸橼酸尿症患者使用枸橼酸钾，以及持续性酸性尿所致尿酸结石形成患者使用枸橼酸钾。

（2）男性外生殖器炎症（龟头炎或包皮炎等）建议患者加强局部护理，如果炎症持续存在建议将阴茎放入温热的淡盐水中浸泡，一日2～3次，经验性局部使用抗生素软膏，如多孢菌素或杆菌肽一日4次，或莫匹罗星乳膏一日2次。

（3）泌尿系感染。如果存在泌尿系感染应先治疗感染，轻症患者可经验性使用抗革兰氏阴性抗菌药物，在抗菌药物治疗完成后约6周后重复尿液分析是否存在血尿。

2. 血尿的止血治疗：血尿的治疗主要是针对原发病的治疗，通常情况下无需口服或静脉使用止血药。

（四）转诊

血尿患者出现下述情况应注意及时转诊：

1. 伴有剧烈腹；

2. 伴全身出血倾向；

3. 由血尿转变成无尿；

4. 无法判断或明确病因；

5. 需要进一步检查或专科治疗；

6. 对于无感染或无提示感染表现的患者，若出现肉眼血尿且尿液中可见血凝块则应转泌尿外科，若存在肉眼血尿未见血凝块或镜下血尿转肾病科。

（五）化验或检查

根据初步临床诊断，选择合适的辅助检查以帮助明确诊断，详见表8-1-7。

表8-1-7 血尿患者辅助检查项目参考

血尿病因初步诊断	辅助检查项目选择
泌尿系结石	血常规、尿常规、泌尿系B超（社区首选的影像学检查）等
泌尿系感染	血常规、CRP、尿培养等
泌尿系或邻近器官肿瘤	血常规、尿常规、泌尿系B超、肿瘤标志物、CT、MRI、造影

续表

血尿病因初步诊断	辅助检查项目选择
全身系统性疾病	血常规、凝血功能等
先天性疾病（血管、代谢等）	泌尿系B超、静脉肾盂造影、尿钙排泄量等
循环系统相关疾病（亚急性心内膜炎、心力衰竭等）	心电图、心脏彩超等

（六）随访和观察

1. 血尿的病因有时难以明确，血尿评估阴性的患者通常需要随访尿液分析检测，一些情况下需要复查影像学检查和膀胱镜检查。

2. 一过性血尿患者的随访：恶性肿瘤高风险的患者需要密切随访，可每年至少进行一次尿液分析监测，如再次出现肉眼血尿，应进行再次全面评估。

3. 对于在剧烈运动后发现血尿的患者，应在4~6周后重复尿液分析，采样前患者不应剧烈运动。对于急性创伤的患者，若存在镜下血尿，应在6周后进行确认性尿液分析。

4. 无症状镜下血尿患者，推荐每年进行尿液分析监测，若血尿持续3~5年，应考虑重复初始的泌尿系诊断性检查，如重复超声和膀胱镜检查。

5. 安排随诊时间，告知患者："如果＊天内不好转/疾病出现加重，请及时复诊"或"如果出现胸闷、心慌或肢体无力、言语不利、复视等症状请及时复诊"（安全网）。

（七）机会性预防

适时提供健康照顾，落实国家基本公共卫生服务。①对慢性健康问题的连续性照顾：针对患者合并存在的高血压、冠心病、糖尿病、COPD、慢性肾脏疾病、肝硬化、脑血管意外后遗症等慢性非传染性疾病进行连续性管理；②根据患者的具体情况，落实国家基本公共卫生服务，提供诊疗过程中的全人健康照顾服务：孕产妇保健、老年保健、预防接种、传染病报告、癌症筛查等。

（八）结束

对病情复杂的患者，可引导患者确认如下三个问题中的一个或多个：①患者的主要健康问题是什么？②患者应该怎样做？③为什么要这样做？可使用开放式提问请患者复述，如"您能不能总结一下我们今天讨论的重点？或者您还有什么不清楚的吗？"

（周贝丽）

第二节 排尿异常

排尿异常（voiding dysfunction）是指由于泌尿系炎症、梗阻、潴尿或排尿功能障碍所致的排尿次数增多、排尿方式改变、排尿感觉异常等，临床上可分为尿路刺激征和下尿路症状（LUTS）两类综合征。尿路刺激征通常表现为尿频、尿急、尿痛/烧灼感等，LUTS可表现为尿频、尿急、尿失禁、漏尿、排尿困难和尿不尽感等。排尿异常的临床表现多种多样，患者可能会报告一种或多种症状，慢性患者的症状通常会随时间波动，可能突然加重也可能自行缓解。排尿异常临床常见，发病率随年龄稳步升高，是困扰老年人健康的一大问题，其病因复杂，泌尿系统疾病、神经系统、心血管系统以及全身性疾病均可引起，且有相当部分患者难以明确生理或心理病因（特发性）。排尿异常的标准化全科诊疗路径如下：

一、病史采集

（一）问主诉

询问患者排尿异常（主诉）的临床特点，使用助记口诀"奇特城市不加班"，利用谐音工具帮助医生规范问诊，详见表8-2-1。

表8-2-1 排尿异常患者主诉问诊内容及临床意义

助记口诀	问诊主要内容	临床意义（可能性）
奇（起）	起病情况 1. 怎么发生的	·急性起病：急性泌尿系感染、急性性传播疾病、泌尿系结石、急性脊髓损害（如马尾综合征、脑血管意外、术后尿潴留、药物不良反应等） ·慢性病程：慢性肾盂肾炎、慢性性传播疾病、尿道综合征、泌尿系结石、良性前列腺增生、特发性和各种继发性膀胱过度活动症、泌尿系肿瘤、老年退行性变、泌尿道损伤、脑和脊髓慢性损害或后遗症等
	2. 原因和诱因	·性生活或过分劳累可导致女性尿道综合征急性发作 ·流水声、洗手、焦虑或身处寒冷的环境等可诱发急迫性尿失禁发作 ·体力活动、咳嗽、打喷嚏、大笑、举重或重力位改变（如起床站立）时可诱发压力性尿失禁 ·性活跃青少年注意性传染病（如衣原体、淋病、支原体） ·35岁以下男性反复发作应该评估其解剖性泌尿生殖道是否存在畸形 ·50岁以上男性应考虑其诱发因素（如慢性细菌性前列腺炎或膀胱梗阻）
特（特）	性质、特征 确定患者的主要症状： ·尿路刺激征：尿频、尿急、尿痛/烧灼感 ·潴尿期症状：	·明确症状有助于缩小鉴别诊断的范围并确定检查重点 ·尿路刺激：泌尿系感染、泌尿系结石、膀胱结核、膀胱肿瘤及膀胱邻近肿瘤压迫 ·膀胱过度活跃症（OAB）常引起潴尿期症状尿急，常伴尿频和夜尿，伴或不伴急迫性尿失禁

续表

助记口诀	问诊主要内容	临床意义（可能性）
特（特）	✧尿急 ✧日间尿频 ✧夜尿 ✧尿失禁 ✧膀胱感觉异常 ·排尿期症状： ✧尿流缓慢 ✧尿流间断或间歇 ✧排尿延迟 ✧排尿费力 ✧末尿滴沥 ✧排尿困难 ·排尿后症状： ✧排尿后尿不尽感 ✧排尿后余沥	✧OAB神经源性病因包括脑血管意外、帕金森病、脊髓损伤、周围神经病变（糖尿病、维生素B_{12}缺乏）及多发性硬化 ✧OAB的非神经源性病因包括膀胱出口梗阻（通常继发于良性前列腺增生、尿道狭窄、前列腺癌、尿道口狭窄、盆腔手术后、妊娠期、膀胱结石或其他异物、下尿路感染、压力性尿失禁等） ·有临床意义的良性前列腺增生（BPH）表现为以排尿期症状为主，患者可出现进展性症状（从夜尿到急性尿潴留），可包括尿不尽、排尿延迟、尿细流、尿频和尿急 ·尿失禁： ✧压力性尿失禁（SUI）：咳嗽、喷嚏等腹压增高引起尿失禁，与高强度活动、慢性咳嗽或肥胖等长期压力引起的结缔组织和/或肌肉力量降低相关（特发性），也可能继发于分娩创伤、术后尿道损伤、先天性疾病、各种炎症、损害括约肌功能的脊髓损伤或疾病、药物不良反应等 ✧急迫性尿失禁（UUI）：感到强烈尿意的同时或之后立即发生不自主漏尿，多见于OAB、良性前列腺增生、脑卒中后遗症、药物不良反应等 ✧混合型尿失禁（MUI）：同时存在SUI和UUI，见于膀胱和尿道括约肌功能同时受损，包括神经系统疾病（大脑、脊髓损害）、前列腺手术或放疗后，当SUI/UUI患者因为新的病因或使用药物引起其他类型的尿失禁时也可发生 ✧充盈性尿失禁（OUI）：当尝试排尿后因膀胱排空不全导致膀胱内尿液潴留时可发生充盈性尿失禁，表现为尿流减弱或间歇性、排尿、尿频和夜尿；OUI是由逼尿肌活动低下或膀胱出口梗阻所致，见于老年人退行性逼尿肌活动低下、慢性或严重的急性膀胱过度扩张所致的平滑肌损伤、纤维化、低雌激素水平、周围神经病（糖尿病、维生素B_{12}缺乏、酗酒），以及脊髓病变；女性另一个常见原因由尿道受外部压迫所致，包括子宫肌瘤、严重盆腔器官脱垂或既往盆底手术引起的尿道过度矫正以及膀胱出口水平的外部肿块或肿瘤、尿道狭窄或后倾子宫嵌顿 ✧排尿后滴沥（PVD）：仅在排尿后出现尿失禁，PVD可由导致LUTS的病因引起，与其他LUTS同时发生，常为特发性，偶见于尿道狭窄、尿道憩室或尿道下裂所致 ✧功能性尿失禁（FUI）：当共存躯体疾病损害了患者的活动度，使其无法及时如厕而出现的尿失禁
城（程）	严重程度： 1. 确定最困扰患者的症状 2. 确定患者症状对工作、生活的影响程度	·评估患者症状对患者生活质量的影响 ·确定患者最困扰的症状以指导治疗方向 ·有条件时可使用国际前列腺症状评分（IPSS）和生活质量指数（QOL）、国际尿失禁问卷和Kings健康问卷等结构化问卷进行评估
市（时）	时间特征： ·时间进程 ·发作频率 ·持续时间 ·间隔时间	·症状的时间特征与症状严重程度有一定的相关性 ·多数排尿异常随基础病的进展或控制不良而加重 ·特发性排尿异常多随时间进展逐渐加重
不（部）	部位	·无特殊意义
加（加）	1. 加重因素 2. 缓解因素	—

助记口诀	问诊主要内容	临床意义（可能性）
班（伴）	伴随症状：	
	·发热	·泌尿道感染（UTI）
	·腰背痛、肾区绞痛或钝痛	·肾结石、输尿管结石、肾脏感染
	·下腹疼痛	·UTI、泌尿道结石
		·女性注意盆腔炎、子宫内膜异位症、阴道癌等
		·男性会阴或盆腔疼痛伴泌尿道疼痛注意前列腺炎
	·阴囊肿痛	·附睾炎、单纯疱疹病毒
	·下肢感觉和/或运动障碍，并伴有肛门括约肌松弛和反射消失	·继发于神经系统病变的逼尿肌功能障碍（如脑或脊髓病变）
	·运动过缓、静止性震颤、肢体强直	·帕金森病
	·多饮、多食、多尿、消瘦	·糖尿病患者血糖升高可出现夜尿增多、尿液有特殊气味
	·糖尿病患者出现下肢麻木、疼痛、溃疡	·糖尿病周围神经病变

（二）排除红旗征——严重疾病

此处使用助记口诀"V.I.P"代表血管性疾病、感染性疾病、恶性肿瘤三类严重疾病，本步流程要求全科医生注意在排尿异常患者的诊疗中排除这三类严重疾病的临床表现，详见表8-2-2。

表8-2-2　排尿异常患者的红旗征及临床意义

助记口诀	红旗征	临床意义（可能性）
V	脊柱外伤	脊髓损伤
	腰腿痛	脊髓压迫（腰椎间盘突出，椎管狭窄、占位）
	大、小便障碍，会阴和肛周感觉异常	马尾综合征（紧急）
	运动失调、深腱反射减弱、舞蹈样运动等	小脑共济失调症
	多先出现排尿增多，其后排尿困难等症，可伴肌力肌张力下降、心律失常	低钾血症（急性腹泻、甲亢等所致）
V/I/P	下肢感觉和/或运动障碍	脑血管意外/占位病变、脊髓损害（炎症、肿瘤、骨折、压迫等）
	腰痛	肾癌、肾结核、肾盂肾炎
I	发热、恶寒、乏力、恶心呕吐等全身中毒症状伴腰痛	急性肾盂肾炎
	脓尿、腰部痛性肿块、皮肤红肿	肾周脓肿
	低热、盗汗、体重减轻	肾结核、膀胱结核
I/P	间歇性无痛性肉眼血尿/镜下血尿	肾癌、膀胱癌、肾结核
	间歇性无痛肉眼血尿、上尿路阻塞症状	膀胱癌
P	间歇性无痛肉眼血尿、腰痛和肿块	肾癌

注：助记口诀V.I.P分别为英文单词Vascular diseases，Infection diseases和Pernicious tumors的首字母。

（三）鉴别诊断

询问相关临床表现以排除容易漏诊误诊的疾病，本步流程提醒全科医生注意鉴别诊断，尤其是以排尿障碍为主诉，而又容易被医生忽视的疾病（一般非严重疾病），详见表8-2-3。

表8-2-3　排尿异常患者中容易漏诊误诊的疾病及临床表现

疾病	临床表现
以LUTS为主要表现的下尿路感染	并非所有尿路感染患者都会感到疼痛或血尿，部分下尿路感染可表现为膀胱过度活动症，从而加剧尿失禁症状
慢性肾盂肾炎	可仅有腰酸和/或低热、夜尿增多及尿中有少量白细胞和蛋白等
阿尔茨海默病	记忆和认知力的障碍
糖尿病	高血糖可导致渗透性利尿和专性多尿、夜尿 糖尿病周围神经病变影响排尿功能
下尿道异物	排尿困难，有异物进入史
便秘	老年患者可因粪便嵌顿使膀胱流出道，表现为便秘合并排尿困难或尿失禁
功能性尿失禁	基础病或手术后活动度下降、手部灵活性下降，镇静药物导致认知或精神状态改变等引起尿失禁
低钾血症（急性腹泻、甲亢等所致）	多先出现排尿增多，后期出现排尿困难等症状，可伴肌力肌张力下降、心律失常

（四）问一般情况

询问目前的治疗、精神、饮食、睡眠、大小便等一般情况。注意慢性LUTS可引起重度睡眠障碍、抑郁症状加重以及日常生活活动能力降低。老年患者应注意便秘与LUTS的相关性。

（五）问其他病史

采用助记口诀"过往家人均要旅行社工作"，利用谐音帮助全科医生规范问诊，详见表8-2-4。

表8-2-4　排尿异常患者其他病史问诊内容及临床意义

助记口诀	内容	临床意义（可能性）
过（敏）	过敏：是否有食物、药物过敏史	—
往（往）	既往史： 近期有无发热、外伤、既往类似疾病史、手术史、其他泌尿系统或全身疾病史	·尿道狭窄一般有尿道损伤、尿道炎症、尿道内药物灌注或尿道内器械治疗史 ·盆腔手术（如前列腺切除术、膀胱颈部手术、直肠癌根治术、子宫颈癌根治术、腹主动脉瘤手术、盆腔放疗等），可损伤膀胱及括约肌的运动或感觉神经 ·分娩损伤子宫脱垂，膀胱膨出等引起的括约肌功能减弱 ·糖尿病、脑卒中、抑郁、痴呆、绝经期泌尿生殖系统综合征、腰椎间盘突出症等脊髓损害可引起尿失禁等LUTS表现 ·肿瘤病史注意泌尿道原发或转移癌

助记口诀	内容	临床意义（可能性）
家（家）	家族史：家族泌尿系肿瘤、慢性炎症、结核等疾病史，家族成员LUTS史	· 注意询问家族中是否有泌尿系统肿瘤疾病史，特别是有一级亲属在65岁前确诊的前列腺癌 · 有LUTS家族史的患者患尿失禁的风险增高
人（人）	个人生活史：烟、酒、茶、毒品、饮食习惯、锻炼等	· 吸烟、饮食（烤肉中的致癌物质、蔬菜中的抗氧化剂）等因素是膀胱癌、前列腺癌等癌症发生的危险因素 · 吸烟会增加尿失禁的风险 · 酒精和过量咖啡因摄入与LUTS相关
均（经）	月经婚育史	· 绝经期泌尿生殖系统综合征（外阴阴道萎缩） · 产伤 · 经阴道分娩女性发生SUI的风险更高 · 多产是尿失禁的危险因素 · 尿失禁等LUTS对性功能有影响
要（药）	药物：最近有吃过什么药物 下述药物有可能引起或加重尿失禁 · 降压药、血管扩张药：ACEI、酚苄明、哌唑嗪、利尿剂等 · 膀胱松弛药物：如抗胆碱能药物、三环类抗抑郁药 · 膀胱刺激药物：如胆碱能药物、咖啡因等 · 镇静药：抗抑郁药、抗组胺药、抗精神病药、催眠药等	· 药物不良反应可引起LUTS，其中常见尿失禁，很少引起尿路刺激征 · 药物服用与LUTS常呈锁时效应 · 抗抑郁药、降压药、支气管扩张药及抗组胺药与多种LUTS相关
旅（旅）	旅行史：最近是否出去旅游过，当地是否存在特殊流行病	—
行（心）	心理健康：情绪、兴趣、焦虑等	· 慢性排尿异常患者常有心理障碍、抑郁、焦虑风险高
社（社）	社会经济状况	· 慢性排尿异常患者可因外出时经常找厕所、不敢参加社交活动、无法长时间工作、工作效率降低、担心漏尿回避性生活等，直接影响家庭生活和正常工作并会形成恶性循环
工作	工作和职业	· 注意特殊职业病或职业中毒 · 涂料、金属加工及橡胶加工等行业工作是已知的膀胱癌危险因素

（六）探询ICE

包括患者对他/她的症状或健康理解（Idea）、担忧（Concern）和期望（Expectation），慢性病患者尤其重要。

二、体格检查

排尿异常患者体格检查流程、内容及临床意义见表8-2-5。

表 8-2-5　排尿异常患者体格检查内容及临床意义

要素	内容	阳性体征的临床意义（常见病因）
生命体征	体温*	·发热：泌尿系统原发感染或继发感染 ·高热：急性肾盂肾炎、肾乳头坏死 ·低热：慢性肾盂肾炎、肾结核、前列腺炎、尿道炎
	脉搏	
	血压*	
	呼吸	
体型	身高、体重*、腹围*	·肥胖是尿失禁的强危险因素，腹部重量产生的压力可使膀胱受压而导致 SUI
一般情况	神志*、体位*、面容*、体态	·注意精神状态、认知反应 ·肾绞痛发作时，患者呈急性病容，强迫体位 ·排尿困难急症可有痛苦面容 ·肾结核、肾癌患者可有贫血貌
皮肤*	颜色（是否苍白）、发绀、皮疹、皮下出血	·注意慢性肾脏疾病、结核、癌症可引起贫血 ·颜面、双下肢水肿：肾功能受损致水钠潴留
头颅、五官	眼、口腔、鼻及面部*	·眼睑是否苍白、水肿 ·是否存在口眼歪斜等神经系统体征
颈部	甲状腺触诊*	结节、肿大：甲亢周期性瘫痪低钾导致排尿困难
	颈动脉听诊	颈动脉杂音：动脉粥样硬化
	触诊浅表淋巴结（颈部）*	淋巴结肿大注意转移性恶性肿瘤
胸部	心脏听诊*：五个瓣膜听诊区（心率、心律、心音、杂音）	是否有心脏节律、心音、杂音等阳性体征
	肺部听诊*：呼吸音、干湿啰音	常规检查
腹部	视诊*：腹部外形、皮肤（手术瘢痕、外伤）、外生殖器 触诊*： 腹肌紧张度、包块、压痛 肾区、输尿管点、膀胱区压痛 肝脾触诊 腹股沟淋巴结触诊 膀胱触诊 叩诊*：肾区、输尿管点、膀胱区 听诊：肠鸣音 直肠指检*： 评估前列腺大小、质地、触痛及异常包块 妇科检查*： 注意评估盆底肌肉完整性、阴道萎缩、盆腔肿块和是否存在盆腔器官脱垂	·观察患者外生殖器是否存在异常、畸形、损伤、手术瘢痕，是否有红肿，皮肤是否有皮疹、溃疡，是否有异常分泌物 ·肾区局部皮肤红肿热痛：肾周脓肿 ·腰背部包块：肾癌、肾周脓肿 ·正常膀胱空虚时不易触到，膀胱充盈胀大超出耻骨上缘且可在下腹中部触到；一般采用单手滑行法触诊 ·注意行排尿后腹部触诊以评估是否可触及排空不全的膀胱，是否存在压迫膀胱的腹部肿块 ·叩击痛：泌尿系结石、感染、肿瘤 ·50 岁以上男性应行直肠指检鉴别良性前列腺增生与前列腺癌，排除肠道肿瘤 ·若前列腺有很明显的压痛，可能存在前列腺炎 ·前列腺体不对称或有结节时应怀疑恶性肿瘤 ·肛门括约肌张力降低或会阴感觉减退提示神经性病因可能 ·女性存在异常阴道分泌物及外阴及阴道内疼痛不适、下腹部包块、生产史、绝经期等情况时建议做妇科检查

续表

要素	内容	阳性体征的临床意义（常见病因）
腰背部	视诊：局部包括、畸形 触诊：脊椎压痛 腰椎主动运动	·腰椎间盘突出病时椎椎板间隙可有压痛，可出现主动运动障碍
神经系统	四肢肌力*、肌张力* 盆腔和下肢的运动和感觉功能* 共济运动：指鼻试验、跟膝胫试验、轮替试验	·脑卒中、脊髓损害可有肌力肌张力改变，注意单双侧、受累神经根支配部位 ·如有神经症状应检查骶神经通路 $S_1 \sim S_4$，检查会阴部感觉、球海绵体反射，肛门括约肌张力和盆底肌主动收缩力 ·帕金森病、共济失调症、小脑损害

注：1. *为体现系统体格检查，尤其是初诊患者；2. 针对具体患者，根据初步诊断做有针对性的体格检查，选择性地完成病情需要的其他详细的体格检查项目。

三、诊断和评估

排尿异常患者的诊断和评估包括两个部分：

（一）现患问题的诊断

贯彻安全诊断策略，对患者排尿异常的病因诊断时考虑如下 3 个要素问题，详见表 8-2-6。

表 8-2-6　排尿异常患者病因诊断的安全诊断策略

要素	思维工具	可能的病因
最可能的诊断（常见病、多发病）	模型识别	·单纯性 OAB ·泌尿系感染 ·良性前列腺增生 ·肾结石、输尿管结石
需要排除的严重疾病	V.I.P	·脑血管意外 ·排尿中枢损害：颅内占位病变、颅内感染、脑卒中（小脑疾病） ·低钾血症 ·脊髓损害（炎症、狭窄、损伤、肿瘤、压迫等） ·肾周脓肿、急性肾盂肾炎、肾结核、膀胱结核 ·肾癌、前列腺癌、膀胱癌
需要鉴别的可能病因*	基于症状特点的穷极推理	·泌尿系炎症 ◇以 LUTS 为主要表现的下尿路感染 ◇慢性肾盂肾炎 ◇尿道综合征 ·泌尿系梗阻 ◇下尿道异物 ◇便秘 ◇盆腔器官组织肿物压迫（如子宫肌瘤或妊娠）

要素	思维工具	可能的病因
需要鉴别的可能病因	基于症状特点的穷极推理	·排尿功能障碍
		◇盆腔手术损伤
		◇产伤、妇科疾病
		◇下腹部、盆腔器官组织炎症刺激
		◇药物不良反应
		·全身性疾病
		◇糖尿病
		◇阿尔茨海默病
		◇帕金森病
		·特发性
		◇SUI、UUI、OUI、PVD

注：*思考本问题时应结合患者临床特点进行必要的鉴别诊断，尤其应注意上述容易漏诊误诊的疾病。

（二）健康问题的综合评估

对患者存在的其他健康问题进行诊断和评估，尤其是可加重LUTS的各种合并症。

四、全科诊疗计划和健康照顾

共同决策，以患者能够理解和接受的语言说明并执行诊疗和健康照顾方案，以助记口诀"世（解释）卫（安慰）建议（建议）厨房（处方）钻（转诊）研（化验或检查）水（随访）鱼（预防）"，利用谐音提醒全科医生规范诊疗行为，提供全人照顾。具体内容如下：

（一）解释和安慰

1. 认同患者的特殊感受；

2. 告知目前的诊断结果和评估；

3. 解释病情急危缓重；

4. 个性化健康宣教，宣教正常下尿路功能、什么是排尿异常、现有治疗方案益处与风险/负担、排尿卫生和会阴部卫生、鼓励慢性患者记录排尿日记（一个24小时）以帮助评估严重程度和原因等；

5. 安慰，给予信心、关怀。本步包含对患者ICE的回应。

（二）建议

患者参与讨论，共同决定进一步诊断和治疗方案。

1. 探讨确定原发病、基础病的治疗，处理方案；告知患者可能需要对多种诊断、治疗方案进行尝试，才能达到明确原因或可接受的症状控制。

2. 危险因素管理：避免诱因或加重因素如体位的剧烈变动，减轻增加腹内压的动作，避免服用可引起或加重LUTS的药物（如抗胆碱能药物、三环类抗抑郁药、利尿剂等），肥胖患者体重减轻，防治便秘等。

3. 鼓励老年或体质弱的患者参加力所能及的运动，提高体力和活动力。

4. 液体管理

（1）对以尿路刺激征为主要表现的患者（感染或结石）应鼓励适量多饮水；

（2）对以LUTS为主要表现的患者（排除感染）注意液体摄入的量和类型，过量或不适当的液体摄入可以造成或加重LUTS。在保障正常液体摄入基础上，LUTS患者注意控制水分的过多摄入，建议少量、多次摄入，定时排尿；主诉夜尿的患者在晚餐后（或睡前数小时内）减少或不要摄入液体；减少摄入含酒精的饮料、含咖啡因的饮料和碳酸饮料。

5. 其他措施

（1）戒烟限酒、生活规律，改善生活方式；

（2）防跌倒教育，老年人夜尿、尿急导致的跌倒易引发骨折，严重时危及生命；

（3）辅助措施，防护尿垫、外用导尿管的使用建议和指导。

（三）处方

1. 紧急处置：对存在紧急情况如上述红旗征的患者应进入急救流程，予以紧急处置并及时转诊，对尿潴留导致的充盈性尿失禁需要立即治疗如插尿管以缓解膀胱压力。

2. 原发病和基础病的治疗和处理

（1）泌尿系感染的药物治疗：常经验性选用抗革兰阴性杆菌药物，有条件时根据尿培养菌株及药敏结果针对性用药；

（3）泌尿系结石：多饮水，增加体育活动，如跳跃等使结石易排出，肾绞痛发作时可用阿托品或哌替啶止痛，肾结石直径超过1cm、复杂多发性肾结石者建议手术治疗；

（4）良性前列腺增生根据病情和合并症选用α受体阻滞剂（如特拉唑嗪、哌唑嗪、阿呋唑嗪、多沙唑嗪及坦索罗辛等）、5α还原酶抑制剂和植物类药等。

3. 对LUTS患者治疗的主要目的是减轻症状和防止疾病进展

（1）行为疗法常作为LUTS患者的一线治疗：①膀胱训练：膀胱训练治疗OAB的疗效肯定，通过膀胱训练，抑制膀胱收缩，增加膀胱容量；要点是白天多饮水，尽量忍尿，延长排尿间隔时间；入夜后不再饮水，勿饮刺激性、兴奋性饮料，夜间可适量服用镇静安眠药物以安静入睡；治疗期间记录排尿日记，增强治愈信心。②生物反馈治疗：指导患者有意识地排尿和控制排尿，学会将这些平时未加注意的信息纳入意识控制之下，主动进行排尿或控制排尿，有条件时可以使用专门的生物反馈治疗仪。③盆底肌训练：通过生物反馈或其他指导方法，使患者学会通过收缩盆底肌来抑制膀胱收缩以及其他抑制尿急（效果明显）。

（2）药物治疗：病因不明的LUTS症状较轻的患者（特发性）在行为治疗基础上可试用如下药物。①M受体拮抗剂（托特罗定、索利那新和奥昔布宁等）临床常用，能降低膀胱张力和抑制膀胱收缩，可减少尿频和尿失禁；②镇静、抗焦虑药（如丙米嗪、度洛西汀）具有增加尿道阻力的额外作用；③α肾上腺素能药物（麻黄碱和苯丙醇胺）可以增加括约肌病理性松弛患者的膀胱存储能力；④胆碱能药物（乌拉胆碱）可能有助于低张性膀胱患者完全排空膀胱；⑤α受体阻滞剂（如哌唑嗪和特拉唑嗪）有助于松弛括约肌，从而降低收缩时的膀胱压力。使用这些药物的同时应注意加重低血压、镇静等不良反应；尤其是老年患者，使用上述药物时应注意药物不良反应：直立性低血压、认知功能下降、视物模糊以及药物引起尿潴留等排尿异常。

（3）中药和中医适宜技术治疗：中医药可用于OAB的治疗和辅助治疗，其疗效确切，不良反应小，包括中药疗法、针灸疗法、按摩疗法、膀胱冲洗疗法、直肠用药、外治法、熏香疗法等。

（四）转诊

排尿异常患者出现下述情况应注意及时转诊：

1. 年龄＜45岁出现LUTS；
2. 排除尿路感染的血尿；
3. 排除尿路感染的腹痛或盆腔痛；
4. 症状严重如尿潴留症状（立即转诊）、持续或严重的尿失禁、膀胱出口梗阻致肾功能不全；
5. 出现新的神经系统症状体征如定位体征、会阴部感觉丧失、大便失禁（立即转诊）；
6. 前列腺检查结果异常（结节、硬结或不对称）；
7. 异常体格检查如盆腔肿块、膀胱阴道瘘、子宫脱垂等；
8. 复发性前列腺感染、膀胱或其他泌尿道感染（每年3次或更多次，或6个月内2次）；
9. 泌尿系结石直径超过1cm、复杂多发性肾结石；
10. 怀疑泌尿系结核、肿瘤、存在严重的基础疾病，如神经系统疾病、难以控制的糖尿病；
11. 对行为治疗或药物治疗效果不佳；
12. 希望外科手术治疗的特发性OAB、尿失禁、良性前列腺增生。

（五）化验和检查

根据初步临床诊断，选择合适的辅助检查以帮助明确诊断（表8-2-7）。

表 8-2-7　排尿异常病因初鉴诊断及辅助检查

排尿异常病因初步诊断	辅助检查项目选择
泌尿系感染	尿常规、血常规、CRP、尿细菌培养及药敏（必要时）
肾结石、输尿管结石	尿常规、X线/超声检查
肾功能受损	肾功能、血电解质
糖尿病及糖尿病神经病变	血糖、糖化血红蛋白、神经电生理等相关检查
肾癌、膀胱癌	超声、CT
前列腺癌	PSA（筛查）、超声、CT
专科检查	尿流率测定、残余尿路测定（PVR）、压力-流率尿动力学检查 膀胱镜检查以及前列腺和上尿路的其他影像学检查 盆底肌电评估

注：1. 应对所有患者进行尿常规分析以评估是否存在血尿、脓尿和细菌尿；2. 不推荐常规进行尿培养，但存在细菌尿或脓尿，或怀疑严重泌尿道感染时应进行尿培养；3. 除非怀疑严重尿潴留导致肾积水或肾盂肾炎等严重疾病时，一般患者无须常规检查肾功能；4. 诊断BPH/LUTS无须行PSA检测，但如考虑使用5α还原酶抑制剂，可将PSA作为衡量前列腺体积的一个指标。此外，在启动5α还原酶抑制剂治疗前应先测定PSA水平，因该药降低PSA水平（通常降低0.5ng/dL），这可能影响未来的前列腺癌筛查。

（六）随访和观察

1. 告知患者："如果 * 天内不好转，请及时复诊"或"如果出现胸闷、心慌或肢体无力、言语不利、复视等症状请及时复诊"（安全网）；

2. 安排随诊时间：对患者进行随访，以评估依从性、疗效、不良反应和可能的替代治疗方案。

（七）机会性预防

适时提供健康照顾，落实国家基本公卫服务。①对慢性健康问题的连续性照顾：针对患者合并存在的高血压、冠心病、糖尿病、COPD、慢性肾脏疾病、肝硬化、脑血管意外后遗症等慢性非传染性疾病进行连续性管理；②根据患者的具体情况，落实国家基本公共卫生服务，提供诊疗过程中的全人健康照顾服务：孕产妇保健、老年保健、预防接种、传染病报告；③前列腺癌、宫颈癌筛查。

（八）结束

对病情复杂的患者，可引导患者确认如下三个问题中的一个或多个：①患者的主要健康问题是什么？②患者应该怎样做？③为什么要这样做？可使用开放式提问请患者复述，如"您能不能总结一下我们今天讨论的重点？或者您还有什么不清楚的吗？

（吴　华　周贝丽）

第三节　阴道分泌物异常

　　阴道分泌物异常（abnormal vaginal discharge）是指患者的阴道分泌物在量、色、质、味发生异常改变，伴或不伴阴道瘙痒、疼痛及性交不适等症状，常常是由于致病菌感染引起，也可能是外源性刺激或其他病因。值得注意的是，患者对于阴道分泌物的异常往往不会主动详细描述，部分患者不太愿意配合妇科检查，尤其询问性伴侣、性生活史时，一开始可能不会透漏真实的信息，因此，恰当的问诊流程和规范的体格检查尤其重要，另外在诊疗中需给患者提供一个安静单独的问诊空间，注意了解其背后隐藏的想法、担忧、期待，这是正确诊断和合理处置的基础。阴道分泌物异常患者的标准化全科诊疗路径如下：

一、病史采集

（一）问主诉

　　询问患者阴道分泌物异常的临床特征，使用助记口诀"奇特城市不加班"，利用谐音工具帮助全科医生规范问诊，详见表8-3-1。

表8-3-1　阴道分泌物异常患者主诉问诊内容及临床意义

助记口诀	问诊主要内容	临床意义（可能性）
奇（起）	起病情况 1. 急性或慢性起病 2. 原因和诱因	·急性起病：急性盆腔炎、急性宫颈炎、急性输卵管炎 ·反复发作：复发性外阴阴道假丝酵母菌病（VVC） ·不洁性交史：性传播疾病（淋病、梅毒、滴虫感染、衣原体感染、生殖器疱疹） ·使用抗生素后出现：外阴阴道假丝酵母菌病 ·使用卫生巾后出现：卫生棉成分过敏 ·使用避孕套后出现：乳胶过敏
特（特）	性质、特征 1. 分泌物颜色 2. 分泌物性质 3. 分泌物气味	·白色：外阴阴道假丝酵母菌病 ·灰白色：细菌性阴道病 ·黄色或者绿色：滴虫性阴道炎 ·血性：恶性肿瘤 ·块状：外阴阴道假丝酵母菌病 ·稀薄/泡沫样：细菌性阴道炎、滴虫性阴道炎 ·脓性：淋球菌感染 ·腥臭味：细菌性阴道病、滴虫性阴道炎、直肠阴道瘘 ·无异常气味：老年性阴道炎、排卵期分泌物增多 注意： ·上述症状与提示疾病只是通常情况下的诊断线索，非绝对对应关系；且经常会有混合性感染，外观观察只能大体判断，确诊仍需实验室检查

续表

助记口诀	问诊主要内容	临床意义（可能性）
城（程）	严重程度： 是否影响生活、工作	·外阴阴道假丝酵母菌病：由于剧烈瘙痒易影响工作生活 ·急性盆腔炎、宫颈炎、输卵管炎、中毒休克需紧急处理
市（时）	时间特征 发作频率等	·每年发作3次及3次以上，考虑复发性外阴阴道假丝酵母菌病
不（部）	部位	—
加（加）	1. 加重因素	·经前期加重：外阴阴道假丝酵母菌病 ·月经后加重：滴虫性阴道炎 ·使用激素类软膏加重：感染性 ·酸性环境加重：外阴阴道假丝酵母菌病
	2. 缓解因素	·避开刺激因素：化学刺激性阴道炎、过敏
班（伴）	其他伴随症状	
	·瘙痒	·仅外阴瘙痒：硬化性苔藓、扁平苔藓、慢性单纯性苔藓、银屑病 ·外阴、阴道明显瘙痒：外阴阴道假丝酵母菌病 ·阴道瘙痒：细菌性阴道炎
	·灼热、疼痛	·外阴阴道痛：外阴阴道假丝酵母菌病、皮肤病 ·尿道痛：泌尿系感染
	·性交不适感	·宫颈炎、细菌性阴道病、需氧菌性阴道炎、外阴阴道假丝酵母菌病、滴虫性阴道炎、老年性阴道炎
	·排尿不适	·细菌性阴道病、尿路感染、老年性阴道炎、滴虫性阴道炎
	·外阴阴道异物	·皮疹：湿疹 ·结节：疥疮 ·疱疹：生殖器疱疹 ·赘生物：病毒性疣
	·发热、腹痛	·急性盆腔炎、宫颈炎、子宫内膜炎、腹膜炎
	·发热腹痛、头晕、恶心呕吐	·中毒休克综合征
	·情绪、心理	·睡眠、情绪、兴趣改变：抑郁、焦虑 ·潮热、盗汗、失眠：更年期综合征

（二）排除红旗征——严重疾病

使用助记口诀"S.I.P"代表三类严重疾病：性传播疾病、感染性疾病、恶性肿瘤，本步流程要求对阴道分泌物异常患者应注意问诊相关临床表现以排除严重疾病，详见表8-3-2。

表8-3-2 阴道分泌物异常患者的红旗征及临床意义

助记口诀	红旗征	临床意义（可能性）
S	不洁性交史	性传播疾病：HPV/衣原体/淋球菌/梅毒/滴虫/HIV等
I	发热、腹痛 发热腹痛、恶心呕吐、晕厥	急性盆腔炎、宫颈炎、子宫内膜炎、腹膜炎、输卵管炎、异位妊娠 中毒性休克
P	体重减轻、消瘦 血性分泌物	恶性肿瘤：子宫内膜癌、宫颈癌等 异位妊娠、子宫内膜癌、子宫内膜增生

注：S.I.P分别为英文单词Sexual transmission diseases，Infection diseases和Pernicious tumors的首字母。

（三）鉴别诊断

询问相关临床表现以排除容易漏诊误诊的疾病，本步流程提醒全科医生注意鉴别诊断，尤其是以阴道分泌物异常为主诉，而又容易被忽视的疾病（一般非严重疾病），详见表8-3-3。

表8-3-3　阴道分泌物异常患者中容易漏诊误诊的疾病及临床表现

疾病	临床表现
糖尿病	对高危人群或者反复发作的应做糖尿病筛查 对已诊断的糖尿病患者应重点询问患者血糖控制、进食及用药情况
异物存留	需用窥阴器仔细检查或借用辅助检查
老年性阴道炎	绝经后的妇女需考虑，常以泌尿系症状就诊，若尿常规正常要考虑老年性萎缩性阴道炎可能
性虐待	尤其是儿童
更年期综合征	更年期综合征的非特异性表现
排卵期出血	两次月经中间出现褐色/暗红色分泌物
直肠阴道瘘	恶臭、反复、脓性、褐色/暗红色分泌物

（四）问一般情况

主要了解患者目前的治疗（自发病以来是否治疗过，经过如何，用药情况）、精神、饮食、睡眠、大小便等一般情况。

（五）问其他病史

采用助记口诀"过往家人均要旅行社工作"，帮助全科医生规范问诊，详见表8-3-4。

表8-3-4　阴道分泌物异常患者其他病史问诊内容及临床意义

助记口诀	内容	临床意义（可能性）
过（过）	过敏：是否有过敏史，尤其药物过敏史	—
往（往）	既往史：糖尿病病史、免疫系统疾病，妇科疾病，阴道宫腔检查史	·以前有无类似发作史 ·了解糖尿病史或免疫功能下降，有助于了解条件致病菌的形成
	既往类似疾病史、其他疾病史、手术史	·了解阴道宫腔检查操作史，可能导致外源性感染
家（家）	家族史：家族疾病情况	·尤其丈夫（性伴侣）是否有阴道口红肿，肛周、阴茎有无赘生物、皮疹
人（人）	个人生活史：烟、酒、毒品、锻炼等	—
均（经）	月经婚育史、性健康相关 重点询问性伴侣，性生活史、冶游史、避孕套使用情况	·了解性生活的情况，性伴侣 ·排除妊娠 ·排除性传染疾病（HPV/衣原体/淋球菌/梅毒/滴虫/HIV等） ·更年期妇女注意更年期综合征 ·已绝经：排除老年性阴道炎

助记口诀	内容	临床意义（可能性）
要（药）	药物：最近使用的药物 　1. 抗生素 　2. 激素、免疫制剂 　3. 激素软膏及其他外用制剂 　4. 避孕药	·菌群失调 ·免疫下降导致反复感染 ·微生物感染、化学刺激、过敏 ·尤其是杀精剂引起化学反应
旅（旅）	旅行史：最近是否出去旅游过，当地是否存在特殊流行病	—
行（心）	心理：情绪、兴趣等心理健康情况	·慢性病患者易有心理障碍
社（社）	社会经济状况	·经济压力、社会压力可引起心理问题 ·家庭情况，家人支持程度
工作	工作和职业	·注意特殊工种病（性从业者）

（六）探询ICE

包括患者对他/她的症状或健康理解（Idea）、担忧（Concern）和期望（Expectation）。

二、体格检查

阴道分泌物异常患者全科体格检查流程详见表8-3-5。

表8-3-5　阴道分泌物异常患者体格检查流程、内容及临床意义

要素	内容	阳性体征的临床意义（常见病因）
生命体征	体温* 脉搏 血压* 呼吸	·感染，如盆腔感染、急腹症 ·注意急腹症可有心率/心率加快 ·注意低血压：中毒休克综合征 ·呼吸急促：感染、急腹症
体型	身高、体重、腹围	肥胖及腹型肥胖判断
一般情况	神志 体位、体态* 面容*	·神志异常：中毒性休克综合征 ·强迫蜷缩位：急腹症 ·焦虑、紧张、无欲：更年期、心理问题、精神问题
皮肤	颜色、皮疹、结节*	·注意湿疹、过敏、疥疮、梅毒等
头颅五官	眼、耳、鼻、口腔	
颈部	甲状腺触诊*、听诊 触诊浅表淋巴结（颈部）*	·排除甲状腺疾病 ·排查肿瘤
胸部	心脏听诊*：五个瓣膜听诊区（心率、心律、心音、杂音） 肺部听诊*：呼吸音、干湿啰音	·了解心脏情况 ·了解肺部情况
腹部	腹肌紧张度、包块、压痛*	·压痛、反跳痛：急腹症 ·压痛：盆腔炎 ·包块：子宫肌瘤，腹腔、盆腔肿瘤

要素	内容	阳性体征的临床意义（常见病因）
脊柱	脊柱有无畸形、压痛、叩击痛	·排除脊椎问题
四肢	皮肤*： 关节* 肌力、肌张力*	·皮疹、色斑、溃疡：皮肤病、过敏、梅毒、艾滋病 ·关节畸形、结节：梅毒、风湿免疫性疾病 ·神经系统病变：梅毒
妇科检查	外阴*	·外阴皮疹：湿疹、疥疮、过敏 ·外阴红肿：外阴阴道假丝酵母菌病、化学刺激、性侵 ·外阴赘生物：病毒性疣
	阴道*	·阴道充血红肿：需痒菌性阴道病、外阴阴道假丝酵母菌病、滴虫性阴道炎
	分泌物*	·黏稠块状/豆腐渣样：外阴阴道假丝酵母菌病 ·稀薄量多泡沫样：滴虫性阴道炎、细菌性阴道病 ·白色：外阴阴道假丝酵母菌病 ·黄绿色：滴虫性阴道炎、宫颈炎 ·臭味：滴虫性阴道炎、细菌性阴道病、子宫颈炎 ·瘙痒明显：外阴阴道假丝酵母菌病 ·疼痛：滴虫性阴道炎、需氧菌性阴道炎
	宫颈* 双合诊*	·宫颈红肿、流脓、触痛：宫颈炎 ·结节/包块：子宫肌瘤、肿瘤、卵巢囊肿、巧克力囊肿 ·压痛：盆腔炎、输卵管炎（无性生活史的女性，建议使用经肛门直肠检查，避免经阴道检查）

注：1. *为建议每次查体应做的重点项目，尤其是初诊患者，此为系统性体格检查的体现；2. 针对具体患者，根据初步诊断做有针对性的体格检查，选择性完成病情需要的其他体格检查项目；3. 进行妇科检查时，注意保护患者隐私，征得其同意，无性生活史患者忌用窥阴器、双合诊，男医生需在女医护人员陪伴下进行规范操作。

三、诊断和评估

（一）现患问题的诊断

贯彻安全诊断策略，对阴道分泌物异常的病因诊断时考虑如下3个问题，详见表8-3-6。

表8-3-6 阴道分泌物异常患者诊断的安全诊断策略

要素	思维工具	可能的病因
最可能的诊断（常见病、多发病）	模型识别	·细菌性阴道病（BV）、需氧菌性阴道炎（AV） ·外阴阴道假丝酵母菌病（VVC） ·滴虫性阴道炎（TV）
需要排除的严重疾病	S.I.P	·S：性传染病（HPV/衣原体/淋球菌/梅毒/滴虫/HIV等） ·I：急性盆腔炎、宫颈炎、子宫内膜炎、输卵管炎、异位妊娠、中毒性休克综合征 ·P：妇科肿瘤及其他部位的转移瘤
需要鉴别的可能病因*	模型识别 排除法	·外阴瘙痒：硬化性苔藓、扁平苔藓、慢性单纯性苔藓、银屑病 ·外阴皮疹：湿疹、疥疮、过敏 ·外阴阴道红肿：化学刺激、性侵 ·外阴、肛周赘生物：病毒性疣 ·外阴疱疹：生殖器疱疹 ·阴道、宫腔异物：如卫生棉条、情趣用品

注：*思考本问题时应结合患者临床特点进行必要的鉴别诊断，尤其应注意上述容易漏诊误诊的疾病。

（二）健康问题的综合评估

对患者存在的其他健康问题进行诊断和评估。

四、全科诊疗计划和健康照顾

共同决策，以患者能够理解和接受的语言说明并执行诊疗和健康照顾方案，以助记口诀"世（解释）卫（安慰）建议（建议）厨房（处方）钻（转诊）研（化验或检查）水（随访）鱼（预防）"，利用谐音提醒全科医生规范诊疗行为，提供全人照顾。具体内容如下：

（一）解释和安慰

1. 认同患者的特殊感受；
2. 告知诊断结果；
3. 解释病情急危缓重；
4. 安慰，给予信心、关怀。本步包含对患者ICE的回应。

（二）建议

患者参与讨论，共同决定（共同决策）进一步诊断和治疗方案：
1. 确定原发病的治疗、处理方案；
2. 性教育及个人卫生教育：如穿棉质内裤、淋浴代替盆浴；
3. 危险因素管理：洁身自好，避免不洁性行为、发作期及治愈期避免无保护性性生活等；
4. 鼓励患者参加力所能及的运动，提高免疫力；
5. 戒烟限酒、生活规律，改善生活方式。

（三）处方

1. 原发病的治疗和处理
2. 阴道分泌物异常的药物治疗：根据致病菌，按照指南/共识选择合适的治疗方案。

（1）细菌性阴道病诊治指南（2021版本）推荐BV治疗方案

推荐方案：甲硝唑400mg，口服，2次/天，共7天。

替代方案如下。方案①：替硝唑2g，口服，1次/天，共5天；方案②：替硝唑1g，口服，1次/天，共5天；方案③：克林霉素300mg，口服，2次/天，共5天。

局部用药如下。方案①：0.75%甲硝唑凝胶5g，阴道用药，1次/天，共5天。方案②：甲硝唑阴道栓200mg，1次/天，共5～7天。方案③：2%克林霉素软膏5g，阴

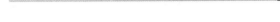

道用药，每晚1次，共7天；克林霉素栓100mg，睡前阴道用药，共3天。

（2）需氧菌性阴道炎诊治专家共识（2021版本）

最佳方案：2%克林霉素乳膏5g，阴道用药，连用7～21天。

反复发作：在前方的基础上，每周1～2次，维持治疗，连用2～6个月。

其他方案：①头孢呋辛酯：250mg，口服，2次/天，共7天；②左氧氟沙星200mg，口服，2次/天，共7天；③阴道萎缩局部加用雌激素类药物。

（3）外阴阴道假丝酵母菌病

单纯性VVC推荐方案：①口服药物：氟康唑150mg，顿服；②伊曲康唑200mg，2次/天，1天；③克霉唑阴道500mg单次用药。

复发性VVC（每年发作≥3次）

①强化治疗如下。口服用药：氟康唑100mg、150mg或200mg，第1、4、7天服用；或氟康唑150或200mg，每天1次，连用3天。或阴道用药：克霉唑栓/片（500mg），第1、4、7天应用；或克霉唑栓（100mg），每晚1次，连用7～14天。

②巩固治疗如下。口服用药：氟康唑150mg，每周1次，连用6个月；或氟康唑100mg、150mg或200mg，每周1次，连用6个月；或阴道用药：克霉唑阴道栓500mg，每周1次，连用6个月。

（4）滴虫性阴道炎

硝基咪唑类是目前已知唯一可有效治疗滴虫感染的药物。

推荐方案为：甲硝唑2g，单次顿服；或替硝唑2g，单次顿服。

替代方案为：甲硝唑500mg，口服，每日2次，连服7天。

持续性反复发作：①复发型：甲硝唑或替硝唑，2g，顿服；若治疗失败：替硝唑2g，口服，1次/天，连用7天。②高剂量替硝唑方案：1g，每8小时一次，共14天。③超高剂量替硝唑方案：2g，每12小时一次，共14天。

TV属于性传染病，因此指南要求TV感染者夫妻（性伴侣）同治，患者及性伴侣治愈前应禁止无保护性的性生活。治疗后2周、3个月应进行复查。告知患者在口服甲硝唑后24h及在口服替硝唑后72h内避免饮酒。

（四）转诊

当患者出现下述情况应注意及时转诊：

1. 当分泌物异常且经过仔细评估仍然无法得到确切的诊断；

2. 对适当的药物治疗或其他处理无效时；

3. 怀疑妇科肿瘤或转移性肿瘤疾病时；

4. 怀疑有AIDS、HVP、梅毒时；

5. 合并有发热、腹痛时；

6. 发热腹痛、恶心呕吐、血压下降时；

7. 伴有心理、精神方面问题时。

（五）化验和检查

临床上大多数阴道分泌物异常患者需要白带常规检查，部分病情复杂者根据初步临床诊断，选择合适的辅助检查以帮助明确诊断，详见表8-3-7。

表8-3-7　阴道分泌物异常患者辅助检查项目参考

病因初步诊断	辅助检查项目选择
微生物感染	分泌物检查（pH值测定、氢氧化钾和生理盐水湿片显微镜检查、培养法、核酸扩增试验）
全身系统性疾病	血生化：血糖、肝肾功能、电解质等
梅毒	TRUST和TPPA试验
HPV	HPV抗体
AIDS	HIV抗体
精神心理问题	抑郁、焦虑、睡眠量表
其他检查	妇科彩超；尿常规检查等（必要时选择）、性激素检测

（六）随访和观察

安排随诊时间，告知患者："如果*天内不好转，请及时复诊"或"如果出现发热腹痛、恶性呕吐、头晕等症状请及时复诊"（安全网）。

（七）机会性预防

适时提供健康照顾，落实国家基本公卫服务。①对慢性健康问题的连续性照顾：针对患者合并存在的妇科疾病（月经不调、多囊卵巢、慢性妇科炎症、更年期综合征）、高血压、冠心病、糖尿病、肥胖、心理进行连续性管理；②根据患者的具体情况，落实国家基本公共卫生服务，提供诊疗过程中的全人健康照顾服务：孕产妇保健、老年保健、预防接种、传染病报告、癌症筛查等。

（八）结束

对病情复杂的患者，可引导患者确认如下三个问题中的一个或多个：①患者的主要健康问题是什么？②患者应该怎样做？③为什么要这样做？可使用开放式提问请患者复述，如"您能不能总结一下我们今天讨论的重点？或者您还有什么不清楚的吗？"

（谢玉萍　梁成竹）

第四节　异常子宫出血

异常子宫出血（abnormal uterine bleeding，AUB）是妇科常见的症状和体征，指患者与正常月经的周期频率、规律性、经期长度、经期出血量中的任何一项不符，源自子宫腔的异常出血。正常月经周期出血持续时间平均为4天（2~7天），月经量为5~80ml。月经周期小于21天、大于35天，行经时间超过8天，月经量小于5ml或大于80ml属于异常子宫出血，器质性原因导致的异常子宫出血约占25%，其余则多是由下丘脑-垂体-卵巢轴的功能异常（功能失调性子宫出血）引起。全科医生接诊异常子宫出血患者时，应进行初步评估，如存在血流动力学不稳定或疑似急危重症应进入急救流程，予以应急处置和紧急转诊。异常子宫出血患者的标准化全科诊疗路径如下：

一、病史采集

（一）问主诉

询问患者异常子宫出血的临床特征，使用助记口诀"奇特城市不加班"，利用谐音工具帮助全科医生规范问诊，详见表8-4-1。

表8-4-1 异常子宫出血患者主诉问诊内容及临床意义

助记口诀	问诊主要内容	临床意义（可能性）
奇（起）	起病情况： 1. 急性或慢性	·急性AUB指发生了严重大出血，需要紧急处理以防进一步失血的AUB，如异位妊娠破裂出血、凝血功能障碍导致异常子宫出血、先兆流产等 ·慢性AUB指近期6个月至少出现3次AUB，常见子宫内膜癌、卵巢癌、无排卵性功能失调性子宫出血等
	2. 原因和诱因	·与妊娠相关：异位妊娠、妊娠滋养细胞疾病、自然流产（先兆流产、不完全流产或稽留流产）、胎盘前置、人工流产术后残留 ·性交后出血：宫颈肿物或者病变，如子宫颈炎、子宫颈息肉、宫颈癌等 ·医源性因素：宫内节育器，近期子宫、附件或者阴道手术或医疗检查等；使用终身抗凝治疗的疾病，如肾透析、心脏放置支架等 ·药物：近期使用抗凝药、雌激素等；近期口服避孕药剂量不足或者漏服避孕药可能导致激素撤退性出血 ·近期是否存在精神紧张、环境改变等 ·近期是否被性侵过
特（特）	性质、特征： ·询问月经史确定AUB模式： ◇周期频率 ◇周期规律性 ◇经期长度 经期出血量	·月经频发、月经过多、经期延长、不规律月经 ◇子宫内膜息肉 ◇子宫腺肌病 ◇子宫平滑肌瘤 ◇子宫内膜恶变和不典型增生 ◇全身凝血相关疾病：血液方面疾病或使用抗凝药物治疗等 ◇排卵障碍：多见于青春期、绝经过渡期，生育期也可发生 ◇子宫内膜局部异常：子宫内膜炎、子宫内膜结核、子宫内膜血管生成异常等 ◇医源性：使用避孕药具、口服抗凝药、激素类药物等 ·月经过少 ◇卵巢雌激素分泌不足、无排卵 ◇手术创伤、炎症、粘连等因素导致子宫内膜对正常水平的雌激素不反应

续表

助记口诀	问诊主要内容	临床意义（可能性）
特（特）		·月经稀发
		◇高泌乳素血症
		◇甲状腺功能异常
		◇多囊卵巢综合征
		◇功能性下丘脑性闭经
		·经间期出血
		◇妊娠
		◇医源性
		◇排卵功能障碍
		◇子宫内膜息肉
		◇子宫腺肌病
		◇子宫平滑肌瘤
		◇子宫内膜异位症
		◇剖宫产术后瘢痕
		◇阴道炎、子宫颈炎、子宫内膜炎
	·发病年龄	·青春期女性异常子宫出血：无排卵、月经过多和闭经等
		·育龄期女性异常子宫出血：妊娠并发症、无排卵和良性盆腔病变等
		·围绝经期女性5～10年常出现月经异常，常因结构性病变（子宫肌瘤、子宫腺肌病、子宫内膜病变）或出血性疾病而阴道出血等
		·绝经期女性异常子宫出血：
		◇萎缩性阴道炎
		◇萎缩性子宫内膜：一般与卵巢功能下降、垂体病变、子宫内膜癌等原因有关，容易影响正常经期
		◇子宫内膜癌：以阴道流血和月经紊乱为主要症状
城（程）	严重程度：	·慢性失血可造成患者缺铁性贫血
		·急性大量失血可致循环障碍、血流动力学不稳
市（时）	时间特征： ·出血时间 ·间隔周期 ·发作频次 ·持续时间	·经期持续时间异常： ◇经期大于7天或少于3天，时间长且经量多，考虑子宫病变可能性较大 ◇经期延长且月经期不规则出血，考虑长期无排卵出血可能性较大，或存在性激素水平异常、甲状腺功能异常等 ◇排卵期少量出血误认为是月经期出血 ◇先兆流产时阴道流血易被误认为是月经出血 ·月经出血不规则：功能失调性子宫出血、围绝经期（患者年龄45～55岁）、压力、疾病、多囊卵巢综合征、激素撤退性出血等 ·经间期出血：子宫颈糜烂、子宫颈息肉、子宫节育器、口服避孕药、排卵期出血等
不（部）	部位	·阴道病损：阴道炎、阴道裂伤出血、阴道异物等 ·宫颈病损：子宫颈癌、急/慢性子宫颈炎等 ·子宫疾病：子宫内膜异位症、子宫腺肌病、子宫肌瘤、子宫内膜癌、子宫肉瘤、宫内节育器等 ·卵巢疾病：卵巢肿瘤、输卵管肿瘤等 ·盆腔器官组织疾病：对于无其他来源出血，病史提示排卵性出血患者（周期性乳房胀痛、情绪低落及腹胀）存在盆腔病变可能，如生殖道良性、恶性病变等 ·全身性疾病：出血性疾病、凝血功能障碍、使用抗凝药等 ·其他器官疾病：内分泌异常，如甲状腺疾病、脑垂体病变等 ·妊娠并发症：确认妊娠后伴异常子宫出血等

续表

助记口诀	问诊主要内容	临床意义（可能性）
加（加）	加重/缓解因素	· 与病因相关的因素导致出血增加
伴（伴）	伴随症状：	
	· 腹痛	· 正常妊娠、子宫肌瘤、痛经、排卵期出血、良性胃肠道来源腹痛等
		· 已知妊娠伴腹痛，排除是否为异位妊娠；未知是否妊娠时应询问近期是否有性行为
		· 下腹部慢性疼痛，月经期加重考虑子宫肌瘤或盆腔感染、子宫内膜异位症等
	· 头晕	· 合并存在贫血、焦虑、心律失常等
	· 经前乳房胀痛、体重增加等	· 经前数天出现以下症状：乳房胀痛、腹胀、腰背疼痛、体重增加或情绪变化，经前十余日异常子宫出血应考虑为排卵期出血
	· 阴道分泌物或瘙痒	· 阴道感染
	· 乳头溢液	· 妊娠期或者存在高泌乳素血症
	· 皮肤淤血	· 血液系统相关疾病或凝血功能障碍
	· 潮热、盗汗	· 伴潮热盗汗且年龄处于更年期考虑为与绝经相关的血管舒缩不稳定，应排除结核相关性疾病
	· 发热	· 妇科相关感染性疾病，如盆腔炎等，排除甲状腺相关疾病

（二）排除红旗征——严重疾病

此处使用助记口诀"V.I.P"代表血管性疾病、感染性疾病、恶性肿瘤三类严重疾病，本步流程要求全科医生注意在异常子宫出血患者的诊疗中排除这三类严重疾病的临床表现，详见表8-4-2。

表8-4-2　异常子宫出血患者的红旗征及临床意义

助记口诀	红旗征	临床意义（可能性）
V	头晕、晕厥、心悸、心动过速	失血性休克、失血性贫血、心律失常、焦虑等
	剧烈腹痛	异常妊娠或妊娠并发症（如流产、异位妊娠、葡萄胎、子宫复旧不良、胎盘残留等）
I	腹痛、发热	盆腔炎症
P	性交后子宫出血	子宫颈癌
	绝经后子宫出血	须排除恶性肿瘤（如子宫内膜癌）
	腹胀、腹围增加	卵巢癌、子宫附件肿瘤等
	体重减轻	卵巢癌、子宫内膜癌、宫颈癌等

注：助记口诀V.I.P分别为英文单词Vascular diseases，Infection diseases和Pernicious tumors的首字母。

（三）鉴别诊断

询问相关临床表现以排除容易漏诊误诊的疾病，本步流程提醒全科医生注意鉴别诊断，尤其是以异常子宫出血为主诉，而又容易被医生忽视的疾病（一般非严重疾病），详见表8-4-3。

表8-4-3 异常子宫出血患者中容易漏诊误诊的疾病及临床表现

疾病	临床表现
先兆流产	同月经时间相近，出血量较平时月经相近，误将先兆流产当成正常月经
甲状腺功能减退	乏力、怕冷、水肿、体重增加、食欲下降、便秘、表情淡漠
甲状腺功能亢进	消瘦、心慌、多汗、体重减轻、食欲增加、排便次数增多、兴奋
医源性	近期使用抗凝药物或避孕药等，或进行生殖系统检查或手术
抑郁、焦虑	睡眠、情绪、兴趣改变

（四）问一般情况

询问目前的治疗、精神、饮食、睡眠、大小便等一般情况。

（五）问其他病史

采用助记口诀"过往家人均要旅行社工作"，利用谐音帮助全科医生规范问诊，详见表8-4-4。

表8-4-4 异常子宫出血患者其他病史问诊内容及临床意义

助记口诀	内容	临床意义（可能性）
过（敏）	过敏史：尤其药物过敏史	—
往（往）	既往史：	
	·外伤	·性行为导致生殖器损伤
		·近期安装或更换宫内节育器
	·手术史	·既往子宫及附件器官是否手术
	·其他疾病	·既往确诊系统性红斑狼疮、甲状腺功能亢进、甲状腺功能减退、肺结核、糖尿病等疾病
家（家）	家族史：家族疾病情况	·直系亲属月经史对于患者初潮年龄和绝经年龄的判断有一定参考价值
		·家族女性是否有女性生殖系统肿瘤病史
人（人）	个人生活史：饮食习惯、抽烟、饮酒、毒品摄入情况，锻炼等	·确定患者近期性行为、潜在性创伤、性传染病史
		·吸烟者有不正常月经的可能性是其他人群的5倍
		·吸食毒品（大麻等）可改变月经量
		·近期减肥或大剂量运动等生活方式改变可导致月经周期及月经量的改变
均（经）	月经婚育史：	·大多数女性在13岁（10~16岁）时出现月经初潮，初潮后的2~3年可能出现无排卵型功能障碍性子宫出血
	·月经评价	·围绝经期常出现功能失调性子宫出血（DUB）
	◇周期频率	·询问近期性生活时间，部分女性将妊娠期的子宫出血误认为是月经
	◇周期规律性	
	◇经期长度	
	◇经期出血量	·性行为后出现异常子宫出血，考虑其宫颈存在炎性或恶性病变可能，伴疼痛考虑存在损伤出血
	·性健康	

助记口诀	内容	临床意义（可能性）
要（药）	药物：最近吃过什么药物。下述药物有可能引起药源性异常子宫出血： ·抗凝药：华法林、依诺肝素等 ·激素制剂：避孕药、糖皮质激素等	·药源性异常子宫出血多在用药后不久发生、症状的出现与药物的使用呈锁时关系 ·使用抗凝药导致出凝血时间异常，月经经期延长、出血增多 ·口服避孕药可能导致"撤退性子宫异常出血"
旅（旅）	旅行史：最近是否出去旅游过，当地是否存在特殊流行病或地方病	·旅行因为环境和情绪的改变，部分女性会出现月经紊乱
行（心）	心理健康状况：压力、紧张、情绪、兴趣等	·心理问题可诱发内分泌失调，继之出现月经失调
社（社）	社会及经济因素	—
工作	工作和职业	·某些职业因压力太大可导致女性出现月经失调 ·某些职业因夜班导致女性日夜节律破坏，引起内分泌紊乱，出现月经失调

（六）探询ICE

包括患者对他/她的症状或健康理解（Idea）、担忧（Concern）和期望（Expectation）。

二、体格检查

异常子宫出血患者体格检查流程、内容及临床意义见，详见表8-4-5。

表8-4-5 异常子宫出血患者体格检查流程、内容及临床意义

要素	内容	阳性体征的临床意义（常见病因）
生命体征	体温*	·体温升高提升感染（如盆腔炎症等）
	脉搏*	·脉搏>100次/分或仰卧位收缩压<100mmHg：提示血管内血容量大量丢失（>20%） ·轻至中度低血容量：静息状态下心动过速
	血压*	·血容量丢失10%~20%：直立性低血压（从卧位变为立位时，收缩压降低20mmHg以上或舒张压降低10mmHg以上）
	呼吸	·血容量至少丢失40%：仰卧位低血压
体型*	身高、体重、腹围	·肿瘤、慢性消化系统疾病患者体重下降、消瘦
一般情况*	神志、体位、*面容、体态	·贫血貌、慢性肝病面容、肾病面容 ·痤疮、多毛：多囊卵巢综合征（PCOS）
皮肤	颜色（是否苍白）、发绀、皮疹、皮下出血、注射针孔、痤疮、多毛	·是否有贫血 ·皮肤瘀点、淤血提示血液系统疾病 ·面部是否有蝶形红斑，排除系统性红斑狼疮 ·皮肤表面是否存在针孔，排除静脉注射毒品导致的肝硬化、艾滋病等相关疾病 ·痤疮、多毛：多囊卵巢综合征（PCOS）
淋巴结*	颈部、腋窝、腹股沟等浅表淋巴结触诊	·排除肿瘤

续表

要素	内容	阳性体征的临床意义（常见病因）
头颅五官	眼：眼睑 口鼻腔：口唇、口腔	· 眼睑、口唇是否苍白 · 鼻腔是否有出血：提示出血倾向 · 口腔牙龈是否有出血：提示出血倾向
颈部	甲状腺触诊*	· 结节、肿大：甲状腺疾病可导致异常子宫出血
胸部	心脏听诊*：五个瓣膜听诊区（心率、心律、心音、杂音） 肺部听诊*：呼吸音、干湿啰音	· 是否有心脏节律、心音、杂音等阳性体征，注意合并心血管疾病
腹部*	视诊：外观 叩诊：叩击痛、移动性浊音 腹肌紧张度、包块、压痛 听诊：肠鸣音、振水音	· 腹部膨隆：妊娠期腹部膨隆，腹部恶性肿瘤腹腔积液导致腹部膨隆等 · 移动性浊音阳性考虑恶性肿瘤腹腔积液等 · 腹部肌紧张伴压痛、反跳痛：考虑存在异位妊娠破裂、腹腔积液伴腹膜炎等 · 子宫、附件区域是否有压痛或包块
妇科检查*	盆腔双合诊检查	· 子宫或附件区有无触痛，子宫的大小和形态是否正常；阴道有无出血点及有无活动出血、宫颈是否光滑，有无息肉、肥大、纳氏囊肿等
脊柱四肢神经系统	四肢肌力、肌张力、膝反射	· 常规检查

注：1. *为建议每次查体应做的重点项目，尤其是初诊患者，此为系统性体格检查的体现；2. 针对具体患者，根据初步诊断做有针对性的体格检查，选择性地完成病情需要的其他体格检查项目。

三、诊断和评估

（一）出血严重程度评估

对出血严重程度进行初步评估，以确定是否需要紧急处置和转诊：

1. 评估出血量；
2. 评估出血是正在进行还是已经停止；
3. 评估是功能性或器质性异常子宫出血。

（二）现患问题的诊断

贯彻安全诊断策略，对患者异常子宫出血的病因诊断时考虑如下3个要素问题，详见表8-4-6。

（三）健康问题的综合评估

对患者存在的其他健康问题进行诊断和评估。

表8-4-6　异常子宫出血患者病因诊断的安全诊断策略

要素	思维工具	可能的病因
最可能的诊断（常见病、多发病）	模型识别	·功能失调性子宫出血：精神紧张、环境及气候骤变、饮食紊乱、过度运动、慢性疾病等 ·医源性因素：近期使用糖皮质激素、抗凝药、雌激素等药物，近期进行流产手术、子宫腔或阴道手术等 ·宫颈疾病：宫颈肿物或者病变，如子宫颈糜烂、子宫颈息肉、宫颈癌等
需要排除的严重疾病	V.I.P	·V：异位妊娠破裂出血、流产或堕胎出血 ·I：盆腔炎、结核感染 ·P：恶性肿瘤：子宫颈癌、子宫内膜癌、白血病 ·P：全身性疾病：系统性红斑狼疮、血小板减少性紫癜、其他血液系统疾病、肝脏疾病导致的凝血功能异常
需要鉴别的可能病因	模型识别、PALM-COEIN	AUB病因分为两大类九个类型，按照英语首字母缩写为"PALM-COEIN"： ·子宫内膜息肉（polyp）（AUB-P） ·子宫腺肌病（adenomyosis）（AUB-A） ·子宫平滑肌瘤（leiomyoma）（AUB-L） ·子宫内膜恶变和不典型增生（malignancy and hyperplasia）（AUB-M） ·全身凝血相关疾病（coagulopathy）（AUB-C）：血液系统疾病或使用抗凝药物治疗等 ·排卵障碍（ovulatory）（AUB-O）：多见于青春期、绝经过渡期，生育期也可以发生 ·子宫内膜局部异常（endometrial）（AUB-E）：子宫内膜炎、子宫内膜结核、子宫内膜血管生成异常等 ·医源性（iatrogenic）（AUB-I）：使用避孕药具，口服抗凝药、激素类药物等 ·其他病因（not otherwise classified）（AUB-N）：可能与其他罕见因素有关，如子宫动静脉畸形、子宫肌层肥大、剖宫产术后瘢痕、憩室等

注：导致AUB的原因可以是单一因素，也可多因素并存，有时候还存在原发病导致的其他临床表现。思考本问题时应结合患者临床特点进行必要的鉴别诊断，尤其应注意上述容易漏诊误诊的疾病。

四、全科诊疗计划和健康照顾

共同决策，以患者能够理解和接受的语言说明并执行诊疗和健康照顾方案，以助记口诀"世（解释）卫（安慰）建议（建议）厨房（处方）钻（转诊）研（化验或检查）水（随访）鱼（预防）"，利用谐音提醒全科医生规范诊疗行为，提供全人照顾。具体内容如下：

（一）解释和安慰

1. 解释：异常子宫出血患者很可能会被误导，因此解释什么是正常月经出血很有必要；对于月经量描述不清楚的患者建议其建立月经日历记录卡，记录其月经期使用卫生巾或棉条的数量和被经血浸湿的程度；

2. 认同患者的特殊感受；

3. 告知诊断结果；

4. 解释病情急危缓重，能否或如何排除"红旗征"及背后的严重疾病；

5. 安慰，给予信心、关怀。本步包含对患者ICE的回应。

（二）建议

患者参与讨论，共同决定进一步诊断和治疗方案。

1. 确定原发病的治疗、处理方案；

2. 危险因素管理：异常子宫出血期间避免性生活；

3. 鼓励患者参加力所能及的运动，提高体力；

4. 戒烟限酒、生活规律，改善生活方式。

（三）处方

原发病的治疗和处理，9类AUB病因的处理：

1. 子宫内膜息肉：对于直径<1cm的息肉，若无症状，1年内自然消失率约27%，恶变率低，可观察随访。子宫内膜息肉术后复发风险3.7%～10.0%，对于已完成生育或近期无生育要求者可考虑使用短效口服避孕药或左炔诺孕酮宫内缓释系统（LNG-IUS，曼月乐）以减少复发；对于多次复发、无生育要求者，可行宫腔镜下内膜切除术，对恶变风险大者可考虑子宫切除术。

2. 子宫腺肌病：对症状较轻、不愿手术者可试用短效口服避孕药。近期无生育要求、子宫小于2月孕者也可放置LNG-IUS（曼月乐）。

3. 子宫平滑肌瘤：对以月经量过多为主、已完成生育的妇女，可用短效口服避孕药和LNG-IUS（曼月乐）缓解症状。有生育要求的妇女可采用GnRH-a、米非司酮治疗3～6个月，待肌瘤缩小和出血症状改善后自然妊娠或辅助生殖技术治疗。

4. 子宫内膜不典型增生和恶变：年龄>40岁、无生育要求的患者建议行子宫切除术。对年轻、有生育要求者，经全面评估及充分咨询后可采用全周期连续高效合成孕激素行子宫内膜萎缩治疗。

5. 凝血功能异常：妇科首选药物治疗，主要措施为大剂量高效合成孕激素行子宫内膜萎缩治疗，有时可加用丙酸睾酮减轻盆腔器官充血。

6. 排卵障碍相：治疗原则是出血期止血并纠正贫血，血止后调整周期预防子宫内膜增生和AUB复发，有生育要求者促排卵治疗。促排卵治疗用于无排卵但有生育要求的患者，最常用的药物是克罗米芬、绒毛膜促性腺激素。

7. 子宫内膜局部异常：推荐的药物治疗顺序为LNG-IUS、氨甲环酸抗纤溶治疗或非甾体抗炎药、短效口服避孕药、孕激素子宫内膜萎缩治疗。刮宫术用于紧急止血及需病理检查者。

8. 医源性：放置宫内节育器引起经期延长可能与局部前列腺素生成过多或纤溶亢进有关，治疗首选抗纤溶药物；放置LNG-IUS或皮埋的妇女6个月内也常会出现，治疗上可予对症处理或短期观察，部分可同时予短效避孕药同服。

9. 未分类的：出血量不多时可采用口服避孕药或期待治疗。出血严重者，维持生命体征平稳，尽早采用选择性子宫动脉栓塞术，但术后妊娠率较低，无生育要求者除行子宫血管栓塞外，还可采用子宫切除术。

注意：对于静脉或动脉血栓形成风险升高的患者，禁止使用避孕剂量的雌激素（即雌孕激素避孕药）治疗，所以具有以下特征的患者通常避免使用雌孕激素避孕药：年龄≥35岁，吸烟≥15支/日；具有心血管疾病的多种危险因素；高血压；静脉血栓栓塞；一直的致血栓性基因突变；有脑卒中病史；复杂瓣膜性心脏病；系统性红斑狼疮；发生任何年龄的伴有先兆的偏头痛等，这类患者在详细询问病史后应考虑更适合的治疗方法。

（四）转诊

患者出现下述情况应注意及时转诊：

1. 急性AUB发生了严重大出血，需要紧急处理以防进一步失血的AUB；
2. 持续的月经间期出血和/或性交后出血，而没有任何症状的女性；
3. 月经间期出血和/或中度性交后出血，且涂片异常的女性；
4. 子宫颈上皮外翻的患者；
5. 需排除子宫内的病变；
6. 患者对最初的治疗没有反应；
7. 存在潜在的疾病，如子宫内膜异位症、系统性红斑狼疮。

（五）化验和检查

根据初步临床诊断，选择合适的辅助检查以帮助明确诊断，详见表8-4-7。

表8-4-7 异常子宫出血患者辅助检查参考项目

异常子宫出血病因初步诊断	辅助检查项目选择
妊娠	妊娠试验
月经过少/过多、月经周期不规则	早卵泡期测性激素5项
子宫肌瘤、子宫内膜异常增厚	超声检查
子宫内膜异位症、盆腔炎或其他盆腔病变等	腹腔镜
血小板减少、感染、炎症	血常规
缺铁性贫血	血常规、铁检测
血液系统疾病（如白血病等）	血常规、凝血功能检查
甲状腺疾病	甲状腺功能检查
系统性红斑狼疮	抗核抗体等免疫学检查

（六）随访和观察

安排随诊时间，告知患者："如果*天内不好转，请及时复诊"或"如果出现大出血请及时复诊"（安全网）。

（七）机会性预防

适时提供健康照顾，落实国家基本公卫服务。①为了避免子宫内膜增生最终发展为子宫内膜癌，所有慢性无排卵的女性一年至少需要使用孕酮诱导四次子宫内膜功能层脱落出血；②对慢性健康问题的连续性照顾：针对患者合并存在的高血压、冠心病、糖尿病、COPD、慢性肾脏疾病、肝硬化、脑血管意外后遗症等慢性非传染性疾病进行连续性管理；③根据患者的具体情况，落实国家基本公共卫生服务，提供诊疗过程中的全人健康照顾服务：孕产妇保健、老年保健、预防接种、传染病报告、癌症筛查等。

（八）结束

对病情复杂的患者，可引导患者确认如下三个问题中的一个或多个：①患者的主要健康问题是什么？②患者应该怎样做？③为什么要这样做？可使用开放式提问请患者复述，如"您能不能总结一下我们今天讨论的重点？或者您还有什么不清楚的吗？"

（周贝丽　梁成竹）

第九章 四肢关节相关症状的全科诊疗路径

第一节 关 节 痛

关节痛（arthralgia）牵涉的范围非常广泛并且种类繁多，其原因包括自限性疾病、可能致残的疾病甚至危及生命的疾病，在全科医疗中对其作出临床诊断和适当的处置具有一定的困难和挑战性。关节痛患者的标准化全科诊疗路径如下：

一、病史采集

（一）问主诉

询问患者关节痛的临床特征，使用助记口诀"奇特城市不加班"，利用谐音工具帮助全科医生规范问诊，详见表9-1-1。

表9-1-1　关节痛患者主诉问诊内容及临床意义

助记口诀	问诊主要内容	临床意义（可能性）
奇（起）	起病情况： 1. 急性或慢性起病	·急性起病：风湿热、痛风、感染性关节炎、急性骨髓炎、外伤 ·慢性起病：慢性损伤、骨关节炎、类风湿关节炎、结核性关节炎、骨关节肿瘤、系统性红斑狼疮（SLE）、进行性系统性硬化症（硬皮病）、皮肌炎、反应性关节炎、纤维肌痛综合征、骨质疏松、强直性关节炎、银屑病性关节炎等
	2. 原因和诱因	·痛风发作前常有饮酒、劳累或高嘌呤饮食史 ·风湿性关节炎常因气候变冷，潮湿而发病 ·退行性关节炎早期表现为步行、久站和天气变化时发作 ·淋球菌性关节炎发病前有冶游史 ·莱姆病关节炎、感染性关节炎发病前有旅游史 ·血清阴性脊柱性关节炎有胃肠道或泌尿生殖道主诉和近期性行为：如反应性关节炎、银屑病或炎症性肠病等
特（特）	性质、特征	·烧灼切割样或跳痛：急性外伤、化脓性关节炎、痛风起病 ·烧灼痛、麻木或感觉异常：急性脊髓病、神经根病或神经病变 ·锐痛：骨折和韧带拉挫伤 ·钝痛：骨关节肿瘤 ·酸痛、胀痛：类风湿关节炎、SLE、增生性骨关节病

续表

助记口诀	问诊主要内容	临床意义（可能性）
特（特）	性质、特征	·游走性疼痛：急性风湿热或链球菌感染后反应性关节炎、IgA血管炎、儿童期白血病或淋巴瘤 ·晨僵/黏滞状态：炎性关节炎
城（程）	严重程度：是否影响生活、工作	·急性外伤、化脓性关节炎、骨髓炎、痛风、恶性肿瘤等疼痛剧烈 ·类风湿关节炎、SLE、增生性骨关节病等疼痛程度较轻
市（时）	时间特征： 1. 时间进程 2. 发作频率 3. 发作持续时间 4. 间隔时间	·持续性疼痛是关节腔炎症的典型表现，常见于感染、风湿性疾病导致的关节炎或肿瘤导致的骨痛 ·间歇性疼痛（尤其是运动相关的）更可能是由机械性损伤导致的，如髌股疼痛综合征、膝关节半月板或韧带损伤、肩关节的肩袖撞击症 ·持续不到6周的滑膜炎可能代表病毒性关节炎或系统性风湿性疾病 ·1～2个大关节（尤其是膝关节）反复出现疼痛肿胀，之后自发消退，是莱姆病关节炎的典型表现
不（部）	部位	·单关节：痛风、假性痛风、肿瘤、莱姆病、反应性关节炎 ·多关节：风湿热、类风湿关节炎、骨性关节炎、病毒性关节炎、细菌性关节炎等 ·化脓性关节炎多为大关节和单关节发病 ·结核性关节炎多见于髋关节和脊椎 ·银屑病关节炎主要累及远端指间关节和脊柱关节，早期单/寡关节炎，可进展为多关节炎 ·指趾关节痛多见于类风湿关节炎 ·增生性关节炎常以膝关节多见 ·踇趾和第一跖趾指关节红肿热痛多为痛风
加（加）	1. 加重因素 2. 缓解因素	·关节炎导致的关节痛通常在晨起时更重，在一天中随着活动逐渐改善 ·创伤或机械性因素（过度活动、半月板撕裂、髌股关节疼痛综合征）导致的疼痛通常在清晨时轻微或不存在，在活动后加重，可能仅在大量体力活动后出现 ·大多数全身性炎性关节炎的症状都可能因不活动而加重 ·骨关节炎的疼痛常随活动和负重而加重，随休息而缓解
班（伴）	伴随症状： ·高热畏寒 ·低热、乏力 ·晨僵和关节畸形 ·心肌炎、舞蹈病 ·局部红肿热痛 ·皮肤红斑、光过敏 ·皮肤紫癜 ·腹痛、腹泻 ·尿频、尿急、尿痛	·高热畏寒伴局部红肿灼热常见于化脓性关节炎 ·低热伴乏力盗汗、消瘦、纳差常见于结核性关节炎 ·全身小关节对称性疼痛伴有晨僵和关节畸形常见于类风湿关节炎 ·关节疼痛呈游走性，伴有心肌炎；舞蹈病见于风湿热 ·关节痛伴有血尿酸升高，同时有局部红肿灼热见于痛风 ·皮肤红斑、光过敏、低热和多器官损害见于SLE等自身免疫性疾病 ·关节痛伴有皮肤紫癜见于过敏性紫癜 ·关节痛伴有关节痛见于肠病性关节炎、反应性关节炎 ·关节痛伴尿频、尿急、尿痛，见于尿道炎所致的反应性关节炎

（二）排除红旗征——严重疾病

使用助记口诀"V.I.P"代表血管性疾病、感染性疾病、恶性肿瘤（系统性风湿病）三类严重疾病，本步流程要求对头晕患者应注意问诊相关临床表现以排除严重疾病，详见表9-1-2。

表9-1-2 关节痛患者的红旗征及临床意义

助记口诀	红旗征	临床意义
V	心脏杂音、心包摩擦音	心内膜炎、SLE
I	发热、关节肿胀、剧烈疼痛	化脓性关节炎（淋球菌、金黄色葡萄球菌等），结核、细菌性心内膜炎、HIV感染性关节疾病
P	不适、乏力	肺癌、骨肿瘤等、白血病或淋巴瘤

注：助记口诀V.I.P分别为英文单词Vascular diseases，Infection diseases和Pernicious tumors的首字母。

（三）鉴别诊断

询问相关临床表现以排除容易漏诊误诊的疾病，本步流程提醒全科医生注意鉴别诊断，尤其是以关节痛为主诉，而又容易被忽视的疾病（一般非严重疾病），详见表9-1-3。

表9-1-3 关节痛患者中容易漏诊误诊的疾病及临床表现

疾病	临床表现
糖尿病夏科氏关节病	糖尿病神经病变或长期糖尿病患者出现足、踝关节疼痛、红肿等
甲状腺疾病	甲亢或甲减的非特异性表现：甲亢可表现为假性痛风，甲减可表现为关节病变或引起近端肌肉疼痛、强直和无力
系统性风湿病（如风湿热、SLE、类风湿关节炎、强直性脊柱炎等）	关节痛伴全身症状、多器官受损表现，常伴皮肤损害
纤维肌痛综合征	广泛性或多部位疼痛、疲乏、睡眠障碍，且排除其他器质性疾病
假性关节痛	关节周围组织损伤如肌腱损伤，患者误诉为关节痛

（四）问一般情况

主要了解患者目前的治疗、精神、饮食、睡眠、大小便等一般情况。

（五）问其他病史

采用助记口诀"过往家人均要旅行社工作"，利用谐音帮助全科医生规范问诊，详见表9-1-4。

表9-1-4 关节痛患者其他病史问诊内容及临床意义

助记口诀	内容	临床意义（可能性）
过（过）	过敏史：尤其药物过敏史	—
往（往）	既往史：近期有无上呼吸道等感染史、创伤、骨折 既往类似疾病史、其他疾病史（系统性风湿病、痛风、骨质疏松、糖尿病等慢病）、手术史	·继发于近期上呼吸道感染的关节疼痛：风湿热
家（家）	家族史：家族疾病情况，尤其是自身免疫性疾病史和关节相关疾病史	·强直性脊柱炎、银屑病、痛风、类风湿关节炎、结缔组织等有遗传倾向

助记口诀	内容	临床意义（可能性）
人（人）	个人生活史：烟，酒，毒品，锻炼等	·饮食习惯：如喜好饮酒、红肉、贝类（晶体性关节炎） ·静脉注射毒品：可能与化脓性关节炎、乙型肝炎、丙型肝炎、HIV相关性关节炎、亚急性心内膜炎相关性关节炎和血清病样反应相关
均（经）	月经婚育史：重点是末次月经	·部分有经前期综合征的女性存在关节痛的症状 ·妊娠期因体重增加和激素改变引起肌肉骨骼变化可致关节痛
要（药）	药物：最近吃过什么药物 下述药物有可能引起药源性关节痛： ·抗癫痫药（如苯妥英钠） ·氯丙嗪 ·异烟肼 ·甲基多巴 ·血管紧张素转换酶抑制药 ·HMG-CoA还原酶抑制药（他汀类） ·抗生素：阿莫西林、罗红霉素等 ·利尿药 ·西咪替丁、法莫替丁	·药源性关节痛通常对称地影响双手；药物性狼疮 ·在用药后不久发生、症状的出现与药物的使用呈锁时关系；症状通常在停药后就会缓解 ·利尿药，特别是呋塞米和噻嗪类利尿药可能诱发痛风
旅（旅）	旅行史：最近是否出去旅游过，当地是否存在特殊流行病	·莱姆病关节炎、登革热
行（心）	心理健康状况	·慢性关节痛患者注意心理障碍 ·抑郁、焦虑可放大关节痛
社（社）	社会经济状况	·居住条件：工作和居住在潮湿寒冷环境中的人员，关节病的患病率明显升高
工作	工作和职业	·长期负重职业易患关节病

（六）探询ICE

包括患者对他/她的症状或健康理解（Idea）、担忧（Concern）和期望（Expectation）。

二、体格检查

关节痛患者全科体格检查流程详见表9-1-5。

表9-1-5　关节痛患者体格检查内容及临床意义

要素	内容	阳性体征的临床意义（常见病因）
生命体征	体温*	·感染（如化脓性关节炎、结核性关节炎）；自身免疫性疾病（如SLE等） ·注意心血管疾病如风湿性关节炎
	脉搏 血压* 呼吸	·呼吸困难：SLE

续表

要素	内容	阳性体征的临床意义（常见病因）
体型*	身高、体重、腹围	·肥胖患者常出现负重关节疼痛
一般情况	神志、体位、面容、体态	·强迫体位：为避免疼痛采取的体位
皮肤	颜色（是否发绀）	·注意雷诺现象
	皮疹*	·注意银屑病、SLE（面部蝶形红斑）、病毒疹、成人Still病、莱姆病的游走性红斑
	皮下结节	·类风湿结节、痛风石、结节性红斑
头颅五官	头发	·注意有无脱发
	眼	·干燥性角膜结膜炎、葡萄膜炎、结膜炎、表层巩膜炎提示血清阴性脊柱关节病、类风湿关节炎
	耳：	·耳部痛风性结节
	鼻：鼻腔	·鼻黏膜痛性溃疡：SLE
	口腔：口唇、口腔	·口腔痛性溃疡：SLE
	腮腺肿大	·SLE、干燥综合征
颈部	甲状腺触诊*	·注意甲亢、甲减、甲旁亢
	颈动脉听诊	·颈动脉杂音：动脉炎
	触诊浅表淋巴结（颈部）*	·排除肿瘤、感染
胸部*	心脏听诊：五个瓣膜听诊区（心率、心律、心音、杂音）	·如有心脏节律、心音、杂音等阳性体征，应做系统心血管检查排除主动脉瓣关闭不全、心瓣膜病、心内膜炎等疾病
		·排除SLE、RA
	心包摩擦音	·注意有无胸腔积液
	肺部听诊：呼吸音、干湿啰音	
腹部*	腹肌紧张度、包块、压痛	·腹型过敏性紫癜、SLE
脊柱*	脊柱有无畸形、活动度受损、压痛、异常包块	·中轴性脊柱关节炎
四肢关节*	局部关节皮肤有无改变病变范围	·红肿、热、痛、波动感常见于化脓性关节炎、急性痛风性关节炎发作
		·发绀、苍白（雷诺现象）见于类风湿关节炎、SLE、系统性硬化病
	周围肌肉有无萎缩关节有无肿胀	·单关节病变最多见于化脓性关节炎、急性痛风性关节炎；多关节病变多见于类风湿关节炎
		·对称性关节肿痛最多见于类风湿关节炎
		·关节周围肌肉明显萎缩见于类风湿关节炎、脊柱关节炎等慢性关节炎性疾病
	关节腔有无积液	·指间关节梭形肿胀见于类风湿关节炎；手指关节呈质硬的骨性膨大见于骨关节炎
	无运动障碍或关节畸形	·膝关节腔内积液较多时，可以出现浮髌现象，主要见于急性化脓性关节炎、反应性关节炎以及类风湿关节炎和痛风的急性期
		·手指关节的尺侧偏斜、天鹅颈畸形见于类风湿关节炎；膝关节外翻畸形常见于骨关节炎
神经系统	四肢肌力、肌张力、深浅反射	·常规检查

注：1. *为建议每次查体应做的重点项目，尤其是初诊患者，此为系统性体格检查的体现；2. 针对具体患者，根据初步诊断做有针对性的体格检查，选择性地完成病情需要的其他体格检查项目。

三、诊断和评估

（一）现患问题的诊断

贯彻安全诊断策略，对关节痛的病因诊断时考虑如下3个问题，详见表9-1-6。

表9-1-6 关节痛患者诊断的安全诊断策略

要素	思维工具	可能的病因
最可能的诊断（常见病、多发病）	模型识别	·骨关节炎 ·病毒性关节炎 ·外伤
需要排除的严重疾病	V.I.P	·V：亚急性心内膜炎、股骨头缺血性坏死、出血性疾病 ·I：结核病、化脓性关节炎、乙型肝炎/布氏杆菌/脓毒性关节炎、HIV感染性关节疾病 ·P：支气管癌、白血病、淋巴瘤
需要鉴别的可能病因	排除法 模型识别	·系统性风湿病*：风湿热、类风湿关节炎、SLE、硬皮病、多发性肌炎和皮肌炎、强直性脊柱炎等 ·退行性关节病：骨关节炎、骨关节病 ·内分泌和代谢性疾病：痛风、甲亢*、甲减* ·腰椎及神经病变：椎管狭窄、椎间盘突出、神经根痛、糖尿病夏科氏关节病等 ·骨疾病：骨质疏松*、骨软化 ·假性关节痛*：关节周围组织损伤，患者误诉为关节痛 ·其他：肌筋膜疼痛综合征（肌筋膜炎）、纤维肌痛综合征 ·药物不良反应

注：*为容易漏诊误诊的病因。

（二）健康问题的综合评估

对患者存在的其他健康问题进行诊断和评估。

四、全科诊疗计划和健康照顾

共同决策，以患者能够理解和接受的语言说明并执行诊疗和健康照顾方案，以助记口诀"世（解释）卫（安慰）建议（建议）厨房（处方）钻（转诊）研（化验或检查）水（随访）鱼（预防）"，利用谐音提醒全科医生规范诊疗行为，提供全人照顾。具体内容如下：

（一）解释和安慰

1. 认同患者的特殊感受；
2. 告知诊断结果；
3. 解释病情急危缓重；
4. 安慰，给予信心、关怀。本步包含对患者ICE的回应。

（二）建议

患者参与讨论，共同决定进一步诊断和治疗方案。

1. 确定原发病的治疗、处理方案；

2. 防跌倒教育；

3. 纠正可改变的危险因素：如肥胖、受伤、劳损等；

4. 指导患者合理运动、主动和被动锻炼受累关节，避免长期关节制动导致关节僵硬和肌肉无力；

5. 戒烟限酒、生活规律，改善生活方式。

（三）处方

1. 原发病的治疗和处理：如痛风急性发作，可给予秋水仙碱。

2. 关节痛的物理治疗：石膏托或皮牵引固定、冰敷、热疗、理疗，可尝试中医药、针灸或推拿等中医适宜技术治疗。

3. 药物治疗

（1）止痛：首选局部外用或口服非甾体消炎药（如布洛芬、萘普生等），也可口服选择性环氧合酶2抑制剂（如塞来昔布等）和/或糖皮质激素类药物。

（2）如有感染，要及早、足量、经验性应用抗生素。

4. 受累关节保护

（1）重视疼痛管理（2小时疼痛法则等）；

（2）将负重分配到较强壮的关节和/或较大的表面积上；

（3）避免长时间维持同一关节姿势；

（4）减少过多的体重；

（5）采用正确姿势和人体力学；

（6）使用完成工作所需的最少力量；

（7）利用效率原则简化工作：计划、组织和劳逸结合；

（8）保持活动以维持和增加力量及关节活动度。

（四）转诊

当患者出现下述情况应注意及时转诊：

（1）外伤造成关节损伤严重，疼痛剧烈、不能缓解；

（2）怀疑关节急性感染全身用药不能缓解；

（3）怀疑风湿性疾病，但不能确诊则需做多种自身抗体检测；

（4）怀疑肿瘤性疾病，需要进一步明确诊断；

（5）经治疗后症状无明显好转；

（6）各种关节病变需要关节镜或关节外科手术。

（五）化验和检查

1. 根据初步临床诊断，选择合适的辅助检查以帮助明确诊断。详见表9-1-7。

表9-1-7　关节痛患者辅助检查项目参考

关节痛病因初步诊断	辅助检查项目选择
感染	血常规、CRP、ESR、抗链球菌O滴度等
痛风	尿常规、血清尿酸、肌酐
关节本身病变	X线、超声、CT、MRI
全身系统性疾病	血生化：血糖、肝肾功能、抗核抗体、ENA多肽抗体、抗心磷脂抗体、抗ds-DNA抗体、血清类风湿因子、抗环瓜氨酸肽等

2. 关节痛的常用影像学检查评估

（1）X线摄影：是常规评估骨折、炎症性和退行性关节炎、代谢性骨病及发育畸形的首选影像学检查手段；

（2）CT：可有助于检测皮质骨病变，并广泛用于骨折的检测，尤其是在复杂部位，如颈椎；

（3）MRI：关节内部紊乱及软组织损伤可采用MRI进行评估；

（4）核医学检查：当其他影像学检查结果为阴性或不确定，但临床上仍高度怀疑骨异常时，核医学检查可作为一种补充检查手段。

（六）随访和观察

安排随诊时间，告知患者："如果*天内不好转，请及时复诊"或"如果出现高热、疼痛加重或肢体无力、功能丧失等症状请及时就诊"（安全网）。

（七）机会性预防

适时提供健康照顾，落实国家基本公卫服务。①对慢性健康问题的连续性照顾：针对患者合并存在的高血压、冠心病、糖尿病、COPD、慢性肾脏疾病、肝硬化、脑血管意外后遗症等慢性非传染性疾病进行连续性管理；②根据患者的具体情况，落实国家基本公共卫生服务，提供诊疗过程中的全人健康照顾服务：孕产妇保健、老年保健、预防接种、传染病报告、癌症筛查等。

（八）结束

对病情复杂的患者，可引导患者确认如下三个问题中的一个或多个：①患者的主要健康问题是什么？②患者应该怎样做？③为什么要这样做？可使用开放式提问请患者复述，如"您能不能总结一下我们今天讨论的重点？或者您还有什么不清楚的吗？"

（肖晓莉）

第二节　颈 部 疼 痛

颈部疼痛（neck pain）在各年龄段均是常见症状，大多数颈部疼痛在颈后部，而前部和后部重叠部位的疼痛则可能表现为颈前部疼痛。颈痛主要由颈部肌肉、骨骼异常引起，其常见病因包括结构异常、炎症、感染等，颈痛也可能由其他部位脏器（如心脏、肺）的健康问题导致。颈部疼痛患者（近期无严重创伤）的标准化全科诊疗路径如下：

一、病史采集

（一）问主诉

询问患者颈部疼痛（主诉）的临床特点，使用助记口诀"奇特城市不加班"，利用谐音工具帮助医生规范问诊，详见表9-2-1。

表9-2-1　颈痛患者主诉问诊内容及临床意义

助记口诀	问诊主要内容	临床意义（可能性）
奇（起）	起病情况 1. 急性或慢性起病	·急性发作：常见于特发性颈痛、颈椎软组织损伤或颈部肌肉组织损伤，如急性斜颈，少年儿童常见颈淋巴结炎、咽炎等急性感染 ·急性颈痛病因通常不严重 ·急性发作颈痛，无肌肉骨骼症状或体征：注意颈内动脉和椎动脉瘤 ·慢性病程：颈椎退行性变（颈椎病）、颈部软组织或肌肉慢性劳损、颈椎病继发或其他病因（炎症、肿瘤、感染）致椎间盘突出、颈神经根痛；颈部肌肉骨骼慢性感染、炎症性疾病、转移肿瘤
	2. 原因和诱因	·扭伤、拉伤：颈椎小关节功能紊乱或软组织、肌肉损伤，关节突骨折 ·屈伸动作诱发：颈椎甩鞭样损伤、颈椎关节突关节炎、颈椎椎间盘病变 ·长期伏案工作：颈部肌肉痉挛、肌肉韧带疲劳，颈椎病 ·睡枕过高、过低、过硬：急性颈肩部肌肉筋膜炎（落枕） ·加速-减速机制引起颈部突然屈曲/伸展（汽车追尾/车辆侧面碰撞）：颈椎甩鞭样损伤
特（特）	性质、特征： 1. 钝痛 2. 刺痛	·深部闷痛或钝痛：常提示骨骼疾病 ·刺痛或锐痛：多为急性骨骼或软组织损伤
城（程）	严重程度： 是否影响生活、工作	·剧烈疼痛：注意颈椎肿瘤、结核、急性肌肉或小关节扭伤 ·颈椎甩鞭样损伤可呈低强度持续性痛
市（时）	时间特征 1. 时间进程 2. 发作频率 3. 发作持续时间 4. 间隔时间	·颈椎软组织损伤：有陈旧伤或既往发作史，活动后加重，休息后缓解，可伴有短暂的僵硬、颈部疼痛，僵硬通常持续不超过6周 ·炎性脊柱损伤：疼痛呈波动性，以夜间或凌晨为主，有明显的晨僵现象，休息后加重，活动后缓解 ·关节扭、拉伤及关节突骨折：颈部持续性疼痛，直至病情好转

助记口诀	问诊主要内容	临床意义（可能性）
市（时）	4. 间隔时间	·急性斜颈颈痛持续2～10天 ·颈椎甩鞭样损伤常有持续性数月甚或数年 ·颈椎退行性变：多为持续性痛 ·脊柱肿瘤、结核：持续性、进展性，夜间痛明显
不（部）	部位	·后颈部正中：脊柱的急慢性损伤、颈椎病、脊柱炎症性疾病、肿瘤转移 ·颈椎周围：周围肌筋膜疾病 ·局部的红肿热痛：注意皮下软组织感染 ·单侧颈椎疼痛：椎间盘病变（低位颈椎） ·颈椎病疼痛多位于后颈部较大范围，当无椎间盘突出或神经根压迫时难以准确定位 ·前颈部疼痛：注意排除心绞痛和心肌梗死 ·疼痛影响肩胛区：风湿性多肌痛 ·肌筋膜软组织弥漫性颈部疼痛：难治性纤维肌痛综合征 ·表面稳定的弥漫性痛（局部疼痛）：常提示肌肉劳损 ·深部闷痛或钝痛：常提示骨骼疾病 ·颈椎病疼痛可放射到头部、面部、肩部和胸部 ·放射性神经疼痛：脊神经根由于受压迫、刺激或牵拉，导致患者出现放射性的疼痛，疼痛一般是从上肢开始向手部延伸，是在脊神经分布区产生疼痛，多数是刺痛感，也会产生麻木等症状
加（加）	1. 加重因素 2. 缓解因素 ·注意询问发作时体位 ·痛与活动的关系	·颈椎病疼痛可在仰头、屈颈、剧烈运动后加重，颈部长时间维持某一姿势（伏案）会加重，热敷、按摩可缓解 ·肌肉软组织损伤或劳损可在某一特殊姿势减轻，热敷、按摩可缓解 ·适当运动可缓解颈部关节功能障碍的良性疾病
班（伴）	伴随症状： ·颈部活动僵硬 ·上肢疼痛、感觉异常，如麻木感、上肢无力 ·斜颈 ·急性颈强直 ·肩部牵涉痛 ·区域性疼痛障碍 ·睡眠、情绪、兴趣改 ·发热	·颈椎软组织或颈部肌肉组织损伤、颈椎间盘源性疼痛、颈椎关节突骨关节炎 ·颈神经根病 ·颈部肌韧带结构损伤、关节突关节功能障碍 ·脑膜炎或脑出血，特别是蛛网膜下腔出血、脑肿瘤或咽后脓肿 ·肩撞击综合征、粘连性关节囊炎、肩袖撕裂 ·肌筋膜疼痛综合征 ·抑郁、焦虑 ·骨髓炎、椎间盘炎、脑膜炎、颈深部脓肿

（二）排除红旗征——严重疾病

此处使用助记口诀"V.I.P"代表三类严重疾病，血管性疾病、感染性疾病、恶性肿瘤，本步流程要求全科医生注意在颈部疼痛患者的诊疗中排除这三类严重疾病的临床表现，详见表9-2-2。

表9-2-2　颈痛患者红旗征问诊内容及临床意义

助记口诀	红旗征	临床意义（可能性）
V	颈前疼痛	心肌梗死、心绞痛、食管疾病、肺尖肿瘤
	急性颈部疼痛，无肌肉骨骼系统症状体征	颈内动脉或椎动脉夹层

续表

助记口诀	红旗征	临床意义（可能性）
V/I/P	颈部屈曲时出现电击样感觉异常 颈部疼痛和强直	椎间盘突出压迫颈髓、多发性硬化脑膜炎、脑出血、蛛网膜下腔出血、脑部肿瘤、咽喉部脓肿
V/P	下肢无力、感觉障碍、步态障碍、大小便功能障碍	脊髓受压、脊髓型颈椎病
I	发热	注意排除严重感染（骨髓炎、脑膜炎、脑炎、结核）、炎症性疾病
V	严重的类风湿关节炎患者颈痛	颈椎不稳定，在交通事故、推拿、全身麻醉下可导致四肢瘫痪
P	多个神经根受累表现 持久性颈痛 不明原因体重减轻、癌症史 近期创伤史	转移性颈椎肿瘤、颈椎炎症性疾病、颈椎感染 转移性颈椎肿瘤（乳腺癌、前列腺癌、肺癌等） 转移性颈椎肿瘤 颈椎压缩性骨折、骨折

注：助记口诀 V.I.P 分别为英文单词 Vascular diseases，Infection diseases 和 Pernicious tumors 的首字母。

（三）鉴别诊断

询问相关临床表现以排除容易漏诊误诊的疾病，本步流程提醒全科医生注意鉴别诊断，尤其是以颈部疼痛为主诉，而又容易被医生忽视的疾病（一般非严重疾病），详见表9-2-3。

表9-2-3　颈痛患者鉴别诊断及临床意义

疾病	临床表现
纤维肌痛综合征	肌筋膜软组织弥漫性颈部疼痛
甲状腺炎	颈部疼痛、甲状腺肿痛、甲亢或甲减临床表现
风湿性多肌痛	老年人，颈部、肩部及髋部肌肉疼痛和僵硬
颈椎甩鞭样损伤	有加速-减速机制引起颈部突然屈曲/伸展史，持续性低强度颈部疼痛碰撞
类风湿关节炎	晨僵，小关节的多关节、对称性受累
食管异物或肿瘤	吞咽时疼痛加重；不明原因的体重减轻、癌症史

（四）问一般情况

询问目前的治疗、精神、饮食、睡眠、大小便等一般情况。长期慢性颈部疼痛患者可继发心理健康问题。

（五）问其他病史

采用助记口诀"过往家人均要旅行社工作"，利用谐音帮助全科医生规范问诊，不遗漏重要内容。详见表9-2-4。

表9-2-4　颈痛患者其他病史问诊内容及临床意义

助记口诀	内容	临床意义（可能性）
过（敏）	过敏史	·药物、食物过敏，尤其药物

续表

助记口诀	内容	临床意义（可能性）
往（往）	既往史：有无外伤、心绞痛等心血管疾病史、肿瘤史、颈椎病史 既往类似疾病史、其他疾病史、手术史 避孕药	·注意颈部外伤史 ·继发于其他疾病 ·部分女性不认为避孕药是"药"，所以要单独问
家（家）	家族史	·家族疾病情况
人（人）	个人生活史	·烟、酒、毒品、锻炼等
均（经）	月经婚育史：重点是更年期妇女	·更年期综合征
要（药）	药物：最近吃过什么药物 ·长期使用糖皮质激素 ·免疫抑制剂 ·注射/吸食毒品	·下述药物有可能引起感染、压缩性骨折而颈部疼痛 ·多在长期用药后发生
旅（旅）	旅行史：最近是否出去旅游过，当地是否存在特殊流行病	—
行（心）	心理健康	·注意心理疾病
社（社）	社会经济状况： 包括家庭居住条件怎么样？和谁一起生活？	·急症和有后遗症的患者，要注意谁能照顾他，谁能发现紧急病情，谁能送他来医院
工作	工作和职业	·常与工作压力和不良职业因素有关

（六）探询ICE

包括患者对他/她的症状或健康理解（Idea）、担忧（Concern）和期望（Expectation）。

二、体格检查

颈部疼痛患者的体格检查流程，详见表9-2-5。

表9-2-5 颈痛患者全科体格检查内容及临床意义

要素	内容	阳性体征的临床意义（常见病因）
生命体征	体温*	·注意感染，且有体温升高而患者不自知
	脉搏	·注意心血管疾病如心律失常
	血压*	·注意体高血压危象
	呼吸	·C_5以上脊髓损伤可能导致呼吸麻痹
一般情况观察	神志*、体位*	·抑郁、焦虑 ·体位异常：脑肿瘤/出血、脊髓受压、脊髓病
	面容、体态 姿势*、步态	— ·姿势异常：肌肉骨骼损伤 ·步态障碍：脑肿瘤/出血、脊髓受压、脊髓病
皮肤	颜色（是否苍白）、发绀、皮疹、皮下出血	·注意贫血征、带状疱疹、外伤

续表

要素	内容	阳性体征的临床意义（常见病因）
头颅五官	12对颅神经检查 眼：眼睑、眼震	·视力视野问题：颅内肿瘤 ·持续眼震注意中枢疾病（如脑梗死、颅内肿瘤、颅内感染等）
	耳*：外耳道、鼓膜	·中耳炎引发颈部淋巴结炎
	鼻*：鼻腔、鼻窦压痛	·鼻窦区压痛：鼻窦炎引发颈部淋巴结炎
	口腔：口唇、口腔、咽喉	·咽喉疼痛（前颈部）、咽后脓肿、食管夹杂物
颈部*	视诊：颈椎曲度变化	·斜颈：急性肌肉痉挛或颈椎间盘突出 ·正常颈椎轻度前凸，颈椎退行性变患者前凸程度减小，严重者颈椎曲度出现反向变化
	甲状腺触诊	·结节、肿大
	颈动脉触诊	·颈动脉瘤
	颈部浅表淋巴结触诊	·排除肿瘤、感染
	棘突触诊（C_1、C_2、C_7）：压痛、僵硬度、肌肉痉挛情况 横突触诊：压痛 颈部肌肉触诊：有无痉挛、压痛	·颈椎退行性变最常见于$C_4 \sim C_7$
	椎旁肌、斜方肌触诊	·椎旁肌压痛：颈/头部或上背部创伤、颈椎综合征 ·斜方肌压痛：颈部肌肉拉伤、纤维肌痛、挥鞭伤、颈神经根病
	颈部活动度检查：前向弯曲、背后伸展、侧曲、旋转	·评估颈椎受累程度，上颈椎（$C_1 \sim C_3$）异常会明显影响颈部旋转，而下颈椎（$C_4 \sim C_7$）病变会明显影响颈部侧屈
	颈神经根病变检查： 沿皮支分布的疼痛和感觉异常 沿皮支分布的局部感觉缺失 肌力下降 腱反射减弱	·颈椎病致颈神经根病常累及C_6（外前臂/拇指/食指麻木感，肘关节屈曲、腕关节背伸乏力）
	激发试验： 椎间孔挤压试验和改良椎间孔挤压试验 Elvey上肢张力试验	·出现肢体放射性痛或麻木为阳性，提示神经根受压 ·手臂症状再现为阳性，提示上肢神经根紧张
	徒手颈部牵引试验	·提起头部时疼痛减轻则试验阳性，表明对神经根的压力已解除
	脑膜刺激征：颈强直、克氏征、布氏征	·颅内感染、颅内占位性病变
胸部	心脏听诊*：五个瓣膜听诊区（心率、心律、心音、杂音）	·如有心脏节律、心音、杂音等阳性体征，应做系统心血管检查排除严重心绞痛、心肌梗死等
	肺部听诊*：呼吸音、干湿啰音	·排除肺部感染
腹部	腹肌紧张度、包块、压痛	—
脊柱*	脊柱有无畸形、压痛与叩击痛	·颈椎生理弯曲度变直
四肢*	肌力 肌张力	·感染、脑肿瘤/出血、脊髓受压、脊髓病 ·感染、脑肿瘤、脑血管意外、局部癫痫发作
共济运动	指鼻试验*/跟膝胫试验/轮替试验	·颅内出血、颅内脓肿、颅内肿瘤

续表

要素	内容	阳性体征的临床意义（常见病因）
浅感觉	腹部、四肢	·感染、脑肿瘤/出血、脊髓受压、脊髓病
浅反射	腹壁反射	·感染、脑肿瘤/出血、脊髓受压、脊髓病
深反射	肱二/三头肌反射*、膝/踝反射	·感染、脊髓受压、脊髓病、甲减、甲亢

注：1. *为建议每次查体应做的重点项目，尤其是初诊患者，此为系统性体格检查的体现；2. 针对具体患者，根据初步诊断做有针对性的体格检查，选择性完成病情需要的其他体格检查项目。

三、诊断和评估

（一）现患问题的诊断

贯彻安全诊断策略。对患者颈部疼痛的病因诊断时考虑如下3个要素问题，详见表9-2-6。

表9-2-6　颈痛患者诊断和评估

要素	思维工具	可能的病因
最可能的诊断（常见病、多发病）	模型识别	·成人： ◇颈椎病 ◇颈椎小关节劳损 ◇颈部软组织损伤（拉伤或扭伤） ◇颈椎间盘损伤 ·儿童： ◇咽炎、扁桃体炎、颈淋巴结炎等急性感染常见
需要排除的严重疾病	V.I.P	·V：心绞痛、心肌梗死、颈内或脊椎动脉夹层、蛛网膜下腔出血、脑部出血 ·I：骨髓炎、脑膜炎、咽后脓肿 ·P：恶性肿瘤颈部转移（乳腺癌、前列腺癌、肺癌等） ·脊椎骨折或滑脱
需要鉴别的可能病因*	模型识别、排除法	·类风湿关节炎、银屑病、强直性脊柱炎等炎性疾病涉及颈部 ·风湿性多肌痛可影响肩胛带，导致颈痛 ·食管异物或肿瘤 ·纤维肌痛综合征 ·甲状腺炎

注：*思考本问题时应结合患者临床特点进行必要的鉴别诊断，尤其应注意上述容易漏诊误诊的疾病。

（二）健康问题的综合评估

对患者存在的其他健康问题进行诊断和综合评估。

四、全科诊疗计划和健康照顾

共同决策，以患者能够理解和接受的语言说明并执行诊疗和健康照顾方案，以助记口诀"世（解释）卫（安慰）建议（建议）厨房（处方）钻（转诊）研（化验或检查）水（随访）鱼（预防）"，利用谐音提醒全科医生规范诊疗行为，提供全人照顾。具体内容如下：

（一）解释和安慰

1. 认同患者的特殊感受；

2. 告知诊断结果；

3. 解释病情急危缓重；颈痛具有普遍性，恢复可能性较高；

4. 安慰患者组织损伤程度不如感知疼痛那么严重，给予信心、关怀。本步包含对患者ICE回应。

（二）建议

患者参与讨论，共同决定进一步诊断和治疗方案。

1. 如果存在系统性疾病如炎症性疾病、感染、肿瘤或邻近内脏器官疾病：确定原发病的治疗、处理方案；

2. 对于非神经根病变的颈部肌肉骨骼异常的治疗目标：尽量减轻疼痛、肌肉刺激和痉挛，重建正常的颈椎生理弯曲，恢复功能；

3. 对于存在明确神经根性疼痛和感觉异常、麻木或非进展性神经功能障碍症状的颈神经根病患者，初始采用保守治疗，如果进行了合理疗程的保守治疗后仍有严重或致残性疼痛，转专科考虑手术治疗等；

4. 姿势和睡眠姿势指导和颈肩部自我锻炼指导；

5. 戒烟限酒、生活规律，改善生活方式，维护心理健康。

（三）处方

1. 初始治疗

（1）姿势和睡眠姿势调整。简单的姿势调整以纠正肌肉紧张是治疗颈痛的重要内容，应避免坐姿持续不变，久坐工作者在白天应尽量有时间站立和行走，并在工作时进行颈部活动度锻炼，睡眠时，头部和颈部应与身体呈一直线。

（2）颈肩自我锻炼和运动。鼓励患者自我锻炼，根据耐受情况每日进行温和的绕肩运动和颈部伸展运动（颈部旋转、颈部倾斜、颈部弯曲、绕肩运动、肩胛骨回缩、颈部深层屈肌强化、前胸壁伸展），每组10～15次，2次/日，疼痛缓解后建议3次/周。

（3）局部热敷：有助于一些急性和慢性颈痛患者缓解疼痛。

2. 辅助药物治疗

（1）对乙酰氨基酚或NSAID或是缓解疼痛的一线辅助治疗药物。对乙酰氨基酚适用于轻至中度疼痛或不适用于NSAID类药物时，对乙酰氨基酚镇痛效果不佳时可改用布洛芬400～600mg口服，一日3次；当患者为心血管高危人群时可口服萘普生250mg，一日2次；如胃肠道出血风险高时可选择COX-2抑制剂如塞来昔布等。药物治疗时应在最短必需疗程内使用最小有效剂量，建议使用时间不超过3个月。

（2）NSAID或对乙酰氨基酚疗效不足时，可使用非苯二氮䓬类、骨骼肌松弛药，尤其有明显肌肉痉挛时。

（3）如NSAID或对乙酰氨基酚疗效加骨骼肌松弛药的疗效不足，增加小剂量曲马多或曲马多替代骨骼肌松弛药。

（4）物理治疗、针灸、推拿治疗、心理治疗、认知行为治疗等均有一定疗效。

（四）转诊指征

1. 心血管高危人群出现前颈部疼痛。

2. 颈部疼痛患者出现下述情况应注意及时转诊：

（1）手臂表现为不止一个神经根损伤的症状；

（2）有脊髓病表现：如上臂无力、麻木或者笨拙；

（3）颈部屈曲时出现电击样感觉异常。

3. 颈痛伴随发热。

4. 颈痛伴下肢无力、步态或协调障碍和/或大小便功能障碍。

5. 颈痛伴随不明原因体重下降或癌症病史。

6. 年龄较大人群，颈痛伴头痛、肩部/盆骨疼痛或视觉症状提示风湿性疾病。

7. 在事故后，临床或影像学检查中出现颈椎不稳定的。

8. 保守治疗后仍存在手臂持续性的神经根疼痛。

9. 患者有唐氏综合征。

（五）化验和检查

1. 大部分无红旗征的颈痛患者无需影像学检查；颈椎X线、CT或MRI等影像学检查一般仅用于如下：①有红旗征的患者；②有进行性神经系统表现的患者；③中至重度颈痛影响睡眠、日常活动或工作但保守治疗6周无效的患者。

2. 对有需要的患者根据初步临床诊断，选择合适的辅助检查以帮助明确诊断，详见表9-2-7。

表9-2-7 颈痛患者实验室检查

颈痛病因初步诊断	辅助检查项目选择
感染	CBC、CRP、血沉、风湿性关节炎因子
全身系统性疾病	HLA-B27抗原
预计实施椎间盘手术	CT扫描和椎管造影
怀疑有无法定位的疾病	骨骼放射性核扫描
颈部神经根病变、脊髓病、怀疑椎管感染、肿瘤	MRI
其他专科检查	心电图和肌钙蛋白：疑似心肌缺血 神经电生理诊断检查（肌电图、神经传导检查）：周围神经卡压、周围神经病变、评估颈神经根病和脊髓型颈椎病

（六）随访和观察

安排随诊时间，告知患者："如果6周内不好转，请及时复诊"或"如果出现颈痛伴下肢无力，大小便功能障碍，屈颈出现电击样感觉，体重下降，视觉异常，颈前疼痛等症状请及时复诊"（安全网）。

（七）机会性预防

适时提供健康照顾，落实国家基本公卫服务。①对慢性健康问题的连续性照顾：针对患者合并存在的高血压、冠心病、糖尿病、COPD、慢性肾脏疾病、肝硬化、脑血管意外后遗症等慢性非传染性疾病进行连续性管理；②根据患者的具体情况，落实国家基本公共卫生服务，提供诊疗过程中的全人健康照顾服务：孕产妇保健、老年保健、预防接种、传染病报告、癌症筛查等。

（八）结束

对病情复杂的患者，可引导患者确认如下三个问题中的一个或多个：①患者的主要健康问题是什么？②患者应该怎样做？③为什么要这样做？可使用开放式提问请患者复述，如"您能不能总结一下我们今天讨论的重点？或者您还有什么不清楚的吗？"

五、注意事项

1. 颈椎退行性变是颈部疼痛常见病因，临床表现不具特异性，且患者往往会同时出现多种颈椎问题（如神经根病变伴椎间盘退变），因此很难识别出单个病因。

2. 颈部疼痛的全科诊疗重点是排除需要干预的严重疾病；骨骼肌肉疾病的鉴别不很重要，特别是对症治疗缓解的情况下。

3. 如果患者已有影像学"异常"表现，如轻度椎间盘突出或关节突关节、骨关节炎，则应告知患者，这类异常表现的发生率高，即使在没有症状的群体中也如此，而且有可能先于症状出现并在症状改善后持续存在；应尽力不让患者过于关注这些异常。

4. 颈椎牵引是临床治疗颈痛较常用的一种辅助治疗方法，但一篇Meta分析纳入7项关于非神经根性颈痛患者的试验，尽管与对照组相比，接受间歇性牵引的患者在治疗后不久确实获得了更明显的疼痛缓解，但这种缓解并未持续，颈痛失能也未改善。

（郑燕萍 吴 华）

第二节 背 痛

社区就诊患者的背痛（back pain）大多数由脊柱疾病引起，多数脊柱疾病为机械性的，仅有少数属于非机械性的（如感染性、炎症性和肿瘤性疾病），另有小部分背痛来源于脊柱外疾病（如血管性、消化道或者泌尿生殖系统疾病以及精神障碍）。背痛（尤其是机械性的）常与多因素相关，其潜在疾病可因疲劳、生理的不适而加重，有时也可因社会心理压力或精神上的异常而加重，尽管如肌肉、韧带或骨骼等具体的结构可能与患者的症状有关联，但是准确地找出具体病因的能力仍然是有限的，比如全科诊疗中还有不少背痛的病因难以明确其病因，属于医学上难以解释的症状（MUS）。为精确定位，本章所述背痛一般指第12胸椎及第12肋骨下缘以上的背部疼痛，但需注意在临床上腰背痛有时难以截然分开。背痛患者的标准化全科标准化诊疗路径如下：

一、病史采集

（一）问主诉

询问背痛（主诉）的临床特征，使用助记口诀"奇特城市不加班"，利用谐音工具帮助全科医生规范问诊，详见表9-3-1。

表9-3-1　背痛患者主诉问诊内容及临床意义

要素	主要内容	临床意义（可能性）
奇（起）	起病情况 1. 急性或慢性 2. 原因和诱因	·急性发作：急性扭伤、椎间盘突出、压缩性骨折、外伤 ·逐渐进展：椎间盘炎、肌肉拉伤、脊柱过度前凸性背痛、移行椎或炎性关节炎 ·慢性疼痛：炎性或肌肉骨骼性疾病，或纤维肌痛 ·外伤、骨折史：胸椎压缩性骨折
特（特）	性质、特征 1. 疼痛的性质 2. 年龄特征	·撕裂样痛：主动脉夹层动脉瘤 ·绞痛样疼痛：牵涉痛内脏器官 ·跳动样痛：常提示炎症性病变 ·表面稳定的弥漫性痛（局部疼痛）：常提示肌肉劳损 ·深部弥漫性痛（牵涉痛）：常提示脏器病变 ·深部闷痛或钝痛：常提示骨骼疾病 ·神经根痛往往是短暂、尖锐的电击痛：椎间盘突出症 ·源自周围神经或腰骶丛的疼痛往往为烧灼痛、有针刺感、麻痛 ·疼痛强度与临床或影像学检查结果不相称时可能提示疼痛放大性疾病（如纤维肌痛） ·青壮年：注意椎间盘源性背疼、类风湿性脊椎炎、脊椎结核和脊椎骨软骨炎 ·老年人：外伤性脊椎功能障碍、脊椎骨质疏松、脊椎转移癌、胸椎退行性变 ·女性：盆腔妇科疾病导致腰背痛常见，绝经后5～10年腰背痛要注意骨质疏松
城（程）	严重程度	·剧烈疼痛：注意胸椎肿瘤、胸椎结核、肾和输尿管结石 ·影响活动提示疼痛剧烈，常指向严重的基础病因 ·疼痛导致社交和学校功能丧失时，可能提示疼痛放大性疾病或慢性疼痛综合征（如纤维肌痛）
市（时）	时间特征 1. 发作时点 2. 持续时长 3. 病程中症状变化	·炎性脊柱损伤：疼痛呈波动性，以夜间或凌晨为主，有明显的晨僵现象，休息后加重，活动后缓解 ·恒定性背痛（活动时不变）和夜间疼痛提示肿瘤、感染、炎性关节炎或神经根压迫 ·脊柱肿瘤、结核：持续性、进展性、夜间痛明显 ·椎管狭窄：持续性腰背部和腿部疼痛

续表

要素	主要内容	临床意义（可能性）
不（部）	部位	·脊柱正中：脊柱急慢性损伤、退行性骨关节病、发育异常、脊柱炎症性疾病、结核、肿瘤转移 ·脊柱周围：脊柱周围肌筋膜疾病 ·沿脊柱向两侧扩散：骨质疏松性腰背痛 ·局部疼痛：局限性感染、炎性关节炎、恶性肿瘤 ·单侧或者双侧：椎管狭窄（腰骶部双侧痛）、强直性脊柱炎（腰背痛开始为单侧间歇性，后为双侧持续性） ·皮肤表面灼痛、张力增应应注意早期带状疱疹 ·局部的红肿热痛注意皮下软组织感染 ·广泛性疼痛，即非局限于背部的疼痛，可能提示疼痛放大性疾病（如纤维肌痛）或持续性疼痛
	放射痛	·椎管狭窄常两侧放射痛 ·骨质疏松症背痛：压缩骨折可出现四肢放射痛、肋间神经痛、胸骨后疼痛等 ·强直性脊柱炎：常放射到一侧或两侧臀部，偶尔放射到大腿 ·从背部放射至一侧或双侧臀部的非特异性腰痛则提示单纯扭伤或拉伤 ·从背部放射至膝以下的疼痛更可能提示真性神经根病；持续性下肢麻木或无力史提示神经系统受累的可能性 ·从上腹部放射至背部或右肩的疼痛可能提示牵涉痛，如胆囊炎或胰腺炎
加（加）	1. 加重因素 2. 缓解因素 ·体位变化影响	·在需要屈曲脊柱的活动时出现疼痛则可能提示椎间盘突出或椎体后缘离断症，背伸时加重提示提示椎管狭窄 ·患者卧床时疼痛加重则提示疼痛源自周围神经或腰骶丛 ·背痛和僵硬在早晨加重并随活动缓解，提示炎性关节炎，如强直性脊柱炎或其他脊柱关节病 ·NSAID治疗后疼痛缓解，提示骨样骨瘤或炎性关节炎 ·由脊柱后凸或椎弓峡部裂等解剖问题引起的疼痛往往在早晨最轻，在活动时或活动后加重
	·咳嗽、喷嚏影响	·咳嗽、用力（如Valsalva动作）、站立或坐下时疼痛加重，且躺下时疼痛缓解，提示神经根痛
	·吞咽、进食影响	·吞咽、进食相关：食管疾病、消化性溃疡病、胰腺炎、胆囊疾病或其他内脏器官
班（伴）	伴随症状： ·背部活动受限	·胸椎周围肌肉劳损、胸椎本身问题均可引起腰部活动受限；内脏器官牵涉痛和心理问题一般无活动受限
	·神经根症状	·椎间盘突出、脊柱结核、脊柱肿瘤可有脊神经受压表现（与受累神经根相符的疼痛、感觉缺失、肌无力及反射变化）；椎间盘源性背痛常不伴神经根症状
	·脊柱晨僵	·强直性脊柱炎
	·发热	·感染、恶性肿瘤、系统性风湿病
	·体重减轻	·感染或肿瘤
	·下腹部痛、阴道流血或分泌物	·妇科盆腔疾病或泌尿系统疾病
	·泌尿系症状	·泌尿系统疾病（如UTI、结石、肿瘤等）
	·消化系统症状	·食管疾病、胰腺炎、球后溃疡、阑尾炎等消化系统疾病

（二）排除红旗征——严重疾病

此处使用助记口诀"V.I.P"代表血管性疾病、感染性疾病、恶性肿瘤三类严重疾病，本步流程要求全科医生注意在背痛患者的诊疗中排除这三类严重疾病的临床表现，详见表9-3-2。

表9-3-2　背痛患者的红旗征及临床意义

助记口诀	红旗征	临床意义（可能性）
V	急性撕裂性中背部疼痛 下肢脉搏减弱 超过55岁的无法解释的背痛	主动脉夹层 腹主动脉瘤 腹主动脉瘤
I	腹部压痛、反跳痛、肌紧张，黑便或便血 发热	急腹症（如腹膜炎、脓肿、消化道出血） 感染、肿瘤
I/P	疼痛时间大于6周 无法解释的体重减轻	肿瘤、亚急性感染、脊柱关节病 骨肿瘤或肿瘤骨转移、亚急性感染
P	严重的夜间疼痛	注意排除肿瘤

注：助记口诀V.I.P分别为英文单词Vascular diseases，Infection diseases和Pernicious tumors的首字母。

（三）鉴别诊断

询问相关临床表现以排除容易漏诊误诊的疾病，本步流程提醒全科医生注意鉴别诊断，尤其是以背痛为主诉，而又容易被医生忽视的疾病（一般非严重疾病），详见表9-3-3。

表9-3-3　背痛患者中容易漏诊误诊的疾病及临床表现

疾病	临床表现
系统性风湿病（强直性脊柱炎、反应性关节炎、银屑病关节炎及其他疾病）	中轴或外周关节受累、炎性背痛、特征性的关节外表现
心理问题躯体化	压力、婚姻问题、应激等

（四）问一般情况

主要了解患者目前的治疗、精神、饮食、睡眠、大小便等一般情况。

（五）问其他病史

采用助记口诀"过往家人均要旅行社工作"，帮助全科医生规范问诊，详见表9-3-4。

表9-3-4　背痛患者其他病史问诊内容及临床意义

要素	内容	临床意义（可能性）
过（过）	过敏史：尤其药物过敏	—
往（往）	既往史： 肿瘤病史 腹主动脉病或代谢性疾病等高危病史 背部的外伤及手术史 结核病等其他特殊疾病史 糖尿病等免疫功能受损疾病 系统性风湿病史	 ·肿瘤骨转移的可能性 ·腹主动脉瘤 ·外伤、骨折史：胸椎压缩性骨折 — — —

要素	内容	临床意义（可能性）
家（家）	家族史： 肿瘤病家族史 结缔组织病史 结核病家族史	·炎性脊柱炎家族史提示存在炎性脊柱炎的可能性增加
人（人）	个人生活史：饮食、运动，吸烟、饮酒、 不洁性生活史、毒品	·毒品注射：急性脊椎骨髓炎、椎旁脓肿 ·同伴关系问题可能与持续性疼痛有关
均（经）	月经婚育史： 末次月经、痛经史	·怀疑妇科盆腔疾病时或绝经后妇女应详细问诊
要（药）	药物： 糖皮质激素	·长期使用糖皮质激素，注意胸椎骨质疏松及骨折、脊 椎骨髓炎
旅（旅）	旅行史：最近是否出去旅游过，当地是 否存在特殊流行病	·长途旅行：如长时间飞机可能引起下肢静脉血栓形成
行（心）	心理健康：情绪、兴趣、压力等	·长期背痛与心理健康问题互为因果
社（社）	社会经济状况	
工作	工作和职业	·注意特殊工种病或职业中毒、长期被动体位是背痛的 危险因素

（六）探询ICE

包括患者对他/她的症状或健康理解（Idea）、担忧（Concern）和期望（Expectation）。

二、体格检查

背痛患者全科体格检查流程详见表3-3-5。

表9-3-5　背痛患者体格检查流程、内容及临床意义

要素	项目	阳性体征的临床意义（常见病因）
生命 体征	体温* 脉搏 血压* 呼吸	·发热：注意感染性疾病 ·注意腹主动脉瘤、主动脉夹层
体型	身高、体重、腹围	·计算BMI，严重肥胖是背痛的危险因素
一般 情况	面容* 体位、姿势 皮疹*	·急性面容（剧烈疼痛）、慢性面容（肿瘤）、贫血貌（肿瘤） ·严重背痛可导致被动体位 ·排除银屑病、带状疱疹 ·咖啡牛奶斑：神经纤维瘤病
头颅五官	眼	·眼结膜充血：排除Retier综合征
颈部	甲状腺触诊* 颈淋巴结触诊*	·注意感染、肿瘤、炎性关节炎

要素	项目	阳性体征的临床意义（常见病因）
胸部*	视诊：皮疹、胸廓外形、呼吸运动	· 皮疹：带状疱疹
	触诊：胸骨压痛	· 压痛：肋软骨炎、多发性骨髓瘤、肿瘤转移
	心脏听诊：五个瓣膜听诊区（心率、心律、心音、杂音）	· 排除先天性心脏病、心包炎等结构性心脏病 · 心脏杂音：心脏瓣膜病、感染性心内膜炎、急性心肌梗死、主动脉夹层；锁骨下动脉杂音（主动脉夹层累及头臂干、左颈总动脉、左锁骨下动脉时）
	肺部检查：呼吸音、干湿啰音、气胸及胸腔积液体征	· 排除肺部感染、气胸、胸腔积液、肺栓塞、右心衰 · 呼吸音减低、叩诊为过清音和触诊语颤增强：气胸 · 胸膜摩擦音：心包炎或胸膜炎
腹部	触诊*：腹肌紧张、压痛、包块、肝脾触诊	· 腹部包块：注意炎症性肠病、腹主动脉瘤、腹部肿瘤 · 腹部压痛：局部脏器疾病（胰腺炎、胆囊炎或结石、消化性溃疡病、肾盂肾炎、肾结石、肾周围脓肿） · 女性盆腔压痛：妇科疾病（子宫内膜异位症、盆腔炎）
	叩诊*：肾区叩击痛	—
	妇科检查	· 怀疑盆腔疾病的应做妇科检查
	前列腺指检	· 前列腺炎、前列腺肿瘤可致腰骶部痛，必要时应做直肠指检
脊柱*	视诊：脊柱的对称性、损伤、局部包块、脊柱畸形、下肢畸形	· 患者的行动方式、坐姿和站姿可能有助于发现基础病因 · 局部包块、红斑、压痛：感染 · 脊柱侧弯、后凸或前凸等畸形：椎间盘突出、脊椎结核或肿瘤、骨质疏松、强直性脊柱炎 · 注意观察骨盆及下肢可能出现的畸形情况（如腿缩短等） · 肩高度、肩胛突出情况和侧腰皮褶不一以及骨盆不对称可提示脊柱侧凸或双腿长度不一致 · 中线皮肤病损（如凹痕、血管瘤和毛发斑片）、弓形足或小腿肌萎缩可能提示潜在的脊髓病变（如隐形脊柱裂） · 咖啡牛奶斑可能提示神经纤维瘤病
	触诊： 1. 肌肉痉挛 2. 压痛点： · 椎体 · 棘突 · 关节 · 腰背肌肉	· 压痛：检查时取仰卧位肌肉松弛时较好 · 棘突表面和棘突之间压痛：棘上韧带和棘间韧带劳损 · 肾和输尿管循行压痛：泌尿系结石、感染 · 深部结构（椎体、椎间盘、小关节）病变可有相应部位深压痛 · 强直性脊柱炎：骶髂关节压痛，腰椎受累时棘突压痛 · 脊柱和椎旁肌肉触诊时有压痛、肌肉痉挛和肌筋膜痛综合征的表现（束带感、扳机点和痛觉过敏）；下背痛应检查髋部 · 触诊低位脊柱和椎旁肌肉可能发现压痛、肌肉痉挛和放射 · 胸段压痛常见于 Scheuermann 脊柱后凸 · 脊椎滑脱儿童可触及突出的棘突 · 骶髂关节炎患者可能存在骶髂关节压痛
	叩诊：叩击痛	· 肾区叩痛：肾结石、感染或肿瘤 · 深部骨性结构（椎体、椎间盘、小关节）病变可有相应部位叩击痛
	胸腰椎主动运动 1. 脊柱的活动范围和角度 2. 前驱、拉伸、两侧屈曲动作	· 脊柱退行性变：可有脊柱伸屈活动受限 · 强直性脊柱炎：伸展骶髂关节可引起疼痛，腰椎受累时，多数表现为下背部和腰部活动受限，脊柱各方向活动均受限 · 通过要求患者触摸其脚趾、伸展脊柱及向右向左弯腰来评估脊柱活动度 · 前屈受限或不对称可能提示脊髓肿瘤、脊椎滑脱、椎间盘突出、椎间盘炎

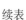

续表

要素	项目	阳性体征的临床意义（常见病因）
脊柱*	2. 前驱、拉伸、两侧屈曲动作	或椎体后缘离断症；然而，许多正常儿童在伸膝并向前弯腰时也摸不到脚趾；腰椎前凸应在向前弯腰时反向 · 背部过伸时疼痛可能提示椎弓峡部的应力反应（椎弓峡部裂） · 通过"4字"（FABERE）试验可引发源自骶髂关节的疼痛 · 炎症累及其他关节时提示有炎性病因，如强直性脊柱炎或银屑病关节炎；评估髋关节的活动度尤为重要，最好在患者取俯卧位时评估，这样可以同时评估双髋内旋
神经系统	· 运动功能 · 腿部深浅反射 · 浅感觉	· 观察有无神经根病或肌无力的征象 · 不自主屈膝可能提示神经根病（屈曲可防止神经根牵拉） · 骨盆倾斜，即一侧臀部下垂，提示下垂侧的臀大肌（S_1）无力 · 肌束颤动 · 肌萎缩罕见，表现为大腿围和小腿围不对称 · 严重萎缩提示硬膜外肿瘤（如神经母细胞瘤） · 力量/神经根受累测试 　◇ 从蹲位起立，以评估下肢近端肌肉的力量 　◇ 反复踮起脚尖，以评估腓肠肌的力量 　◇ 背屈踝关节以评估 L_4 或 L_5 神经根；伸膝时背屈踝关节可能会拉伸 $S_1 \sim L_5$ 神经根，从而加重坐骨神经痛 　◇ 伸展踇趾，以评估 L_5 神经根 　◇ 完全性麻痹提示多神经根或周围神经病变，因为支配肌肉的神经根不止一根 · 步态测试 · 痉挛、共济失调和不稳定提示神经系统问题 · 跟跄或蹒跚步态提示臀中肌无力 · 拒绝行走可能提示椎间盘炎

注：1. *为建议每次查体应做的重点项目，尤其是初诊患者，此为系统性体格检查的体现；2. 应综合分析阳性体征和重要的阴性体征结果，进行针对性查体，尤其是脊柱和神经系统检查，如无明显的机械性脊柱疾病导致疼痛，则检查牵涉性疼痛的病源。

三、诊断和评估

（一）现患问题的诊断

贯彻安全诊断策略，对背痛的病因诊断时考虑如下3个问题，详见表9-3-6。

表9-3-6 背痛患者病因的安全诊断策略

要素	思维工具	可能的病因
最可能的诊断（常见病、多发病）	模型识别	· 肌肉拉伤、韧带扭伤、痉挛或上述情况同时存在 · 椎间盘突出 · 压缩性骨折 · 骨关节炎 · 脊椎前移
需要排除的严重疾病	V.I.P	· V：腹主动脉瘤、主动脉夹层、心绞痛或心肌梗死 · I：结核、椎骨骨髓炎、硬膜外/硬膜下脓肿、椎间盘感染 · P：脊髓或椎体的原发肿瘤、转移癌（肺癌、乳腺癌、前列腺癌）、胰腺癌

续表

要素	思维工具	可能的病因
需要鉴别的可能病因	解剖定位诊断法 排除法	· 脊柱周围肌筋膜及皮肤等组织疾病 ◇ 肌肉拉伤、肌筋膜炎、棘上韧带和棘间韧带炎 ◇ 带状疱疹* ◇ 腹膜后出血 · 胸椎疾病 ◇ 脊柱的急慢性损伤如椎间盘源性背痛、椎间盘突出症、骨折、脊柱滑脱、椎弓崩裂等 ◇ 退行性骨关节病（如椎管狭窄、骨质增生、腰椎骨质疏松、小关节紊乱） ◇ 发育异常及姿势性疾病（如脊柱侧弯*、扁平足*等） ◇ 脊柱炎症、强直性脊柱炎*、结核、肿瘤 · 内脏疾病牵涉痛* ◇ 泌尿系疾病（如肾盂肾炎、肾结石） ◇ 消化道疾病（如食管痉挛、胆囊炎、憩室炎、憩室脓肿、胰腺炎、透壁的消化道溃疡） ◇ 呼吸道疾病（如胸膜炎、肺炎） · 系统性风湿疾病* ◇ 反应性关节炎 ◇ 银屑病关节炎 · 心因性* ◇ 抑郁/焦虑 ◇ 心理问题躯体化（压力、婚姻问题、应激等）

注：*为容易漏诊误诊的病因。

（二）健康问题的综合评估

对患者存在的其他健康问题进行诊断和评估。

四、全科诊疗计划和健康照顾

共同决策，以患者能够理解和接受的语言说明并执行诊疗和健康照顾方案，以助记口诀"世（解释）卫（安慰）建议（建议）厨房（处方）钻（转诊）研（化验或检查）水（随访）鱼（预防）"，利用谐音提醒全科医生规范诊疗行为，提供全人照顾。具体内容如下：

（一）解释和安慰

1. 认同患者的特殊感受；

2. 告知诊断结果；

3. 解释病情急危缓重；

4. 安慰，给予信心、关怀。本步包含对患者ICE的回应。

（二）建议

患者参与讨论，共同决定进一步诊断和治疗方案。

1. 确定原发病的治疗、处理方案；
2. 危险因素管理；
3. 鼓励患者参加力所能及的运动，提高体力；
4. 戒烟限酒、生活规律，改善生活方式。

（三）处方

1. 对原发病的治疗和管理
2. 对背痛的对症治疗

（1）药物治疗：①对乙酰氨基酚或NSAID是镇痛药的首选药物：NSAID使用前应对胃肠道和心血管系统风险进行评估，药物治疗时应在最短必需疗程内使用最小有效剂量，建议使用时间不超过3个月；②通常在其他治疗方法无效时推荐使用阿片类药物治疗：为降低药物蓄积风险，优先选择缓慢释放的弱阿片类药物如曲马多、可待因，并采用规律给药代替疼痛时给药；③口服肌松剂目前尚有争议：服用这些药物获益的同时需考虑其中中枢神经系统及其他的不良反应，尤其在老年患者，可能导致更为严重的不良反应。

（2）非药物治疗：①物理/康复治疗：包括经皮神经电刺激、干扰电疗法、超声波疗法、短波透热疗法等；②中医适宜技术治疗：在进行常规治疗的同时可辅以针灸治疗或推拿治疗；③运动疗法：包括主动运动和有氧运动，主动运动包括运动控制训练、核心稳定训练、瑜伽以及普拉提等，有氧运动包括步行、慢跑、骑自行车、太极拳等；④认知行为疗法；⑤有创治疗：包括封闭注射、射频消融、脊柱融合术等。

（四）转诊

背痛患者出现下述情况时应及时转诊：

1. 怀疑严重疾病：脊柱骨折、结核、肿瘤、脊髓病变、腹主动脉瘤等；
2. 伴有进展性神经功能障碍；
3. 疑似脊柱压迫；
4. 伴有剧烈腹痛；
5. 伴高热；
6. 背痛持续6周以上；
7. 严重的夜间痛；
8. 无法解释的体重减轻；
9. 超过55岁、新发、无法解释的背痛。

（五）化验和检查

1. 通常如果疼痛的时间较短（4～6周），并无必需的检查。

2. 如果患者存在危险的临床表现，如曾有严重的外伤（如汽车碾压伤、高空坠落、穿通性损伤）或者经评估存在特殊的非机械性病因（如肾盂肾炎）时应完善辅助检查。

3. 怀疑感染、结缔组织疾病或恶性肿瘤时可查血常规、ESR、CRP等。

4. 影像学检查选择。X线平片可明确多数的骨质疏松性骨折和骨关节炎，但却无法明确软组织和神经组织的异常，由此，X线平片通常是不必要的并且不会对处理产生影响。X线平片有时可被用于鉴定明显的骨质异常（如那些由感染或肿瘤所致的异常），从而免去了MRI和CT检查，后两者价格较贵且需转诊医院完成，但相对更准确，详见表9-3-7。

表9-3-7　背痛患者影像学检查项目参考

检查项目	适用范围
X线	反映胸椎生理曲度变化、畸形、失稳、椎体形态以及椎旁软组织等改变
CT	对骨性组织的显像好，可用于神经根性疼痛的鉴别诊断
MRI	高级成像首选，可区分椎间盘的髓核和纤维环，显示韧带、神经根、椎管、感染、肿瘤等
单光子发射计算机断层成像术（SPECT）	可用于全身性骨骼显像，明确不易被发现的骨折、感染、骨肿瘤以及肿瘤分期
骨密度检查，包括DXA、四肢DXA和定量CT	可用于确定患者有无骨质疏松
B超	腹主动脉瘤、腹腔、盆腔脏器和肿瘤的筛查

5. 依据临床发现和可疑的病因选择针对性辅助检查，详见表9-3-8。

表9-3-8　背痛患者辅助检查项目选择参考

可疑的病因	辅助检查项目参考
神经功能损伤，尤其有脊髓压迫表现	MRI或CT
感染	白细胞计数、ESR、影像学（MRI或CT）、细菌培养
肿瘤	CT或MRI及有可能的活组织检查
动脉瘤	超声、CT、血管造影术
主动脉夹层	血管造影术、CT或MRI
伴有致残性的或持续＞6周的症状	影像学检查（MRI或CT）；如果怀疑感染，行白细胞计数和ESR检查
脊柱外疾病	肺部疾病行胸片检查，泌尿道疾病或无明显机械性因素的背痛行尿液分析

（六）随访和观察

安排随诊时间，并告知患者："如果*天内不好转，请及时复诊"或"如果出现背痛持续不缓解、发热等症状请及时复诊"。

（七）机会性预防

适时提供健康照顾，对慢性健康问题的连续性照顾。①针对患者合并存在的高血压、冠心病、糖尿病、COPD、慢性肾脏疾病、肝硬化、脑血管意外后遗症等慢性非传染性疾病进行连续性管理；落实国家基本公卫服务；②根据患者的具体情况，落实国家基本公共卫生服务，提供诊疗过程中的全人健康照顾服务：孕产妇保健、老年保健、预防接种、传染病报告、癌症筛查等。

（八）结束

对病情复杂的患者，可引导患者确认如下三个问题中的一个或多个：①患者的主要健康问题是什么？②患者应该怎样做？③为什么要这样做？可使用开放式提问请患者复述，如"您能不能总结一下我们今天讨论的重点？或者您还有什么不清楚的吗？"

（谭美洁）

第四节　腰　　痛

腰部是指肋下与臀部以上的身体部分，其一侧或两侧疼痛称为腰痛或下背部疼痛（low back pain），常放射至臀部、双下肢后部。腰痛是临床常见症状之一，社区就诊患者中，5%～8%以腰痛或合并腰痛而就诊。70%～80%的成人在一生中至少经历过一次腰痛。腰痛患者的标准化全科诊疗路径如下：

一、病史采集

（一）问主诉

询问患者腰痛（主诉）的临床特点，使用助记口诀"奇特城市不加班"，利用谐音工具帮助医生规范问诊，详见表9-4-1。

表9-4-1　腰痛患者主诉问诊内容及临床意义

助记口诀	主要内容	临床意义（可能性）
奇（起）	起病情况 1. 急性或慢性起病 2. 原因和诱因	·急性发作：急性腰扭伤、椎间盘突出、腰三横突综合征、外伤、炎症、病情加重 ·慢性进展：椎间盘突出、腰肌劳损、腰椎退行性变、肿瘤、结核等 ·扭伤、负重史：椎间盘突出、腰三横突综合征、急性腰扭伤、腰肌劳损 ·咳嗽、喷嚏、排便、腰部突然负重等动作诱发：椎间盘突出 ·外伤、骨折史：梨状肌综合征（臀部外伤）、腰椎骨折

续表

助记口诀	主要内容	临床意义（可能性）
特（特）	性质、特征 1. 痛的性质	·跳动样痛：常提示炎症性病变 ·深部弥漫性痛（牵涉痛）：常提示痛经、脏器病变 ·表面稳定的弥漫性痛（局部疼痛）：常提示肌肉劳损 ·深部闷痛或钝痛：常提示骨骼疾病
	2. 年龄特征	·青壮年：注意腰肌劳损、腰三横突综合征、强直性脊柱炎（男性多见）、腰椎间盘突出、腰椎间盘源性腰疼、类风湿性脊椎炎、脊椎结核和脊椎骨软骨炎 ·老年人：外伤性脊椎功能障碍、脊椎骨质疏松、脊椎转移癌，腰椎退行性变 ·搬运工、演员、运动员及伏案工作者：慢性劳损性腰痛 ·女性：盆腔妇科疾病导致腰痛常见，绝经后5～10年腰痛要注意骨质疏松
城（程）	严重程度	·剧烈疼痛：注意肾和输尿管结石、腰椎肿瘤、腰椎结核、急性腰扭伤、梨状肌综合征
市（时）	时间特征 ·发作时点 ·持续时长	·炎性脊柱损伤：疼痛呈波动性，以夜间或凌晨为主，有明显的晨僵现象，休息后加重，活动后缓解 ·劳损性腰痛特点：有陈旧伤或既往发作史，活动后加重，休息后缓解，可伴有短暂的僵硬 ·腰椎退行性变：多为持续性痛 ·脊柱肿瘤、结核：持续性，进展性，夜间痛明显 ·椎管狭窄：持续性腰部和腿部疼痛
不（部）	1. 部位 2. 深度	·脊柱正中：脊柱的急慢性损伤、退行性骨关节病、发育异常、脊柱炎症性疾病、腰椎结核、肿瘤转移 ·脊柱周围：脊柱周围肌筋膜疾病 ·腰骶部：强直性脊柱炎、椎管狭窄、泌尿系统疾病或盆腔疾病牵涉痛 ·沿脊柱向两侧扩散：骨质疏松性腰背痛 ·单侧或者双侧：椎管狭窄（腰骶部双侧痛）、强直性脊柱炎（腰背痛开始为单侧间歇性，后为双侧持续性） ·腰臀部或一侧臀部：梨状肌损伤综合征 ·皮肤表面灼痛、张力增加注意早期带状疱疹 ·局部的红肿热痛注意皮下软组织感染
	3. 放射痛	·神经根受压或马尾神经压后会出现单侧或双侧的从腰骶部向臀部、大腿后外侧、小腿外侧甚至足部的放射痛：腰椎间盘突出、肿瘤、结核、梨状肌综合征、椎管狭窄、骨质疏松症性腰椎骨折等 ·骨质疏松症腰疼：压缩骨折可出现四肢放射痛、肋间神经痛、胸骨后疼痛等 ·腰三横突综合征：可沿骶棘肌向下放射 ·强直性脊柱炎：常放射到一侧或两侧臀部，偶尔放射到大腿
加（加）	1. 加重因素 2. 缓解因素 ·体位变化影响	·体位改变而加重：腰椎退行性变 ·体位变动减轻：腰肌劳损 ·特殊体位影响：椎管狭窄（弯腰可缓解）、腰椎骨质疏松（仰卧或坐位时疼痛减轻）、腰椎间盘源性腰痛（坐的耐受性下降，疼痛在坐位时加剧）、腰椎骨质疏松（久坐时疼痛加剧）
	·劳累、活动影响 ·休息影响	·站立、劳累后加重、休息后缓解：腰肌劳损、腰椎退行性变、椎管狭窄 ·休息后不缓解：强直性脊柱炎 ·晨起加重，活动后缓解：腰肌劳损、骨质疏松（夜间及晨起）
	·咳嗽、喷嚏影响	·咳嗽、喷嚏时加重：椎间盘突出、梨状肌综合征、腰椎骨质疏松骨折 ·咳嗽、喷嚏不加重：椎管狭窄、腰三横突综合征

助记口诀	主要内容	临床意义（可能性）
班（伴）	伴随症状	
	·腰部活动受限	·腰椎周围肌肉劳损、腰椎本身问题均可引起腰部活动受限；内脏器官牵涉痛和心理问题一般无活动受限
		·弯腰后直立困难或长时间站立后腰部僵硬：腰肌劳损
	·神经根症状 （会阴部、腿部疼痛与 节段性的神经障碍）	·椎间盘突出、脊柱结核、脊柱肿瘤、梨状肌综合征可有脊神经受压表现（与受累神经根相符的疼痛、感觉缺失、肌无力及反射变化）；椎间盘源性腰疼常不伴神经根症状
	·间歇性跛行	·椎管狭窄
	·跛行	·坐骨神经疼、腰椎滑脱
	·脊柱晨僵	·强直性脊柱炎
	·下腹部痛	·妇科盆腔疾病或泌尿系统疾病
	·泌尿系症状	·泌尿系统疾病（如UTI、结石、肿瘤等）
	·消化系统症状	·反酸、空腹痛、夜间痛：十二指肠球后溃疡
		·腹痛、腹部不适：高危患者注意排除腹部主动脉瘤

（二）排除红旗征——严重疾病

使用助记口诀"V.I.P"代表三类严重疾病：血管性疾病、感染性疾病、恶性疾病，本步流程要求全科医生注意在腰痛患者的诊疗中排除相关严重疾病的临床表现，详见表9-4-2。

表9-4-2　腰痛患者的红旗征及临床意义

助记口诀	红旗征	临床意义（可能性）
V	腹痛或腹部不适感	注意排除腹主动脉瘤
I	发热	严重的感染，如骨髓炎、椎间盘的感染、盆腔脓肿
I/P	无法解释的体重下降 夜间疼痛	脊椎肿瘤、结核 脊椎肿瘤、结核
P	多处骨骼疼痛 大、小便障碍，会阴和肛周 　感觉异常 跛行	多发性骨髓瘤 马尾综合征，多由肿瘤或严重的椎间盘突出引起，骨质疏松性腰椎 　骨折、椎管狭窄或强直性脊柱炎后期也可出现 注意排除腰椎滑脱

注：助记口诀V.I.P分别为英文单词Vascular diseases，Infection diseases和Pernicious diseases的首字母。

（三）鉴别诊断

询问相关临床表现以排除容易漏诊误诊的疾病，本步流程提醒全科医生注意鉴别诊断，尤其以腰痛为主诉，而又容易被医生忽视的疾病（一般非严重疾病），详见表9-4-3。

表9-4-3　腰痛患者中容易漏诊误诊的疾病及临床表现

疾病	临床表现
炎症性疾病、脊柱关节病变：强直性脊柱炎、银屑病性 关节炎、炎症性肠病（溃疡性结肠炎、克罗恩病）	年轻人、无明显病因的慢性病程，休息时腰痛、活动时 缓解；伴有原发病的临床表现；多系统器官受损表现
十二指肠球后溃疡	反酸、嗳气等消化不良表现；空腹痛、夜间痛

续表

疾病	临床表现
前列腺炎	多有疼痛和排尿异常；可有盆骶疼痛和性功能障碍；疼痛可放射到腹部或腰部
子宫内膜异位症	育龄期妇女、渐进性痛经、直肠刺激症状、月经不调、性交痛；可有放射性腰痛

（四）问一般情况

询问患者治疗情况和精神状态、食欲、睡眠、大小便等一般情况。

（五）问其他病史

采用助记口诀"过往家人均要旅行社工作"，利用谐音帮助全科医生规范问诊，详见表9-4-4。

表9-4-4　腰痛患者其他病史问诊内容及临床意义

助记口诀	内容	临床意义（可能性）
过（过）	过敏：是否有过敏史，尤其药物过敏史	
往（往）	既往史 ·肿瘤病史 ·腹主动脉病史或代谢性疾病等高危病史 ·腰部的外伤及手术史 ·结核病、炎症性疾病等其他特殊疾病史	·肿瘤病史：骨转移的可能性 ·腹主动脉病史或代谢性疾病等高危病史：腹主动脉瘤 —
家（家）	家族史 ·肿瘤病家族史 ·结缔组织病史 ·结核病家族史	·注意排除相关疾病所致腰痛
人（个人）	个人生活史：吸烟、饮酒、锻炼和运动	
均（经）	月经婚育史：末次月经、痛经史	·怀疑妇科盆腔疾病时或绝经后妇女应详细问诊 ·怀孕是劳损性腰痛的危险因素
要（药）	药物	·如使用抗凝剂，注意发生腹膜后出血引起的腰痛
旅（旅行）	旅行史：最近是否出去旅游过，当地是否存在特殊流行病	—
行（心）	心理健康：多虑、紧张、情绪、兴趣等	·慢性腰痛患者应注意心理健康问题
社（社）	社会经济状况	·慢性腰痛患者社会功能可能受影响
工作	工作和职业	·搬运工、演员、运动员及伏案工作者是劳损性腰痛的高危人群

（六）探询ICE

探询患者的对疾病和健康的理解，想法（Idea）、担心或顾虑（Concern），期望（Expectation）。

二、体格检查

腰痛患者全科体格检查流程详见表9-4-5。

表9-4-5　腰痛患者体格检查内容及临床意义

要素	内容	阳性体征的临床意义（常见病因）
生命体征	体温* 脉搏 血压* 呼吸	·发热：注意感染性疾病 ·血压升高：注意腹主动脉瘤
体型*	身高、体重、腰围	·肥胖是腰痛的危险因素
一般情况	面容* 步态 体位* 姿势	·急性面容（剧烈疼痛）、慢性面容（肿瘤）、贫血貌（肿瘤） ·跛行：坐骨神经痛；间歇性跛行：椎管狭窄 ·严重腰痛可导致被动体位
皮肤	皮疹*	·排除银屑病、带状疱疹
头颅五官	面部、眼、口	·眼结膜充血：排除Retier综合征
颈部	甲状腺触诊 淋巴结触诊*	·常规检查 ·肿大：注意肿瘤的可能
胸部	胸骨压痛* 心肺听诊*	·多发性骨髓瘤、肿瘤转移 ·常规检查
腹部	视诊*：包块、皮疹 触诊*：压痛、包块	·注意带状疱疹 ·包块：注意炎症性肠病、腹主动脉瘤、腹部肿瘤 ·压痛：局部脏器疾病 ·女性盆腔压痛：妇科疾病
妇科检查		·怀疑盆腔疾病者应做妇科检查
直肠指检		·前列腺炎、前列腺肿瘤可致腰骶部痛，必要时做直肠指检
腰背部*	视诊： 1. 脊柱的对称性 2. 局部包块 3. 脊柱畸形 4. 臀部、骨盆、下肢畸形 触诊： 1. 肌肉痉挛 2. 压痛点 3. 椎体、棘突、关节 4. 腰背部肌肉压痛 5. 腰三横突 6. 肾和输尿管点 叩诊：叩击痛	·局部包块：软组织感染，腰椎结核可有寒性脓肿 ·脊柱侧弯、后凸或前凸等畸形：腰椎间盘突出、脊椎结核或肿瘤、骨质疏松、强直性脊柱炎 ·臀部不对称可能为休门病 ·若存在腰椎中线痣、毛发丛或血管瘤等情况，可能为隐形脊柱裂 ·注意观察骨盆及下肢可能出现的畸形情况，如腿缩短等 ·背部肌肉痉挛：腰椎结核、急性腰扭伤（骶棘肌痉挛）、腰三横突综合征（患侧竖脊肌痉挛） ·压痛： 　◇肾和输尿管循行压痛：泌尿系结石、感染 　◇腰肌劳损：腰椎两侧肌肉可有深压痛点 　◇急性腰扭伤：损伤部位有明显压痛点 　◇腰三横突综合征：腰三横突尖端有明显的局限压痛 　◇腰椎间盘突出：压痛点为病椎椎板间隙 ·强直性脊柱炎：骶髂关节压痛，腰椎受累时棘突压痛 肾区叩击痛：肾的结石、感染或肿瘤

要素	内容	阳性体征的临床意义（常见病因）
腰背部*	腰椎主动运动： 1. 脊柱的活动范围和角度 2. 前驱、拉伸、两侧屈曲动作	·腰肌劳损：少数患者可有脊柱运动受限 ·急性腰扭伤：腰椎活动受限 ·腰椎间盘突出：大部分患者都有不同程度的腰部活动受限，急性期尤为明显，其中以前屈受限最明显 ·脊柱退行性变：可有脊柱伸屈活动受限 ·强直性脊柱炎：伸展骶髂关节可引起疼痛，腰椎受累时，多表现为下背部和腰部活动受限，脊柱各方向活动均受限 ·腰椎结核：腰肌呈板样痉挛，脊柱活动受限 ·脊柱正常动作范围：延伸20°～30°、前屈75°～90°、侧屈（左右）30°
特殊检查	受累神经根功能： 1. 运动功能 2. 浅感觉 3. 腿部的深浅反射	·神经受压常引起相应部位的运动和感觉异常，98%有临床意义的椎间盘突出发生在L_4～L_5及L_5～S_1；当患者合并感觉异常、麻木、无力、腿部疼痛时，应进行神经系统检查 ·L_4神经根：L_5运动神经根-评测踝关节和足蹈趾背屈力量如足跟行走或大脚趾伸展抵抗；L_5感觉神经根损伤会导致足内侧及第一、二脚趾间趾蹼间隙麻木 ·膝反射异常可能提示L_3～L_4神经根卡压 ·S_1神经根：评估踝反射及小腿后侧和足外侧的感觉，严重时可有跖屈无力，可采用脚趾行走或阻力性足外翻等检查 ·踝反射异常可能提示S_1神经根卡压
	4. 直腿抬高试验及加强试验	·腰椎间盘突出或腰骶神经根炎、腰椎间盘突出症、椎管内占位性病变、梨状肌综合征致坐骨神经受累时常阳性 ·意义： ◇直腿抬高20°出现疼痛：多为大腿后侧牵扯痛，由于腘绳肌的反射性紧张痉挛所致，一般为双侧性，患侧较重 ◇直腿抬高在30°～40°出现疼痛：为强阳性，多为放射性痛，与神经根周围严重的机械压迫水肿有关 ◇直腿抬高60°时出现疼痛：为阳性，此时神经根已受牵扯，若放射痛起始于腰骶部，即提示神经根受压；若放射痛起于臀部出现疼痛弧体征，须排除梨状肌损伤 ◇直腿抬高试验在60°以上出现疼痛：弱阳性，若放射痛起于腰骶部，提示神经根轻度受损；若疼痛起于骶髂关节的牵扯痛，提示骶髂关节病变；若疼痛局限于髋关节周围，提示髋关节病变；若抬腿至最大限度，腰骶部疼痛，则提示可能有腰骶关节病变 ◇直腿抬高加强试验对于因肌肉等因素引起的病变（如腰三横突综合征）常为阴性，故对鉴别椎间盘突出引起的神经根压迫特异性高于直腿抬高试验
	5. Slump试验	·为椎间盘病变与硬脊膜牵拉的筛查性试验，若试验呈阳性结果，则提示为椎间盘损伤
	6. 股神经牵拉试验	·阳性见于高位腰椎间盘突出（L_2～L_3，L_3～L_4）
	7. 梨状肌紧张试验	·阳性提示梨状肌综合征
	8. Waddell征象	·阳性提示患者的疼痛程度可能和心理上的放大有关（长期慢性疼痛患者）

注：1. *为建议每次查体应做的重点项目，尤其是初诊患者，此为系统性体格检查的体现；2. 针对具体患者，根据初步诊断做有针对性的体格检查，选择性完成病情需要的其他体格检查项目。

三、诊断和评估

（一）现患问题的诊断

贯彻安全诊断策略，对腰痛的病因诊断时考虑3个问题，详见表9-4-6。

表9-4-6　腰痛患者的安全诊断策略

要素	思维工具	可能的病因
最可能的诊断（常见病、多发病）	模型识别	·腰肌劳损 ·腰椎间盘突出 ·腰椎退行性病变
需要排除的严重疾病	V.I.P	·V：腹主动脉瘤破裂、腹膜后出血、肾绞痛 ·I：结核；椎骨骨髓炎、硬膜外/硬膜下脓肿、椎间盘感染；盆腔脓肿 ·P：多发性骨髓瘤、转移癌（肺癌、乳腺癌、前列腺癌）、胰腺癌 ·严重脊柱问题： ◇复发性椎间盘突出 ◇骨质疏松性压缩性骨折 ◇脊柱滑脱 ◇马尾综合征
鉴别诊断疾病谱	疾病分类和症状特点的穷极推理	·脊柱周围肌筋膜及皮肤等组织疾病： ◇腰肌劳损、急性腰扭伤、肌筋膜炎、腰三横突综合征*、梨状肌综合征*、棘上韧带和棘间韧带炎 ◇带状疱疹* ◇腹膜后出血 ·腰椎疾病： ◇脊柱的急慢性损伤：如椎间盘源性腰痛、腰椎间盘突出症、骨折、脊柱滑脱、椎弓崩裂 ◇退行性骨关节病：如椎管狭窄、骨质增生、腰椎骨质疏松、小关节紊乱 ◇发育异常及姿势性疾病：如脊柱侧弯、扁平足*等 ◇脊柱炎症、强直性脊柱炎*、结核、肿瘤 ·内脏疾病牵涉痛类*： ◇妇科疾病：如子宫及附件炎、子宫内膜异位症、原发性痛经、盆腔肿瘤、异位妊娠等 ◇泌尿系疾病：如肾结石、泌尿系结石、泌尿系感染 ◇消化系统疾病：十二指肠球后溃疡 ◇前列腺疾病：如前列腺炎、肿瘤等 ◇腹主动脉瘤、溃疡性结肠炎 ·风湿性疾病：Reiter综合征*、银屑病 ·心因性：抑郁/焦虑、心理问题躯体化（压力、婚姻问题、应激等）

注：*为容易漏诊误诊的疾病。

（二）神经功能损伤的评估

上述多种腰痛可引起神经根压迫或损伤，如诊断相应疾病应评估神经功能损伤情况。

（三）健康问题的综合评估

对患者存在的其他健康问题进行诊断和评估。

四、全科诊疗计划和健康照顾

共同决策，以患者能够理解和接受的语言说明并执行诊疗和健康照顾方案，以助记口诀"世（解释）卫（安慰）建议（建议）厨房（处方）钻（转诊）研（化验或检查）水（随访）鱼（预防）"，利用谐音提醒全科医生规范诊疗行为，提供全人照顾。具体内容如下：

（一）解释和安慰

1. 认同患者的特殊感受；
2. 告知诊断结果；
3. 解释病情急危缓重；
4. 安慰，给予信心、关怀。本步包含对患者ICE的回应。

（二）建议

患者参与讨论，共同决定进一步诊断和治疗方案。①确定原发病的治疗、处理方案；②身体锻炼和局部肌肉锻炼；③危险因素管理：避免诱因或加重因素如站立、搬运姿势等；④康复指导；⑤戒烟限酒、生活规律，改善生活方式。

（三）处方

除了原发病的治疗，必要时应对腰痛予以对症治疗：

1. 药物治疗

（1）腰背痛症状较重的患者更适合使用肌松剂和镇痛镇静类药物，而功能障碍严重的患者较宜选择麻醉类镇静剂。

（2）NSAIDs使用前应对胃肠道和心血管系统风险进行评估。药物治疗时应在最短必需疗程内使用最小有效剂量，建议使用时间不超过3个月。

（3）肌松剂包括苯二氮䓬类药物（如地西泮、四氢西泮等）和非苯二氮䓬类药物（如乙哌立松、环苯扎林、托哌酮等）。对合并肌肉痉挛者可酌情使用，临床以非苯二氮䓬类较常用。

（4）通常在其他治疗方法无效时推荐使用阿片类药物治疗。为降低药物蓄积风险，优先选择缓慢释放的弱阿片类药物（曲马多、可待因），并采用规律给药代替疼痛时给药。

（5）抗抑郁药是治疗慢性腰背痛的辅助用药。

2．物理/康复治疗：包括经皮神经电刺激、干扰电疗法、超声波疗法、短波透热疗法等。

3．中医适宜技术治疗：在进行常规治疗的同时，可辅以针灸治疗或推拿治疗。

4．运动疗法：包括主动运动和有氧运动，主动运动包括运动控制训练、核心稳定训练、瑜伽以及普拉提等，有氧运动包括步行、慢跑、骑自行车、太极拳等。

5．认知行为疗法。

6．有创治疗：包括封闭注射、射频消融、脊柱融合术等。

（四）转诊

当腰痛患者出现下述情况应注意及时转诊：

1．不能排除严重疾病：脊柱骨折、结核、肿瘤、脊髓病变、腹主动脉瘤等；

2．伴有严重的进展性神经功能障碍；

3．伴有马尾综合征表现；

4．疑似脊柱压迫；

5．伴有剧烈腹痛；

6．伴高热；

7．腰痛持续2个月以上。

（五）化验和检查

影像学检查选择注意点：

1．影像学检查不是腰痛患者的常规检查项目，应用于严重的或进行性神经功能障碍的患者，或根据病史和体格检查怀疑存在严重的基础疾病时应用。

2．除非有神经系统表现或高度怀疑基础疾病的，多数腰痛患者前4～6周不需要影像学检查。

3．腰痛持续4～6周，临床症状无改善，可拍摄腰骶部脊柱的前后位和侧位片。

4．进行性神经功能障碍或高度怀疑肿瘤或感染，或持续腰痛超过12周的，须行CT或MRI检查。

表9-4-7　不同影像学检查的适用范围

检查项目	适用范围
X线	反映腰椎生理曲度变化、畸形、失稳、椎体形态以及椎旁软组织等改变
CT	可用于神经根性疼痛的鉴别诊断
MRI	可区分椎间盘的髓核和纤维环、显示韧带
单光子发射计算机断层成像术（SPECT）	可用于全身性骨骼显像，明确不易被发现的骨折、感染、骨肿瘤以及肿瘤分期
骨密度检查，包括DXA、四肢DXA和定量CT	可用于确定患者有无骨质疏松的情况
B超	腹主动脉瘤、腹腔、盆腔脏器和肿瘤的筛查

（六）随访

安排随诊时间，告知患者："如果*天内不好转，请及时复诊"或"如果出现**等症状时请及时复诊"（安全网）。

（七）机会性预防

适时提供健康照顾，落实国家基本公卫服务：①对慢性健康问题的连续性照顾，针对患者合并存在的高血压、冠心病、糖尿病、COPD、慢性肾脏疾病、肝硬化、脑血管意外后遗症等慢性非传染性疾病进行连续性管理；②根据患者的具体情况，落实国家基本公共卫生服务，提供诊疗过程中的全人健康照顾服务：如孕产妇保健、老年保健、预防接种、传染病报告、癌症筛查等。

（八）结束

对病情复杂的患者，可引导患者确认如下三个问题中的一个或多个：①患者的主要健康问题是什么？②患者应该怎样做？③为什么要这样做？可使用开放式提问请患者复述，如："您能不能总结一下我们今天讨论的重点？或者您还有什么不清楚的吗？"

（向宇凌　吴　华）

第五节　髋部/臀部疼痛

成人髋部/臀部疼痛（hip pain/rump pain）常见的原因是腰骶部和骶髂关节引发的疼痛，多放射到臀部外侧和后髋部区域。儿童髋部/臀部疼痛常与进展性髋关节发育不良、股骨头缺血性坏死、化脓性关节炎、股骨头骨骺滑脱和炎性关节病相关。全面的病史采集和规范体格检查是诊断髋部/臀部疼痛的基础，髋部/臀部疼痛患者的标准化全科诊疗路径如下：

一、病史采集

（一）问主诉

询问患者髋部/臀部疼痛（主诉）的临床特征，使用助记口诀"奇特城市不加班"，利用谐音工具帮助全科医生规范问诊，详见表9-5-1。

表9-5-1　髋部/臀部疼痛患者主诉问诊内容及临床意义

助记口诀	问诊主要内容	临床意义（可能性）
奇（起）	起病情况： 1. 急性或慢性（≥6周） 2. 原因和诱因	·急性起病：外伤性肌肉拉伤、骨折、化脓性关节炎、坐骨结节综合征 ·慢性起病：梨状肌综合征、神经病理性疼痛、髋关节骨性关节炎、类风湿关节炎、肿瘤（转移癌、骨样骨瘤）、滑囊炎、慢性骨髓炎 ·原因或诱因以运动损伤常见 ·髋关节骨性关节炎：年龄、肥胖、职业、运动、药物（使用糖皮质激素）等相关 ·股骨头缺血性坏死：髋部外伤（骨折） ·过度使用综合征：在职业或休闲活动中，过度或重复使用局部解剖结构引起 ·梨状肌综合征：步态异常、姿势性肌肉虚弱、怀孕等诱因 ·坐骨结节综合征：热身不当、疲劳、先前损伤、肌力不平衡、柔韧性差，跑步时加剧 ·坐骨神经痛：由椎间盘突出、椎管狭窄、闭孔狭窄、疝等引起 ·尾椎痛：外伤（摔倒）、分娩、重复性劳损（骶椎活动过度）、手术 ·神经病理性疼痛：多起因于反射性交感神经营养不良/慢性局部疼痛综合征、局部外伤、脑卒中或脊髓损伤后
特（特）	性质、特征： 1. 钝痛 2. 阵痛/锐痛 3. 有烧灼感 4. 严重 5. 搏动性 6. 稳定 7. 与活动相关	·钝痛：过度使用综合征或牵涉性疼痛 ·阵痛/锐痛：嵌压性神经病 ·有烧灼感：神经病理性疼痛 ·严重：关节炎（休息时）、痛风、感染、创伤、肿瘤 ·搏动性：炎症或血管形成 ·稳定：类风湿关节炎、骨性关节炎、感染 ·与活动相关：肌腱炎或滑囊炎
城（程）	疼痛评分（0~10分）	·急性腰椎间盘突出症、髋部骨折、股骨头缺血性坏死、原发性或转移性肿瘤可表现为严重髋部/臀部疼痛，影响日常生活和工作
市（时）	时间进程： 1. 疼痛与活动相关性 2. 疼痛症状轻重的变动 3. 疼痛发作 ·突然发作（数分钟到数小时） ·逐渐发作	 ·突然发作：急性感染性疾病、创伤、主髂动脉闭塞、牵涉痛 ·逐渐发作：关节炎、肌腱炎、滑囊炎、类风湿关节炎、神经病理性疼痛
不（部）	部位： 1. 髋部 2. 臀部	·髋部：骨性关节炎、髋部骨折、股骨头缺血性坏死、偶尔粗隆部滑囊炎、类风湿关节炎、强直性脊柱炎 ·臀部：腰椎间盘突出症、尾椎痛、坐骨神经痛、梨状肌综合征、坐骨结节综合征、强直性脊柱炎、臀中肌腱炎 ·全科诊疗中常有患者主诉为髋部疼痛，但将疼痛的部位指向臀部或腰部
加（加）	1. 加重因素 2. 缓解因素 ·注意询问患者发作时体位、腿部运动等信息 ·询问患者症状与活动的关系	·活动时疼痛加重，休息后缓解：骨性关节炎 ·运动时疼痛加剧，休息、坐位或前倾会缓解疼痛：神经源性间歇性跛行（假性跛行） ·肌腱炎：长期行走、做园艺等一些活动 ·过度使用综合征：重复活动数小时、数天或数周后出现 ·滑囊炎：夜间疼痛明显

助记口诀	问诊主要内容	临床意义（可能性）
班（伴）	伴随症状： · 跛行 · 肿胀 · 关节僵硬 · 发热或畏寒 · 麻木乏力 · 皮疹	· 跛行：主髂动脉闭塞、骨髓炎、股骨头缺血性坏死、髋部刺激征 · 肿胀：类风湿关节炎 · 关节僵硬：髋关节骨性关节炎、类风湿关节炎 · 发热或畏寒：化脓性关节炎、滑囊炎、盆腔脓肿 · 麻木乏力：坐骨神经痛 · 皮疹：带状疱疹

（二）排除红旗征——严重疾病

使用助记口诀"V.I.P"代表血管性疾病、感染性疾病、恶性肿瘤三类严重疾病，本步流程要求全科医生注意在髋部/臀部疼痛患者的诊疗中排除严重疾病的临床表现，详见表9-5-2。

表9-5-2 髋部/臀部疼痛患者的红旗征及临床意义

助记口诀	红旗征	临床意义（可能性）
V	臀部、髋部疼痛，乏力，跛行 跌倒后髋部疼痛，不能站立和走路	主髂动脉闭塞、股骨头缺血性坏死 股骨颈骨折
I	发热，局部剧烈疼痛，肿胀，跛行	骨髓炎、化脓性关节炎、盆腔脓肿
P	夜间痛，体重减轻	原发性肿瘤（骨髓瘤、淋巴瘤和肉瘤）或转移性肿瘤（前列腺癌、乳腺癌和肺癌）
儿童期	疼痛，跛行，活动时有响声出现	进展性髋关节发育不育（DDH）、髋臼发育不良、股骨头缺血性坏死、股骨头骨骺滑脱（SCFE）、股骨颈应力性骨折

注：V.I.P分别为英文单词Vascular diseases，Infection diseases和Pernicious tumors首字母。

（三）鉴别诊断

询问相关临床表现以排除容易漏诊误诊的疾病。本步流程提醒全科医生注意鉴别诊断，尤其是以髋部/臀部疼痛为主诉，而又容易被医生忽视的疾病（一般非严重疾病），详见表9-5-3。

表9-5-3 髋部/臀部疼痛患者中容易漏诊误诊的疾病及临床表现

疾病	临床表现
耻骨炎	好发于运动员，步履不稳，呈"鸭步"，腹股沟部疼痛，可放射到大腿内收肌群，扭腰、下蹲等运动可加重疼痛
髋臼盂唇撕裂	髋部前侧腹股沟区或臀部疼痛，抬腿无力，髋关节旋转、前推或踢腿时可有活动受限及不稳定感，可闻及弹响声
髋关节滑囊炎	局部疼痛肿胀，髋关节活动受限，运动功能障碍
骶髂关节疾病	髋部钝痛，可放射到大腿后侧的腹股沟区域，晨僵，骶髂关节活动受限
神经源性跛行	下肢疼痛、肿胀、麻木，不敢负重行走
臀部口袋神经综合征	坐骨神经痛，疼痛局限于臀部和大腿后侧上方

（四）问一般情况

主要了解患者目前的治疗、精神、饮食、睡眠、大小便等一般情况。

（五）问其他病史

采用助记口诀"过往家人均要旅行社工作"，帮助全科医生规范问诊，详见表9-5-4。

表9-5-4　髋部/臀部疼痛患者其他病史问诊内容及临床意义

助记口诀	内容	临床意义
过（过）	过敏史：尤其药物过敏史	—
往（往）	既往史： 1. 近期有无外伤、刺激运动史 2. 既往类似疾病史、其他疾病史（尤其是胃病史） 3. 手术史	·股骨颈骨折：老年人摔伤后易出现 ·股骨头缺血性坏死：既往有系统性红斑狼疮、镰状细胞贫血、髋部骨折史、酒精性肝病史易引起 ·尾椎痛：多见于分娩、手术后
家（家）	家族史：家族疾病情况	·进展性髋关节发育不良（DDH）家族史
人（人）	个人生活史：烟、酒、毒品、锻炼等情况	·大量饮酒：股骨头缺血性坏死
均（经）	月经婚育史	·骶髂关节疾病：多次生育 ·梨状肌综合征：怀孕
要（药）	药物使用：类固醇或激素、避孕药、β受体拮抗药有可能引起药源性疼痛	·较长期类固醇或激素、避孕药：股骨头缺血性坏死 ·β受体拮抗药：血管性跛行
旅（旅）	旅行史：最近是否出去旅游过，当地是否存在特殊流行病	—
行（心）	心理健康：情绪、兴趣、压力等	·抑郁症患者可有非特异躯体疼痛
社（社）	社会、心理因素	·经济压力、社会压力可引起心理问题 ·老年人、急症和有后遗症的患者，要注意有照顾者，能否及时发现紧急病情并送医
工作	工作和职业	·舞蹈演员、体操运动员、拉拉队队员和赛跑运动员常出现髂腰肌滑囊炎、肌腱炎、弹响髋综合征

（六）探询ICE

包括患者对他/她的症状或健康理解（Idea）、担忧（Concern）和期望（Expectation）。

二、体格检查

髋部/臀部疼痛患者基于系统体格检查的针对性全科体格检查流程详见表9-5-5。

表 9-5-5　髋部/臀部疼痛患者体格检查流程、内容及临床意义

要素	内容	阳性体征的临床意义（常见原因）
生命体征*	体温*	·感染（如化脓性关节炎、结核病、骨髓炎等），且有体温升高而患者不自知
	脉搏 血压* 呼吸	·周围动脉疾病
体型*	身高、体重、腹围、腰臀比	·肥胖是髋部/臀部疼痛的危险因素
一般情况	神志、体位、面容、步态*、皮肤（颜色、皮疹、皮下出血）	·贫血貌：血管性跛行 ·间歇性跛行：动脉阻塞、椎管狭窄
头颈部	头颅、甲状腺触诊*	
胸部	心脏听诊*：五个瓣膜听诊区（心率、心律、心音、杂音）	·常规检查
	肺部听诊*：呼吸音、干湿啰音	·排除肺部结核、肿瘤
腹部	腹肌紧张度*、包块、压痛	·盆腔脓肿、疝
脊柱*	颈椎活动度	
	脊柱有无畸形、触痛	
	拾物试验、直腿抬高试验	·拾物试验、直腿抬高试验阳性：腰椎间盘突出症
四肢*	视诊： 步态、腿部的位置 常见异常步态包括四种： 1. 髋部步态：患者躯干斜向患侧 2. 减痛步态：在患肢上承受重量时间较短 3. Trendelenburg步态：患者骨盆向疼痛对侧下沉或倾斜，同时躯干向患侧倾斜以保持平衡，避免摔倒 4. 神经性或不对称步态：身体一侧屈曲挛缩或内旋减少，患侧步长缩短	·异常步态 ◇骨关节炎、股骨头缺血性坏死 ◇骨关节炎、感染、软组织损伤 ◇髋关节发育不良、股骨颈骨折、骨坏死塌陷、髋关节外展肌力臂缩短疾病 ◇外伤、脊髓病变、肌肉病变、神经系统病变 ·腿部位置 ◇下肢缩短、外旋：股骨颈部骨折 ◇下肢内旋：髋关节后脱位 ◇下肢外旋：髋关节前脱位 ◇跛行、下肢内收，足稍外旋：髋关节骨性关节炎
	触诊： 皮温及压痛	·皮温升高：感染、急性损伤 ·触摸大转子疼痛：粗隆滑囊炎 ·触摸髂前上棘或髂前下棘疼痛：骨折、急性肌肉损伤 ·触摸坐骨结节疼痛：腘绳肌腱损伤或肌腱病变 ·触摸腹股沟韧带疼痛：髂腰肌损伤、腹股沟疝 ·触摸髂嵴疼痛：斜向撕脱性骨折
	关节活动性检查（正常情况）： 1. 仰卧位屈曲膝关节，同时弯曲髋关节：140° 2. 外旋（仰卧位，膝关节和髋关节伸直状态下）：45°～50° 3. 内旋（仰卧位，膝关节和髋关节伸直状态下）：45°～50°	·髋关节内、外旋角度降低至5°～10°：骨关节炎、急性滑膜炎或化脓性关节炎 ·下肢过度或强直性外旋和缩短：髋关节骨折、髋关节脱位 ·关节内听到爆裂声或咔嗒声：髋臼盂唇撕裂 ·关节外大转子上听到爆裂声或弹响声：髂胫束综合征

续表

要素	内容	阳性体征的临床意义（常见原因）
四肢*	4. 外展（仰卧位，检查者站在患者同侧，保持髋关节固定）：45°	
	5. 内收（仰卧位，能看到对侧腿的膝部）：25°	
	6. 伸展（俯卧位，检查者一手固定骶髂关节）：25°	
	测量：	
	1. 腿的真实长度（髂前上棘到内踝）	·双腿的真实长度不等：较短一侧存在髋关节疾病
	2. 腿的表面长度（从脐至内踝）	·双腿的表面长度不等：骨盆倾斜
	关节功能的检查和特殊试验：	
	1. Trendelenburg 试验：髋关节外展肌（臀中肌）	·Trendelenburg 试验（＋）：先天性髋关节脱位
	2. Thomas 试验：髋关节有无屈曲畸形	·Thomas 试验（＋）：髋关节结核、髋关节前部的软组织挛缩
	3. 内收肌挤压（Squeeze）试验：仰卧，髋关节屈曲45°，膝关节屈曲90°，腿放床上，测试者将一拳放在患者膝盖中间，嘱患者内收两侧髋关节靠近拳头	·内收肌挤压（Squeeze）试验（＋）：耻骨炎
	4. FADIR试验：髋关节屈曲90°和最大内旋，将腿内收	·FADIR试验（＋）：髋关节病变，如髋臼盂唇撕裂
	5. "4"字试验：患者仰卧，患肢屈髋屈膝，并外展外旋，外踝置于对侧大腿上，两腿相交成"4字"，检查者一手固定骨盆，一手于膝内侧向下压，诱发骶髂关节疼痛为阳性	·"4"字试验（＋）：骶髂关节炎、如股骨头缺血性坏死、强直性脊柱炎
	6. Ortolani 试验：用手抓住患儿大腿，并使膝关节弯曲，拇指放在腹股沟处（股骨小转子），中指置于股骨大转子处，其余手指稳住骨盆。髋关节屈曲约90°，逐渐外展至45°（注意髋部有无咔哒声）	·Ortolani 试验（＋）：髋关节发育不良
	7. Barlow 试验：一手稳定骨盆，另一手抓住患侧膝部，屈曲髋关节90°，外展10°~20°；用中指在后和拇指在前温柔而稍用力地前后晃动股骨；如股骨头有移位，则存在髋关节脱位	·Barlow 试验（＋）：髋关节脱位
神经系统*	肌力、肌张力，膝反射、跟腱反射	·肌力下降：腰椎间盘突出症 ·膝反射、跟腱反射减弱或消失：腰椎间盘突出症

注：1.*为建议每次查体应做的重点项目，尤其是初诊患者，此为系统性体格检查的体现；2.针对具体患者，根据初步诊断做有针对性的体格检查，选择性地完成病情需要的其他体格检查项目。

三、诊断和评估

（一）现患问题的诊断

贯彻安全诊断策略，对髋部/臀部疼痛的病因诊断时考虑3个问题，详见表9-5-6。

表9-5-6 髋部/臀部疼痛患者诊断的安全诊断策略

要素	思维工具	可能的病因
最可能的诊断（常见病、多发病）	模型识别	·外伤性肌肉拉伤 ·髋关节骨性关节炎 ·脊椎牵涉痛
需要排除的严重疾病	V.I.P	· V：主髂动脉闭塞 · I：化脓性关节炎、骨髓炎、肺结核、盆腔脓肿、盆腔炎、前列腺炎 · P：骨样骨瘤 ·其他：儿童期相关疾病（进展性髋关节发育不良、股骨头缺血性坏死、股骨头骨骺滑脱症、髋部刺激征、幼年慢性关节炎）
需要鉴别的可能病因	系统回顾排除法	·骨关节疾病 ◇耻骨炎* ◇股骨头缺血性坏死 ◇骶髂关节疾病 ◇髋臼盂唇撕裂* ◇股骨颈骨折、骶骨疾病*、耻骨支疾病* ·神经肌肉疾病 ◇神经源性跛行* ◇风湿性多肌痛* ◇臀中肌腱炎 ◇滑囊炎：坐骨神经滑囊炎、髂腰肌滑囊炎 ◇神经卡压 ·其他疾病 ◇腹股沟疝或股疝 ◇冻疮 ◇抑郁症*

注：*为容易漏诊误诊的疾病。

（二）健康问题的综合评估

对患者存在的其他健康问题进行诊断和评估，可以从既往史、异常辅助检查结果、营养、精神、饮食、运动、茶烟酒嗜好等方面综合评估。

四、全科诊断计划和健康照顾

共同决策，以患者能够理解和接受的语言说明并执行诊疗和健康照顾方案，以助记口诀"世（解释）卫（安慰）建议（建议）厨房（处方）钻（转诊）研（化验或检查）水（随访）鱼（预防）"，利用谐音提醒全科医生规范诊疗行为，提供全人照顾。具体内容如下：

（一）解释和安慰

1. 认同患者的特殊感受；
2. 告知诊断结果；

3. 解释病情急危缓重；

4. 安慰，给予信心、关怀。本步包含对患者ICE的回应。

（二）建议

患者参与讨论，共同决定（共同决策）进一步诊断和治疗方案：

1. 确定原发病的治疗、处理方案；

2. 防跌倒教育；

3. 危险因素管理，避免诱因或加重因素（如运动、药物等）；

4. 急救RICE原则（休息、冷敷、固定和患部抬高），绝大多数疼痛可自行缓解，或停止刺激运动后痊愈，进行充分的热身和拉伸活动可避免复发；

5. 应用辅具：手杖、轮椅等；

6. 相对增加休息时间；

7. 戒烟限酒，生活规律，改善生活方式；

8. 超重者减重；

9. 功能训练。

（三）处方

1. 原发病的治疗和处理；

2. 物理治疗；

3. 必要时应用药物治疗，如非甾体抗炎药或止痛药、抗生素；

4. 必要时局部封闭注射1ml长效糖皮质激素与4ml 1%利多卡因。

（四）转诊

当患者出现下述情况应注意及时转诊：

1. 当髋部或臀部疼痛持续且经过仔细评估仍然无法得到确切的诊断；

2. 对适当的药物治疗或其他处理无效果；

3. 不明原因的疼痛，特别是夜间痛；

4. 任何骨折或疑似骨折，如明显头下型股骨颈骨折或应力性股骨颈骨折；

5. 伴有真性髋关节跛行的患者，无论是由于椎管狭窄引起的神经性病变，还是主髂动脉闭塞引起的血管性病变；

6. 患有导致功能障碍的髋关节骨关节炎，但对于保守治疗无效的患者，对髋部施行手术可获得较好的效果；

7. 任何异物和肿块；

8. 儿童期出现或疑先天性髋关节脱位、Perthes病、化脓性关节炎、股骨头骨骺滑脱或骨髓炎。

（五）化验和检查

根据初步临床诊断，选择合适的辅助检查以帮助明确诊断，详见表9-5-7。

表9-5-7　髋部/臀部疼痛患者辅助检查项目参考

髋部/臀部疼痛病因初步诊断	辅助检查项目选择
感染（化脓性骨髓炎、化脓性关节炎）	血常规、C反应蛋白（CRP）、血培养等
类风湿关节炎、风湿性多肌痛、风湿热	类风湿因子、血沉、CRP、抗核抗体、自身抗体、HLA-B27
关节炎、股骨头坏死、骨折、腰椎间盘突出症、肿瘤、髋关节发育不良	骨盆正位X线片：髋关节 侧位X线片：儿童"蛙"横向 X线检查：腰骶椎、骶髂关节 CT扫描：髋关节、骨盆、脊柱腰骶部 MRI扫描：应力性骨折、早期股骨头缺血性坏死、骨髓炎早期、髋关节盂唇撕裂、软组织肿瘤
化脓性关节炎	关节腔穿刺活检
＜6个月的婴儿髋关节发育不良	超声

注：所有表现有髋部疼痛的老年人都应进行髋关节X线检查。对行走一瘸一拐跛行或膝关节疼痛的所有青少年都应进行双侧髋部X线检查（采取前后位和蛙式位），排除股骨头-骨骺滑脱。

（六）随访和观察

安排随诊时间，告知患者："如果＊天内不好转，请及时复诊"或"如果出现发热、麻木、活动障碍、剧烈疼痛或夜间痛等症状请及时复诊"（安全网）。

（七）机会性预防

适时提供健康照顾，落实国家基本公卫服务。①对慢性健康问题的连续性照顾：针对患者合并存在的高血压、冠心病、糖尿病、慢性阻塞性肺疾病（COPD）、慢性肾脏疾病、肝硬化、脑血管意外后遗症等慢性非传染性疾病进行连续性管理；②根据患者的具体情况，落实国家基本公共卫生服务，提供诊疗过程中的全人健康照顾服务：如老年保健、癌症筛查、预防接种、慢病管理、儿童保健、孕产妇保健等。

（八）结束

对病情复杂的患者，可引导患者确认如下三个问题中的一个或多个：①患者的主要健康问题是什么？②患者应该怎样做？③为什么要这样做？可使用开放式提问请患者复述，如："您能不能总结一下我们今天讨论的重点？或者您还有什么不清楚的吗？"

（李秋燕）

第六节　腿痛/膝关节痛

腿痛（leg pain）的病因有很多，从简单的肌肉痉挛到动脉闭塞各不相同，腿痛会累及关节、软组织、肌腱、骨骼、滑囊及神经血管，其中膝关节痛是常见的。对最初疼痛进行精确定位是作出诊断的关键，结合局部解剖结构，可制订鉴别诊断策略。在大多数病例中，完整的病史采集和规范体格检查能够帮助确定腿痛/膝关节痛的原因。腿痛/膝关节痛患者的标准化全科诊疗路径如下：

一、病史采集

（一）问主诉

询问患者腿痛/膝关节痛的临床特征，使用助记口诀"奇特城市不加班"，利用谐音工具帮助全科医生规范问诊，详见表9-6-1。

表9-6-1　腿痛/膝关节痛患者主诉问诊内容及临床意义

助记口诀	问诊主要内容	临床意义（可能性）
奇（起）	起病情况 1. 急性或慢性	·急性起病 　◇无外伤或运动：下肢动脉血栓形成或栓塞、下肢深静脉血栓形成（DVT）、小腿肌肉系统性痉挛 　◇因运动或变换姿势引起：软组织损伤、骨折、韧带损伤、半月板撕裂、髌骨半脱位或脱位 　◇感染：骨髓炎、化脓性关节炎、丹毒、淋巴管炎、气性坏疽、带状疱疹 ·慢性病程：骨关节炎、多发性骨髓瘤、静脉曲张、肿瘤、滑囊炎、肌腱炎、类风湿关节炎、神经病理性疼痛、过度使用综合征
	2. 原因和诱因	·损伤：软组织损伤、骨折、韧带损伤、半月板撕裂、髌骨半脱位或脱位 ·反复重复某一动作、过度使用：过度使用综合征、髌股关节疼痛综合征 ·沉重的钱包压迫坐骨神经：梨状肌综合征 ·β受体拮抗药和贫血诱发：血管性跛行 ·近期进行了重大手术、口服避孕药、服用类固醇或激素：DVT ·经常跪在地上：髌骨前滑囊炎
特（特）	性质、特征 ·钝痛 ·阵痛/锐痛 ·有烧灼感 ·严重 ·搏动性 ·稳定 ·与活动相关	·钝痛：过度使用综合征或牵涉性疼痛（如髋关节疼痛可放射至同侧膝关节，L_5和S_1神经根性疼痛，骶髂关节疾病可放射至腿部，骨突关节疼痛可放射至大/小腿部，腰骶病变可放射至膝关节疼痛） ·阵痛/锐痛：嵌压性神经病 ·有烧灼感：神经病理性疼痛 ·严重：关节炎（休息时疼痛）、痛风、感染、创伤、肿瘤 ·搏动性：炎症或血管形成，如化脓性关节炎、腘动脉瘤 ·稳定：骨性关节炎、类风湿关节炎、感染 ·与活动相关：肌腱炎、滑囊炎
城（程）	疼痛评分（0～10分）	·骨折、动脉栓塞表现为明显疼痛

助记口诀	问诊主要内容	临床意义（可能性）
市（时）	时间特征 1. 疼痛与活动相关性 2. 疼痛轻重的变动 3. 疼痛发作 · 突然发作（数分钟到数小时） · 逐渐发作	· 在重复活动数小时、数天或数周后出现，或停止运动一段时间后复发：过度使用综合征 · 早晨最严重：类风湿关节炎 · 夜间痛：滑囊炎 · 夜间明显，休息时加重：神经卡压综合征 · 突然发作：急性感染性疾病、创伤、血管进程、牵涉痛 · 逐渐发作：关节炎、肌腱炎、滑囊炎、类风湿关节炎、神经病理性疼痛
不（部）	部位	· 大腿 　◇ 大腿前侧：卡压神经病变、异常感觉性股痛、腰椎（L_2/L_3）神经根型颈椎病、股四头肌肌肉拉伤撕裂、髋内收肌应变 　◇ 大腿外侧：粗隆部滑囊炎、卡压神经病变 　◇ 大腿内侧：DVT、髂腰肌滑囊炎或肌腱炎 　◇ 大腿后侧：腘绳肌拉伤、坐骨结节综合征 · 膝关节疼痛：扭伤、骨性关节炎、半月板撕裂、侧副韧带、十字韧带、痛风、骨折、类风湿关节炎、感染性关节炎 　◇ 膝关节前侧：髌股关节疼痛综合征、髌前滑囊炎、髌骨骨折、髌骨肌腱炎、股四头肌病变、骨性关节炎 　◇ 膝关节后侧：腘绳肌拉伤、囊炎（半膜、腘窝、腓肠肌）、夹层动脉瘤、贝克囊肿、深静脉血栓形成、腘动脉瘤 　◇ 膝关节内侧：骨性关节炎、内侧半月板撕裂、内侧副韧带扭伤、鹅足滑囊炎、断筋（半膜）应变、髌股关节疼痛综合征 　◇ 膝关节外侧：外侧半月板撕裂、外侧副韧带撕裂、髂胫束综合征、股二头肌应变、腓骨小头骨折/关节脱位、骨性关节炎、髌股关节疼痛综合征 · 小腿：深静脉血栓形成、腓肠肌或比目鱼肌挫伤或撕裂、间歇性跛行、蜂窝织炎、丹毒、小腿肌肉系统性痉挛、腘动脉夹闭/压迫综合征、远端夹层动脉瘤、贝克氏囊肿、软组织肉瘤 · 注意询问疼痛的来源 　◇ 来自肌肉、肌腱：肌肉痉挛、肌肉损伤、带状疱疹、风湿性多肌痛（大腿上端）、肌腱炎、气性坏疽 　◇ 来自骨组织：骨折、肿瘤、骨髓炎 　◇ 来自关节：骨关节炎（髋、膝）、化脓性膝关节炎 　◇ 来自血管：动脉闭塞（栓塞）、血栓腘动脉瘤、深静脉血栓、髂股静脉血栓性静脉炎 　◇ 来自神经：腰骶椎间盘突出所致神经根疼痛，坐骨神经痛，大腿外侧皮神经、感觉异常性股痛，腓总神经痛，胫后神经痛（"跗管"综合征），闭孔神经痛，股神经痛
加（加）	1. 加重因素 2. 缓解因素	· 疼痛加重与姿势有关 　◇ 坐位疼痛：脊髓（椎间盘性的）、坐骨滑囊炎 　◇ 站位疼痛：脊柱（不稳定）、下肢静脉曲张 　◇ 仰卧位疼痛：小血管周围血管疾病 　◇ 侧卧位疼痛：股骨大转子疼痛综合征 · 疼痛加重与行走有关 　◇ 压缩性骨折 　◇ 血管性跛行或神经源性跛行 · 服药"阿司匹林"可缓解：骨样骨瘤 · 停止刺激运动后可缓解：大部分腿痛

续表

助记口诀	问诊主要内容	临床意义（可能性）
班（伴）	是否有其他伴随症状	
	·腰痛	·腰腿痛常同时存在，注意腰椎问题致脊神经受压而出现腿痛：椎间盘突出、椎管狭窄、脊柱结核、脊柱肿瘤、梨状肌综合征
	·间歇性跛行	·动脉阻塞、椎管狭窄
	·跛行	·坐骨神经痛、腰椎滑脱
	·肿胀	·类风湿关节炎、反向交感性营养不良（RSD）、痛风、骨折、DVT、前/后十字韧带撕裂、胫股关节脱位、内/外侧半月板撕裂、膝化脓性关节炎、淋球菌性关节炎
	·关节僵硬	·类风湿关节炎
	·关节弹响	·髌股关节错位或半脱位、关节内游离体、半月板撕裂、爬楼梯或下蹲时的正常关节活动
	·活动受限	·骨关节炎、动脉栓塞
	·步态不稳	·梨状肌综合征、粗隆部滑囊炎、退行性骨关节病
	·发热畏寒	·化脓性关节炎、滑囊炎、丹毒、淋巴管炎、结核
	·麻木	·周围神经病变、嵌压性神经病、坐骨神经痛
	·皮疹/皮肤发红	·带状疱疹、肌腱炎、DVT、丹毒、蜂窝织炎
	·消瘦	·肿瘤、结核

（二）排除红旗征——严重疾病

使用助记口诀"V.I.P"代表血管性疾病、感染性疾病、恶性肿瘤三类严重疾病，本步流程要求全科医生注意在腿痛/膝关节痛患者的诊疗中排除严重疾病的临床表现，详见表9-6-2。

表9-6-2 腿痛/膝关节痛患者的红旗征及临床意义

助记口诀	红旗征	临床意义（可能性）
V	间歇性跛行、肢体麻木	动脉闭塞
	突然出现的肢体疼痛、苍白、麻木、运动障碍	动脉栓塞
	肿块（搏动性）、疼痛、运动障碍	腘动脉瘤
	一侧肢体突然肿胀、发热、红斑、局部疼痛，行走时加剧	深静脉血栓
	肿胀晨轻暮重，疼痛，行走加剧	髂股静脉血栓性静脉炎
I	髋关节痛、活动受限、患肢缩短、肌肉萎缩、局部深压痛	股骨头缺血性坏死
	高热、红肿、局部骨压疼、功能受限	骨髓炎
	高热畏寒、乏力，一条或数条红线向近端延伸，走行部位有压痛，所属淋巴结肿大、疼痛	淋巴管炎
	低热、盗汗、乏力、食欲减退、消瘦	结核
P	疼痛、全身中毒症状、组织中积气	气性坏疽
	骨骼痛、骨折、贫血、出血、消瘦、低热、乏力	骨原发性肿瘤、白血病（儿童）
	贫血、消瘦、低热、乏力、食欲减退、疼痛、骨折	转移性肿瘤
	跛行	注意排除腰椎滑脱

注：V.I.P分别为英文单词Vascular diseases，Infection diseases和Pernicious tumors的首字母。

（三）鉴别诊断

询问相关临床表现以排除容易漏诊误诊的疾病。本步流程提醒全科医生注意鉴别诊断，尤其是以腿痛/膝关节痛为主诉，而又容易被医生忽视的疾病（一般非严重疾病），详见表9-6-3。

表9-6-3　腿痛/膝关节痛患者中容易漏诊误诊的疾病及临床表现

疾病	临床表现
椎管狭窄、椎间盘突出	腰腿疼、间歇性跛行、下肢行走无力、节段性神经功能障碍
带状疱疹（早期）	疼痛、疱疹
腿部神经卡压	放射性烧灼痛，夜间明显，休息时加重
周围神经病变	局部疼痛、麻木
关节内游离体	疼痛、肿胀，活动时突然出现膝关节剧痛，可跌倒；膝关节可突然锁住，不能伸展和屈曲
半月板撕裂	关节线疼痛，运动时加剧；关节交锁、肿胀、运动丧失（屈曲受限，伸展运动障碍）
腘窝囊肿破裂	膝关节后方严重疼痛
剥脱性骨软骨炎	多见于5~15岁青春期男孩，疼痛、渗出、关节交锁
Osgood-Schlatter病	青春期前10~14岁的儿童，男多于女，跑步、踢球、跳跃可引发，膝关节疼痛，下跪、上下台阶时疼痛加重，局部肿胀，试图伸直、屈曲膝关节对抗阻力时再次出现疼痛
假性痛风（软骨钙化）	多见于老年人，局部发热、发红、肿胀，使用非甾体抗炎药效果好

（四）问一般情况

主要了解患者目前的治疗、精神、饮食、睡眠、大小便等一般情况。

（五）问其他病史

采用助记口诀"过往家人均要旅行社工作"，帮助全科医生规范问诊，详见表9-6-4。

表9-6-4　腿痛/膝关节痛患者其他病史问诊内容及临床意义

助记口诀	内容	临床意义（可能性）
过（过）	过敏史：尤其药物过敏史	—
往（往）	既往史： 近期有无外伤、刺激运动史 既往类似疾病史、其他疾病史、手术史	·糖尿病、高血压、高胆固醇血症、心房颤动、贫血：动脉闭塞性疾病 ·系统性风湿病：SLE、类风湿关节炎 ·外伤：骨折、半月板/韧带撕裂
家（家）	家族史：家族疾病情况	·动脉闭塞性疾病
人（人）	个人生活史：烟、酒、毒品、锻炼等情况	·吸烟：动脉闭塞性疾病
均（经）	月经婚育史	·注意更年期综合征
要（药）	药物使用： 类固醇、激素 避孕药 β受体拮抗药有可能引起药源性腿痛	·药源性腿痛/膝关节痛多在用药后不久发生，症状的出现与药物的使用呈锁时关系 ·类固醇或激素、避孕药：可致深静脉血栓形成（DVT）、股骨头缺血性坏死 ·β受体拮抗药：血管性跛行
旅（旅）	旅行史：最近是否出去旅游过，当地是否存在特殊流行病	

助记口诀	内容	临床意义（可能性）
行（心）	心理健康：情绪、兴趣、焦虑	
社（社）	社会	·老年人、急症和有后遗症的患者，要注意有照顾者，能否及时发现紧急病情及送医
工作	工作和职业	·工种与过度使用综合征、髌股关节综合征、髌骨前滑囊炎、髌骨肌腱腱鞘炎等疾病有关联

（六）探询ICE

包括患者对他/她的症状或健康理解（Idea）、担忧（Concern）和期望（Expectation）。

二、体格检查

腿痛/膝关节痛患者基于系统体格检查的针对性全科体格检查流程详见表9-6-5。

表9-6-5 腿痛/膝关节痛患者体格检查流程、内容及临床意义

要素	内容	阳性体征的临床意义（常见原因）
生命体征*	体温 脉搏 血压 呼吸	·感染（如化脓性骨髓炎、丹毒、淋巴管炎、结核等），且有体温升高而患者不自知 ·下肢深静脉血栓引发肺栓塞：心率增快 ·肺栓塞引起的下肢静脉栓塞：呼吸频率增快
体型*	身高、体重、腹围、腰臀比	·计算BMI，评价是否超重或肥胖
一般情况观察	神志、体位、面容、步态*、皮肤（颜色、皮疹、皮下出血）	·贫血貌：血管性跛行 ·间歇性跛行：动脉阻塞、椎管狭窄 ·肿胀、青紫、色泽、溃疡、皮疹
头颈部	头颅、甲状腺触诊*	
胸部	心脏听诊*：五个瓣膜听诊区（心率、心律、心音、杂音） 肺部听诊*：呼吸音、干湿啰音	·常规检查 ·排除肺部结核、肿瘤
腹部	腹肌紧张度*、包块、压痛	
脊柱*	颈椎活动度 脊柱有无畸形、触痛 拾物试验、直腿抬高试验	·颈椎问题引起腿痛/膝关节痛少见 ·腰椎问题引起腿痛常见，常与腰痛同时存在 ·拾物试验、直腿抬高试验：腰骶椎间盘突出症，可引起腿痛
四肢	视诊*：皮肤（肿胀、青紫、色泽、溃疡、皮疹）、关节（畸形、肿胀）、沿静脉走行、下肢长短及对称性、肌肉有无萎缩、步态	·皮疹/皮肤发红：带状疱疹、肌腱炎、DVT、丹毒、蜂窝织炎 ·肿胀：类风湿关节炎、反向交感性营养不良（RSD）、痛风、骨折、DVT、前/后十字韧带撕裂、后十字韧带撕裂、胫股关节脱位、内/外侧半月板撕裂、膝化脓性关节炎

要素	内容	阳性体征的临床意义（常见原因）
四肢	视诊[*]：皮肤（肿胀、青紫、色泽、溃疡、皮疹）、关节（畸形、肿胀）、沿静脉走行、下肢长短及对称性、肌肉有无萎缩、步态	·静脉曲张 ·单侧肢体缩短：股骨头无菌性坏死 ·跛行：髋关节结核、暂时性滑膜炎、股骨头无菌性坏死、动脉阻塞、椎管狭窄
	触诊[*]：坐骨结节、股骨大转子区域、腿筋膜和肌腱、浅表淋巴结、腿和足的温度、血管搏动、膝关节（包括髌骨、髌骨肌腱、关节线、胫骨结节、关节囊和腘窝，有无关节积液、体表温度、肿胀、滑囊增厚、捻发音、叩击痛和触痛）	·皮温升高：化脓性关节炎、滑囊炎、丹毒、淋巴管炎、结核 ·腘动脉搏动明显：腘动脉瘤 ·腘窝处可触及肿物：腘窝囊肿 ·动脉搏动减弱或消失：动脉栓塞 ·捻发音：气性坏疽 ·关节弹响：髌股关节错位或半脱位、关节内游离体或半月板撕裂、爬楼梯或下蹲时的正常关节活动 ·胀痛、畸形、异常活动、骨擦感：骨折
	活动度[*]：髋关节、膝关节（屈曲、后伸、内收、外展、旋转）	·活动受限：骨关节炎、骨折
	特殊检查： 1. 浮髌试验 2. 侧方加压试验 3. Apley研磨试验 4. 前/后抽屉试验 5. 静态Q角	·浮髌试验（＋）：膝关节积液 ·侧方加压试验（＋）：外侧副韧带损伤 ·Apley研磨/牵引试验（＋）：半月板撕裂 ·前抽屉试验（＋）：前交叉韧带撕裂 ·后抽屉试验（＋）：后交叉韧带撕裂 ·静态Q角男性＞15°和女性＞19°：髌股关节疼痛/关节不稳定
神经系统	1. 肌力、肌张力 2. 膝腱反射[*]、跟腱反射[*] 3. 痛觉[*]、触觉[*]、温度觉、震动觉 4. 10g尼龙丝试验 5. 受累神经根功能：运动、感觉、深浅反射	·肢体瘫痪：DVT ·膝腱反射：减弱或消失，提示$L_2 \sim L_4$神经受侵犯 ·跟腱反射：减弱或消失，提示$S_1 \sim S_2$神经发生病变或受侵犯 ·糖尿病周围神经病变 ·神经受压常引起相应部位的运动和感觉异常，98%有临床意义的椎间盘突出发生在$L_4 \sim L_5$及$L_5 \sim S_1$；当患者合并感觉异常、麻木、无力、腿部疼痛时，应进行神经功能检查

注：1. [*]为建议每次查体应做的重点项目，尤其是初诊患者，此为系统性体格检查的体现；2. 针对具体患者，根据初步诊断做有针对性的体格检查，选择性地完成病情需要的其他体格检查项目。

三、诊断和评估

（一）现患问题的诊断

贯彻安全诊断策略，对腿痛/膝关节痛的病因诊断时考虑3个问题，详见表9-6-6。

表9-6-6　腿痛/膝关节痛患者诊断的安全诊断策略

要素	思维工具	可能的病因
最可能的诊断（常见病、多发病）	模型识别	·肌肉痉挛 ·膝部骨关节炎 ·运动相关的疼痛（如Achilles肌腱炎）、肌肉损伤（如拉伤） ·神经根性"坐骨神经痛"
需要排除的严重疾病	V.I.P	·V：动脉闭塞、动脉栓塞、腘动脉瘤、深静脉血栓、髂股静脉血栓性静脉炎 ·I：骨髓炎、化脓性关节炎、丹毒、淋巴管炎、气性坏疽、腰骶椎结核（压迫神经致腿痛） ·P：腰骶椎原发性肿瘤（如多发性骨髓瘤）、转移性肿瘤（如乳腺癌骨转移） ·腰椎滑脱
需要鉴别的可能病因	基于临床表现排除法	·皮肤软组织病因 　◇疖痈、蜂窝织炎、毛囊炎、淋巴管炎等细菌感染 　◇带状疱疹（早期）* ·脊椎病因： 　◇腰椎炎症、感染、肿物 　◇椎管狭窄（中老年人）* 　◇椎间盘突出 　◇梨状肌综合征* ·骶髂关节紊乱 ·膝关节病因 　◇关节内游离体 　◇半月板撕裂 　◇剥脱性骨软骨炎 　◇Osgood-Schlatter病* 　◇假性痛风* ·神经病变 　◇腿部神经卡压 　◇周围神经病变（糖尿病）* ·全身性病因 　◇系统性风湿病*：SLE、类风湿关节炎、银屑病性关节炎等 　◇药源性腿痛*

注：*为容易漏诊误诊的病因。

（二）健康问题的综合评估

对患者存在的其他健康问题进行诊断和评估，可以从既往史、异常辅助检查结果、营养、精神、饮食、运动、茶烟酒嗜好等方面综合评估。

四、全科诊断计划和健康照顾

共同决策，以患者能够理解和接受的语言说明并执行诊疗和健康照顾方案，以助记口诀"世（解释）卫（安慰）建议（建议）厨房（处方）钻（转诊）研（化验或检查）水（随访）鱼（预防）"，利用谐音提醒全科医生规范诊疗行为，提供全人照顾。具体内容如下：

（一）解释和安慰

1. 认同患者的特殊感受；

2. 告知诊断结果；

3. 解释病情急危缓重；

4. 安慰，给予信心、关怀。本步包含对患者ICE的回应。

（二）建议

患者参与讨论，共同决定（共同决策）进一步诊断和治疗方案。

1. 确定原发病的治疗、处理方案；

2. 防跌倒教育；

3. 危险因素管理，避免诱因或加重因素如运动、药物等；

4. 急救原则：适当休息、固定和患部抬高，绝大多数腿痛可自行缓解，或停止刺激运动后痊愈，进行充分的热身和拉伸活动可避免复发；

5. 戒烟限酒、生活规律，改善生活方式；

6. 超重者减重；

7. 选择合适的鞋袜，改变运动技巧。

（三）处方

1. 原发病的治疗和处理；

2. 物理治疗：冷疗、热敷、蜡疗、超声、短波、电刺激，针灸、推拿、中药封包、穴位敷贴等；

3. 药物治疗：非甾体抗炎药（布洛芬0.3g一日两次或双氯芬酸钠50mg一日两次/一日三次或塞来昔布0.1～0.2mg一日两次等）或止痛药（对乙酰氨基酚、布洛芬0.3～0.6g一日两次/一日三次或曲马多50～100mg一日两次/一日三次）、中成药、抗生素；

4. 必要时行关节腔内注射。

（四）转诊

当患者出现下述情况应注意及时转诊：

1. 当腿痛/膝关节痛持续且经过仔细评估仍然无法得到确切的诊断；

2. 对适当的药物治疗或其他处理无效时；

3. 病情加重或恶化，如间歇性跛行恶化、髋关节疼痛加重；

4. 突发腿部疼痛、苍白、无脉、麻痹、冰冷；

5. 膝关节以上的浅表血栓性静脉炎、怀疑腿部气性坏疽、严重坐骨神经痛、神经系统功能缺陷（如足无力、反射消失）；

6. 有骨科疾病的迹象（如肿瘤、感染、Paget病）；

7. 膝关节绞锁、关节积血、关节不稳定、韧带/半月板撕裂、反复发作的髌骨半脱位或脱位、怀疑化脓关节炎时、关节内游离体、未能确诊的急性/慢性膝部疼痛。

（五）化验和检查

根据初步临床诊断，选择合适的辅助检查以帮助明确诊断，详见表9-6-7。

表9-6-7　腿痛/膝关节痛患者辅助检查项目参考

腿痛/膝关节痛病因初步诊断	辅助检查项目选择
白血病、贫血	血常规
感染（化脓性骨髓炎、丹毒、淋巴管炎、气性坏疽、化脓性关节炎）	血常规、C反应蛋白（CRP）、血培养等
全身系统性疾病（糖尿病、动脉硬化）	血生化：血糖、血脂等
类风湿关节炎、风湿性多肌痛、风湿热	类风湿因子、血沉、CRP、抗核抗体、自身抗体
影像学检查（关节炎、股骨头坏死、骨折、肿瘤、神经卡压综合征、腰椎间盘突出症、椎管狭窄、半月板/韧带损伤等）	腿部X线平片（膝关节、髋关节）、腰骶椎X线平片/CT扫描、股骨大转子区的超声或MRI、骶椎MRI扫描、骨扫描、膝关节超声或MRI
血管（DVT、动脉闭塞）	超声、踝臂指数、动脉造影、静脉造影
其他专科检查（静脉曲张、肺栓塞）	空气体积扫记仪（静脉曲张）、D-二聚体

（六）随访和观察

安排随诊时间，告知患者："如果＊天内不好转，请及时复诊"或"如果出现发热、麻木、乏力、胸痛、呼吸困难等症状请及时复诊"（安全网）。

（七）机会性预防

适时提供健康照顾，落实国家基本公卫服务。①对慢性健康问题的连续性照顾：针对患者合并存在的高血压、冠心病、糖尿病、慢性阻塞性肺疾病（COPD）、慢性肾脏疾病、肝硬化、脑血管意外后遗症等慢性非传染性疾病进行连续性管理；②根据患者的具体情况，落实国家基本公共卫生服务，提供诊疗过程中的全人健康照顾服务：如老年保健、癌症筛查、预防接种、慢病管理、儿童保健、孕产妇保健等。

（八）结束

对病情复杂的患者，可引导患者确认如下三个问题中的一个或多个：①患者的主要健康问题是什么？②患者应该怎样做？③为什么要这样做？可使用开放式提问请患者复述，如"您能不能总结一下我们今天讨论的重点？或者您还有什么不清楚的吗？"

（李秋燕）

第七节 行 走 困 难

行走困难（walking difficulty）可由多种病因引起，主要分为神经性或非神经性疾病。一部分行走困难的患者，通过全面的病史采集、规范体格检查以及全科临床思维，配合以必要的辅助检查，全科医生可以完成初步诊断或方向性判断，并可在社区得到合理的处理。但有的行走困难背后隐藏着严重的疾病，尤其需要重点关注的是老年人的行走困难和儿童的跛行，这要求全科医生具备相应的识别或鉴别诊断能力，并能予以及时的初步处理和转诊。行走困难患者的标准化全科诊疗路径如下：

一、病史采集

（一）问主诉

询问患者行走困难的临床特征，使用助记口诀"奇特城市不加班"，利用谐音工具帮助全科医生规范问诊，详见表9-7-1。

表9-7-1　行走困难的问诊及临床意义

助记口诀	问诊主要内容	临床意义（可能性）
奇（起）	1. 急性或慢性起病 2. 原因和诱因	·急性起病： ◇外伤史：脊椎伤、骨折、下肢关节损伤 ◇感染征象：骨髓炎、脓毒性关节炎 ◇神经源性：腰椎管狭窄、机械刺激、血管受压首次发作 ·慢性病程： ◇神经源性：放射性神经根痛反复发作 ◇脊髓源性：双下肢无力沉重感，上下楼梯时明显费力，易跌倒，足尖不能离地，步态笨拙 ◇血管性：下肢供血不足，回流障碍，循环异常 ◇发育不良：发育性髋关节异常 ◇炎症肿瘤：髋关节病、骨结核、骨肉瘤 ◇中枢神经系统病变：皮质脊髓束、双侧额叶、锥体外系、小脑病变等 儿童跛行* ·急性：外伤、感染（骨髓炎、化脓性关节炎）、脊髓损伤、骨折或髋关节疾病（短暂性滑膜炎） ·亚急性：幼年性类风湿关节炎、肿瘤或白血病 ·慢性：脑瘫，进展性髋关节发育不良（DDH）、缺血坏死性疾病和慢性股骨头骨骺滑脱
特（特）	性质、特征 ·乏力 ·疼痛和关节功能障碍	·乏力：低钾、甲减、贫血、抑郁、严重心肺疾病 ·疼痛：神经源性疾病、感染、外伤骨折、关节功能异常

续表

助记口诀	问诊主要内容	临床意义（可能性）
特（特）	·水肿 ·肌力下降	水肿：慢性静脉功能不全（静脉曲张）、血栓性静脉炎、深静脉血栓形成、药物（钠潴留）、先天性（循环性）水肿 ·肌力下降：肌源性、神经源性
城（程）	严重程度： 是否影响生活、工作	·伴有发热、疼痛的大部分疾病（骨关节炎、外伤骨折、恶性肿瘤等）多会影响工作、生活
市（时）	时间特征 ·时间进程 ·发作频率 ·发作持续时间 ·间隔时间	·间歇性：神经源性、脊髓源性、血管性 ◇放射性神经根性痛，以腰骶部、臀后部、大腿后外侧、小腿外侧至足背部为主：提示腰椎管狭窄、机械刺激、血管受压，属于神经源性 ◇双下肢无力沉重感，上下楼梯时明显费力，易跪倒，足尖不能离地，步态笨拙：提示脊髓的动脉循环血量减少，静脉循环障碍静脉瘀滞，脊髓缺血，属脊髓源性 ◇活动后单侧小腿发凉、麻木、胀痛或抽搐，站立休息后可缓解、皮温降低，足背动脉消失：提示下肢供血不足，回流障碍，循环异常，属于血管性 ·非间歇性 ◇发育不良：发育性髋关节异常 ◇感染：骨髓炎、脓毒性关节炎、骨结核 ◇肿瘤：骨肉瘤 ◇损伤：脊椎损伤、骨折、下肢关节损伤、髋关节病
不（部）	部位	·确定局限性还是广泛性：单关节/节段性还是单侧/全身性 ·确定对称性和非对称性
加（加）	·加重因素 ·缓解因素 ·注意询问 ·与活动的关系	·神经源性：某些特定姿势或者体位会加重，变换姿势体位后可缓解 ·血管源性：活动后单侧小腿发凉、麻木、胀痛或抽搐；足背动脉消失，皮温降低，站立休息后可缓解 ·骨关节炎（髋、膝、踝、跟骨、足舟骨等）：活动时加重，休息后可缓解 ·下肢水肿：水肿消退后可缓解 ·低钾血症：补钾后可缓解 ·活动后加重：应力性骨折，过度使用损伤或过度活动综合征 ·活动时改善：风湿性疾病，反射性交感神经性营养不良
班（伴）	是否有其他伴随症状 ·发热 ·复视 ·视物不清 ·头痛 ·肢体局部疼痛 ·失禁 ·乏力和肢体无力 ·晨僵 ·偏瘫和偏身感觉障碍 ·肢体震颤、僵硬、运动迟缓 ·认知功能和精神行为异常 ·睡眠、情绪、兴趣改变	·骨髓炎、化脓性关节炎、风湿性疾病和白血病 ·脑干肿瘤、局部癫痫发作、偏头痛 ·屈光不正，老花远视 ·小脑肿瘤、脑肿瘤 ·感染性，外伤骨折，脊椎问题，关节脱位等 ·失禁、坐骨神经痛、腿部肌无力：脊髓问题和盆腔肿块 ·乏力：甲减，干燥综合征（SS）、成人多发性硬化（MS） ·晨僵：幼年特发性关节炎（JIA） ·无力或一侧肢体麻木、偏瘫、偏身感觉障碍：脑肿瘤、脑血管意外、局部癫痫发作 ·肢体震颤、僵硬、运动迟缓：帕金森病 ·认知功能和精神行为异常：阿尔茨海默病 ·睡眠、情绪、兴趣改变：抑郁、焦虑

（二）排除红旗征——严重疾病

使用助记口诀"VIP"代表血管性疾病、感染性疾病、恶性肿瘤三类严重疾病，本步流程要求对行走困难患者应注意问诊相关临床表现以排除严重疾病，详见表9-7-2。

表9-7-2　行走困难患者的红旗征及其临床意义

助记口诀	红旗征	临床意义（可能性）
V	持续发热	严重感染（化脓性关节炎、骨髓炎、肺结核、肿瘤）
P	发热伴恶病质，消瘦	恶性肿瘤
V/I	夜间痛	恶性肿瘤（白血病、骨肉瘤、尤文肉瘤）
	年龄＞65岁	注意心脑血管重症、肿瘤的相关表现
	伴有进行性加重的头痛	颅内肿瘤
V	伴有肢体瘫痪、高血压、糖尿病等	脑卒中

注：V.I.P分别为英文单词Vascular diseases，Infection diseases和Pernicious tumors的首字母。

（三）鉴别诊断

询问相关临床表现以排除容易漏诊误诊的疾病，本步流程提醒全科医生注意鉴别诊断，尤其是以行走困难为主诉，而又容易被忽视的疾病（一般非严重疾病），详见表9-7-3。

表9-7-3　行走困难容易漏诊误诊疾病及临床表现

疾病	临床表现
异常组织包块（腿部或足部）	常有局部压痛、触痛，活动挤压时明显，需详细反复询问病史和细致体格检查腿部和足部
骨软骨炎	多由遗传易感性、代谢因素和影响血供的局部因素共同作用引起（如酒精、激素、SLE、佩尔特斯病），大部分存在静息痛和夜间痛
应力性骨折	军队新兵、跑步运动员、体操运动员常见，17～26岁年龄段高发，隐匿发作的局部疼痛病史，活动时加重，且有局限于应力性骨折部位的局灶压痛
生长痛	儿童多见，通常腿部肌肉比较明显，双侧，非关节性的，与活动无关
过度使用综合征	多为过劳性肌腱病，多为反复性机械负荷引起，表现为持续性局限性肌腱疼痛和功能丧失；常有"潜伏期"，延迟出现较严重的疼痛（如跟腱和髌腱等肌腱病）
五官科疾病	眼屈光不正、眼肌麻痹、白内障以及听力异常的相关表现
阿尔茨海默病	常伴有认知功能和精神行为异常
低钾血症	常为对称性肢体无力，补钾后可缓解

（四）问一般情况

主要了解患者目前的治疗、精神、饮食、睡眠、大小便等一般情况。

（五）问其他病史

采用助记口诀"过往家人均要旅行社工作"，帮助全科医生规范问诊，详见表9-7-4。

表9-7-4　行走困难的相关病史及临床意义

助记口诀	内容	临床意义（可能性）
过（过）	过敏：是否有药物、食物过敏史	—
往（往）	既往史：外伤史需重点反复确认 既往类似疾病史、其他疾病史、手术史	·有无外伤或者异物 ·糖尿病史 ·心脑血管疾病史
家（家）	家族史：家族疾病情况	—
人（人）	个人生活史：烟、酒、毒品，锻炼（运动量和方式的变化需详细询问）等	·过量或不适当运动方式引起的肌肉骨骼损伤
均（经）	月经婚育史：重点是更年期妇女	·更年期骨质流失加速
要（药）	药物：最近服用的药物 ·影响大脑 　◇酒精 　◇全身麻醉药 ·影响周围神经和肌肉骨骼 　◇皮质激素类 　◇降脂药：氯贝丁酯、他汀类、吉非贝齐 　◇抗心律失常药：溴苄胺 　◇利尿剂 　◇β受体拮抗剂 　◇氯喹 　◇秋水仙碱 　◇青霉胺	·一些药物可直接损伤肌肉或关节，也有的药物可影响脑平衡功能或运动功能 ·药源性多在用药后不久发生，症状的出现与药物的使用呈锁时关系
旅（旅）	旅行史：最近是否出去旅游过，当地是否存在特殊流行病	—
行（心）	心理健康：情绪、兴趣、焦虑等	·癔症
社（社）	社会经济状况： 包括家庭居住条件怎么样，和谁一起生活	·急症和有后遗症的患者，要注意是否有照顾者，能否及时发现紧急病情及送医
工作	工作和职业	·注意特殊职业病或职业中毒

（六）探询ICE

包括患者对他/她的症状或健康理解（Idea）、担忧（Concern）和期望（Expectation）。

二、体格检查

行走困难患者全科体格检查流程详见表9-7-5。

表9-7-5　行走困难患者的体格检查及临床意义

要素	内容	阳性体征的临床意义（常见原因）
生命体征	体温* 脉搏 血压* 呼吸	·感染或部分炎症性疾病，部分恶性肿瘤也伴有发热 ·注意体位性低血压：仰卧位、立位、坐位

续表

要素	内容	阳性体征的临床意义（常见原因）
体型	身高、体重、腹围	· 计算BMI，肥胖是下肢骨关节炎的危险因素
一般情况	神志、体位*、面容、体态	· 紧张、激动：焦虑等 · 颜面水肿，苍白：甲减 · 体位异常：脑血管问题、小脑问题
皮肤	颜色（是否苍白）、发绀、皮疹、皮下出血	· 注意贫血征：手掌、甲床、面部和结膜 · 注意下肢皮肤有无感染灶和异物损伤
头颅五官	十二对颅神经检查* 眼*：视力、眼睑、眼震 耳*：初步的听力检查 外耳道、鼓膜 鼻 口腔：口唇、口舌	· 多发性硬化损害脑干和小脑时视物可有"摇晃"感 · 严重的视力异常：如屈光不正（近视、远视、散光等） · 持续眼震时注意中枢疾病：如脑梗死、颅内肿瘤、颅内感染等 · 如果听力初步检查有问题，应做Weber试验和Rinner试验 · 注意慢性中耳炎改变、耳内耵聍
颈部	甲状腺触诊* 颈动脉听诊* 脑膜刺激征 颈部浅表淋巴结触诊*	· 结节、肿大 · 颈动脉杂音：动脉粥样硬化 · 颅内感染、颅内肿瘤 · 排除肿瘤、头部、耳感染
胸部	心脏听诊*：五个瓣膜区（心率、心律、心音、杂音） 肺部听诊*：呼吸音、干湿啰音	· 如有心脏节律、心音、杂音等阳性体征，应做系统心血管检查
腹部	腹肌紧张度、包块、压痛	· 排除腹部肿瘤压迫
脊柱	脊椎活动度* 脊柱有无畸形*	· 脊柱活动度会影响步态 · 脊柱先天或继发畸形影响步态
四肢	四肢形态及关节活动度* 肌力* 肌张力* 不自主运动*	· 重点关注下肢水肿、关节炎、肌肉及形态不对称以及足底是否有异物或皮疹 · 脑肿瘤、脑血管意外、帕金森病、局部癫痫发作 · 脑肿瘤、脑血管意外、帕金森病、局部癫痫发作 · 帕金森病、小脑障碍、颅内感染或中毒
共济运动*：	指鼻试验 跟膝胫试验 轮替试验 闭目难立征	· 小脑、脑干问题，前庭、迷路性问题，颅内肿瘤 · 小脑、脑干问题，前庭、迷路性问题，颅内肿瘤 · 小脑、脑干问题，前庭、迷路性问题，颅内肿瘤 · 站立时睁眼正常，闭目不平衡：前庭问题 · 睁眼闭目都有不平衡：小脑问题
姿势和步态*	 小脑性共济失调 慌张步态 小步态 痉挛性偏瘫步态 痉挛性截瘫步态 醉酒步态 感觉性共济失调步态 跨阈步态 肌病步态	· 典型的异常步态对某些特定疾病具有提示意义： · 小脑肿瘤、小脑病变和多发性硬化 · 晚期帕金森病 · 额叶病变或合并帕金森病 · 脑卒中后遗症 · 脑瘫儿童、脊髓外伤 · 酒精、巴比妥类中毒 · 脊髓亚急性联合变性、多发性硬化、脊髓痨和感觉神经病 · 腓总神经麻痹、腓骨肌萎缩症和进行性脊肌萎缩症 · 进行性肌营养不良症

续表

要素	内容	阳性体征的临床意义（常见原因）
姿势和步态*	癔症步态 蹒跚步态 跌落发作	· 心因性疾病 · 双侧额叶病变：脑积水或进行性痴呆 · 癫痫、帕金森病、椎基底动脉供血不足
浅感觉	腹部、四肢	· 脑血管意外、DM神经病变
浅反射	腹壁反射、巴氏征	· 脑血管意外
深反射*	肱二头肌反射、肱三头肌反 射、膝反射、踝反射	· 脑血管意外、DM神经病变、甲减、甲亢

注：1. *为建议每次查体应做的重点项目，尤其是初诊患者，此为系统性体格检查的体现；2. 针对具体患者，根据初步诊断做有针对性的体格检查，选择性完成病情需要的其他体格检查项目。

三、诊断和评估

行走困难患者的诊断和评估包括两个部分：

（一）现患问题的诊断

贯彻安全诊断策略，对行走困难的病因诊断时考虑如下3个问题，详见表9-7-6及表9-7-7。

表9-7-6　行走困难患者的可能诊断

要素	思维工具	可能的病因
最可能的诊断（常见病、多发病）	模型识别	· 成人 　◇髋关节、膝关节或脊柱疾病 　◇椎间盘突出引起的坐骨神经痛 　◇膝关节、踝关节、足部过度劳累引起的退行性骨关节炎 · 儿童 　◇创伤后或剧烈运动引起的应变综合征 　◇鞋子不合脚 　◇髋关节疾病，尤其是一过性滑膜炎 　◇足跟疾病（12~14岁）
需要排除的严重疾病	V.I.P	· V：心脑血管意外 · I：化脓性感染（化脓性关节炎）、骨髓炎、肺结核、颅内感染 · P：脊柱肿瘤、髋部及下肢骨性肿瘤、颅内肿瘤 · 儿童及青少年要重点排除：白血病、骨肉瘤、尤文肉瘤；青少年慢性类风湿关节炎、骨折；股骨头骨垢滑脱 · 初学走路的孩子：发育性髋关节异常；4~8岁佩尔斯特病；撕裂伤（如坐骨结节）；膝关节骨软骨脱离；肌肉萎缩症
需要鉴别的可能病因	模型识别 排除法	· 非神经性原因 　◇骨关节炎：髋、膝、踝关节炎，跟骨、足舟骨炎等 　◇下肢骨折或关节损伤（应力性骨折*） 　◇机械因素*：下肢水肿、血循环失调、腿部或足部异常组织包块等 　◇五官科疾病*：眼屈光不正、眼肌麻痹、白内障以及听力异常

续表

要素	思维工具	可能的病因
需要鉴别的可能病因	模型识别 排除法	◇内分泌及代谢性疾病:低钾血症*、甲减*、糖尿病足 ◇酒精及药物* ◇其他原因:肌病、生长痛*、过度使用综合征*、癔症*等 ·神经性原因 ◇中枢神经系统:皮质脊髓束病变、双侧额叶病变、锥体外系病变、小脑病变、癫痫、阿尔茨海默病*等 ◇感觉障碍性共济失调、腰椎管狭窄、脊髓的动静脉循环障碍等 ◇神经肌肉疾病:重症肌无力、肌营养不良症*等

注:*为容易漏诊误诊的病因。

表9-7-7 儿童跛行不同年龄组的鉴别诊断

幼儿<4岁	儿童4~10岁	儿童>10岁
DDH	股骨头-骨骺骨软骨病	SCFE
骨髓炎	骨髓炎	剥脱性骨软骨炎
轻度脑瘫	中毒性滑膜炎	胫骨粗隆骨软骨病
创伤和/或虐待儿童	椎间盘炎	脊柱或骨肿瘤
JRA或变态反应性关节炎	双腿长短差异	腰肌脓肿
脓毒性关节炎	脓毒性关节炎	
中毒性滑膜炎	腰肌脓肿	
腰肌脓肿		

(二)健康问题的综合评估

对患者存在的其他健康问题进行诊断和评估。

四、全科诊疗计划和健康照顾

共同决策,以患者能够理解和接受的语言说明并执行诊疗和健康照顾方案,以助记口诀"世(解释)卫(安慰)建议(建议)厨房(处方)钻(转诊)研(化验或检查)水(随访)鱼(预防)",利用谐音提醒全科医生规范诊疗行为,提供全人照顾。具体内容如下:

(一)解释和安慰

1. 认同患者的特殊感受;

2. 告知诊断结果;

3. 解释病情急危缓重;

4. 安慰,给予信心、关怀。本步包含对患者ICE的回应。

（二）建议

患者参与讨论，共同决定（共同决策）进一步诊断和治疗方案。

1. 确定原发病的治疗、处理方案。

2. 防跌倒教育。

3. 危险因素管理：避免诱因或加重因素，如低钾、药物、高血脂、高血压、高血糖、下肢水肿等；中老年人骨质疏松要尽早积极干预，运动锻炼前做好关节防护等相关准备工作。

4. 关注视力异常、耳部疾病及老年痴呆症引起的行走困难。

5. 戒烟限酒、生活规律，改善生活方式。

（三）处方

1. 原发病的治疗和处理

（1）中枢神经及非中枢神经性病变针对性进行治疗；

（2）针对关节及肌力的劳损性退行性变导致的活动障碍，进行康复训练。

2. 感染性及炎症性疾病，抗感染及抗炎治疗。

3. 急性外伤骨折或关节脱位者，及时固定患肢，转专科进一步诊治。

（四）转诊

当患者出现下述情况应注意及时转诊：

1. 不确定原因的行走困难；

2. 由中枢神经病变引起的行走困难者；

3. 怀疑肿瘤可能者；

4. 有骨关节炎，治疗无效者；

5. 外伤骨折；

6. 有肌病及肌营养不良症者；

7. 有神经性、脊髓源性间歇性跛行。

（五）化验和检查

临床上大多数行走困难患者不需要实验室检查，部分病情复杂者根据初步临床诊断，选择合适的辅助检查以帮助明确诊断，详见表9-7-8。

表9-7-8 行走困难患者的辅助检查项目选择

初步诊断	辅助检查项目选择
贫血	血常规
感染	血常规、CRP、ESR、血培养

续表

初步诊断	辅助检查项目选择
全身系统性疾病	血生化：血糖、肝肾功能、电解质等，甲状腺功能
水肿及血循环失调	血管超声
骨关节疾病及肿瘤	X线平片、超声、骨扫描、ALP（Paget病）
怀疑中枢性原因时	CT、MRI
其他专科检查	关节腔针吸检查、肌电图

（六）随访和观察

安排随诊时间，告知患者："如果＊天内不好转，请及时复诊"或"如果出现胸闷、心慌或肢体无力、言语不利、复视等症状请及时复诊"（安全网）。

（七）机会性预防

适时提供健康照顾，落实国家基本公卫服务。①对慢性健康问题的连续性照顾，针对患者合并存在的高血压、冠心病、糖尿病、慢性阻塞性肺疾病（COPD）、慢性肾脏疾病、肝硬化、脑血管意外后遗症等慢性非传染性疾病进行连续性管理；②根据患者的具体情况，落实国家基本公共卫生服务，提供诊疗过程中的全人健康照顾服务：如孕产妇保健、老年保健、预防接种、传染病报告、癌症筛查等。

（八）结束

对病情复杂的患者，可引导患者确认如下三个问题中的一个或多个：①患者的主要健康问题是什么？②患者应该怎样做？③为什么要这样做？可使用开放式提问请患者复述，如"您能不能总结一下我们今天讨论的重点？或者您还有什么不清楚的吗？"

五、注意事项

行走困难背后的疾病和健康问题的表现千变万化，因此全科诊疗中的逻辑性和条理性十分重要，除了常规使用的神经性和非神经性分类方法外，还可以根据是否疼痛分为无痛性和疼痛性行走困难（需使用镇痛药）。前者身体外形常受影响，后者多表现为步态节奏异常。如患者步态过于夸张或奇怪，需排除其他器质性疾病后谨慎考虑心理因素。另外，对于行走困难的患者，其常见病和多发病具有年龄导向性（儿童、成人、老年人），这就要求全科医生在使用路径的时候不能僵硬地照搬流程，机械地使用工具，应根据患者的具体情况有所取舍，有所侧重。

（张　淼）

第一节　2型糖尿病（复诊）

随着分级诊疗的推进，大量确诊的慢性非传染性疾病（简称慢病）患者在社区全科医生处复诊和随访，其中相当一部分患者主要目的是定期开药。但对全科医生而言，慢病复诊也是一种诊疗行为，自有其临床价值，同时作为基本公共卫生服务的重要一环，慢病健康管理也是全科医生的一个主要工作内容。为整合基本医疗和基本公卫（健康照顾）于一体，规范全科医生的诊疗行为，2型糖尿病（type 2 diabetes mellitus 2，T2DM）复诊患者的标准化全科诊疗路径如下：

一、病史采集

（一）问主诉

1. 问患者近期血糖控制水平：空腹、餐后。
2. 问患者是否存在不适。如有，则使用助记口诀"奇（起病情况）特（特征或性质）城（严重程度）市（时间特征）不（部位）加（加重、缓解因素）班（伴随症状）"，询问具体症状的临床特点。
3. 问患者是否存在代谢紊乱症状：三多一少、乏力、视力下降、皮肤瘙痒。

（二）排除红旗征

当2型糖尿病（2型DM）患者复诊时，应排除各种的严重并发症：低血糖反应，急性并发症包括酮症酸中毒（DKA）、高血糖高渗综合征（HHS）、乳酸酸中毒，大血管病变包括心、脑、周围血管病变。问诊中应注意排除这些严重疾病的临床表现，即红旗征，详见表10-1-1。

表10-1-1　2型DM复诊患者的红旗征及临床意义

红旗征	临床意义（可能性）
心悸、焦虑、出汗（交感神经兴奋）	低血糖
神志改变、认知障碍、抽搐和昏迷（中枢神经症状）	低血糖、DKA、HHS、乳酸酸中毒、脑血管意外
恶心、呕吐、腹痛、多尿、酸中毒、脱水、低血压或休克、神志改变（高血糖危险症状）	DKA、HHS、乳酸酸中毒

续表

红旗征	临床意义（可能性）
胸闷、胸痛、心悸、气短	冠状动脉粥样硬化性心脏病
头晕、头痛、复视、偏瘫、构音障碍	短暂性脑缺血发作（TIA）、脑血管意外
间歇性跛行、下肢疼痛、感觉异常	周围血管病变

（三）排除糖尿病常见慢性并发症或合并症

问是否存在相关临床表现以排除微血管病变、糖尿病神经病变、合并感染，详见表10-1-2。

表10-1-2 2型DM复诊患者应排除的常见慢性并发症或合并症及其临床表现

临床表现	临床意义（可能性）
视力下降、视物变形、视野暗影等视力障碍	糖尿病视网膜病变 *
泡沫尿	糖尿病肾病 *
肢体（下肢）对称性疼痛和感觉异常如麻木、蚁走感等；肢体疼痛	糖尿病感觉神经病变 *
下肢无力、肌肉萎缩、抬腿站立等活动费力	糖尿病运动神经病变
视力障碍、复视、眼睑下垂、单侧胸痛、腹痛（常夜间加重）	糖尿病局灶神经病变
心血管症状：心动过速、直立性低血压、无痛性心肌梗死等 消化系统症状：便秘、腹泻、腹胀、大便失禁等 生殖系统症状：性功能障碍	自主神经病变
皮肤感染如疖、痈；泌尿系感染表现；足癣、体癣及其他真菌感染	合并感染 *

注：* 为需要重点关注的并发症。

（四）问糖尿病合并慢病

如高血压、高血脂治疗情况（包含药物不良反应、依从性）。

（五）问一般情况

问精神、睡眠、大小便等一般情况。注意长期慢病患者精神问题、睡眠障碍背后可能存在的心理问题。

（六）问其他病史

采用助记口诀"过往家人均要旅行社工作"，利用谐音规范全科医生问诊。如果是反复就诊的患者，有的病史及个人情况则无需反复询问，详见表10-1-3。

表10-1-3 2型DM复诊患者其他病史问诊内容及临床意义

助记口诀	内容	临床意义（可能性）
过（过）	过敏：是否有过敏史、尤其药物过敏史	· 保障医疗安全
往（往）	既往史：尤其是其他慢病史（如高血压、高血脂、冠心病、COPD、脑血管病等）	· 其他慢病治疗控制情况 · 注意多病共患的相互影响

助记口诀	内容	临床意义（可能性）
家（家）	家族史：家族疾病情况	·尤其是高血压、糖尿病等慢病家族史
人（人）	个人生活史：日吸烟量、饮酒量、饮食控制、运动情况	·饮食控制：食物种类、搭配、热量分配 ·运动：种类、频次、运动时间
均（经）	月经婚育史	—
要（药）	药物：近期用药情况	·注意药物的相互作用 ·注意对血糖有影响的药物 ·药物不良反应（肝肾损害等）的鉴别
旅（旅）	旅行史：最近是否出去旅游过，当地是否存在特殊流行病	—
行（心）	心理：情绪、兴趣等心理健康状况	·慢病患者易有抑郁、焦虑等心理问题
社（社）	社会经济状况	·经济压力、社会压力影响治疗依从性 ·关注长期慢病患者可能存在的社会问题，尤其是老年人
工作	工作和职业	—

（七）探询ICE

即患者对疾病、治疗、健康的理解（Idea）、担忧（Concern）和期望（Expectation）。

二、体格检查

2型DM患者的体格检查，应基于患者的初步评估进行，兼顾系统性查体的同时针对其可能出现的并发症和合并症，选择性地完成详细的体格检查项目，详见表10-1-4。

表10-1-4 2型DM复诊患者体格检查流程、内容及临床意义

要素	内容	阳性体征的临床意义（常见原因）
生命体征	体温 脉搏 血压* 呼吸	·合并感染时注意体温变化，有时体温升高而患者不知 ·自主神经病变可致心律失常 ·高血压：注意合并或并发高血压病 ·低血压：急性并发症 ·急性高血糖危象、乳酸酸中毒
体型	身高*、体重*、腰围*	·肥胖与腹型肥胖
一般情况*	神志、体位、面容、体态	·脑血管病变、急性并发症
皮肤	皮肤感染*（如疖、痈；足癣、体癣及其他真菌感染）	·并发感染
浅表淋巴结	常规检查	—
头面部	面部：两侧额纹、鼻唇沟、皱眉、闭眼、露齿、鼓腮、伸舌 眼：视力、双侧瞳孔、直接和间接对光反射、辐辏反射、眼球运动 眼底检查*	·脑血管疾病 ·颅神经病变 ·有眼底病变症状时或年度周期性体检时应做眼底检查

续表

要素	内容	阳性体征的临床意义（常见原因）
头面部	耳、鼻、口咽	·常规检查
颈部	甲状腺触诊* 颈动脉听诊*	·常规检查 ·注意颈动脉粥样硬化可能
胸部	心脏听诊*、视诊、触诊、叩诊 肺部听诊*	·注意冠心病、心脏自主神经病变或糖尿病性心肌病的可能 ·排除肺部感染
腹部	腹部视诊* 触诊*：压痛、反跳痛、肝脾触诊 叩诊：肾区叩击痛 听诊：肠鸣音	·腹胀、肠鸣音减弱：糖尿病自主神经病变 ·肾区叩击痛、输尿管点压痛：泌尿系感染
脊柱	腰椎触诊、活动度	·排除腰椎病变引起的神经病变
上肢	视诊、触诊（深浅感觉）	·糖尿病神经病变
下肢	视诊*：皮肤颜色、溃疡、下肢关节异常 触诊*：双下肢水肿情况	·糖尿病感觉神经病变 ·周围血管病变
足部	视诊*：皮肤颜色、足变形、溃疡、损伤、感染灶 周围神经评估*：踝反射、针刺痛觉、振动觉、压力觉、温度觉 10g尼龙丝试验*：3×3 周围血管评估*：足背动脉搏动，若未触及则检查胫后动脉	·糖尿病足筛查 ·糖尿病感觉神经病变
神经系统检查	四肢肌力、肌张力 肱二头肌、膝反射*、踝反射*等	·糖尿病运动神经病变

注：*为建议每次查体应做的重点项目。

三、诊断和评估

（一）诊断

1. 现患问题的诊断及鉴别诊断：2型糖尿病再次确认。

2. 并发症：是否出现急性并发症/大血管并发症/微血管并发症。

3. 合并症：是否存在感染、其他慢病（如高血压、高脂血症、高尿酸血症等，肥胖、不良生活方式、心理疾病或其他疾病）。

（二）评估

1. 血糖、血压、血脂、尿酸及其他生理病理指标控制情况；

2. 药物不良反应；

3. 危险因素评估。

四、全科诊疗计划和健康照顾

共同决策，以患者能够理解和接受的语言说明并执行诊疗和健康照顾方案，可用助记口诀"世（解释）卫（安慰）建议（建议）厨房（处方）钻（转诊）研（化验或检查）水（随访）鱼（预防）"利用谐音提醒全科医生规范诊疗行为，提供全人照顾。具体内容如下：

（一）解释和安慰

1. 告知和解释诊断、评估结果；
2. 确认综合控制目标，详见表10-1-5及表10-1-6；
3. 认同患者的特殊感受；
4. 回应患者可能存在的ICE；
5. 安慰，给予信心、关怀。

表10-1-5　18～59岁成人2型DM综合控制目标

指标	目标值
空腹血糖[a]（mmol/L）	4.4～7.0
随机血糖[a]（mmol/L）	＜10
HbA1c[b]	＜6.5%：病程短，预期寿命长，无并发症，且无低血糖或其他不良反应 ＜7.0%：大多数非妊娠成年2型糖尿病 ＜8.0%：严重并发症或合并症，预期寿命短，综合治疗难以达到常规目标的
血压（mmHg）	＜130/80
TC（mmol/L）	＜4.5
LDL-C（mmol/L）	未合并ASCVD＜2.6；合并ASCVD＜1.8
BMI（kg/m²）	＜24

注：a.毛细血管血糖；b.分层治疗目标适用于18～59岁的成人；总胆固醇（TC），低密度脂蛋白胆固醇（LDL-C），动脉粥样硬化性心血管病（ASCVD）。

表10-1-6　60岁以上老年DM综合治疗目标

评估	HbA1c（%）	空腹或餐前血糖（mmol/L）	睡前血糖（mmol/L）	血压（mmHg）	血脂
健康[a]，较长预期寿命	＜7.5	5.0～7.2	5.0～8.3	＜140/90	使用他汀类药物，除非有禁忌证或不能耐受
健康状况一般[b]，中等长度预期寿命，高治疗负担，低血糖风险较高，跌倒风险高	＜8.0	5.0～8.3	5.6～10.0	＜140/90	使用他汀类药物，除非有禁忌证或不能耐受
健康状况较差[c]，有限的预期寿命，治疗获益不确定	＜8.5	5.6～10.0	6.1～11.1	＜150/90	评估使用他汀类药物的获益（二级预防为主）

注：a.合并较少的慢性疾病，完整的认知和功能状；b.多种并存的慢性疾病，或2项以上的日常活动能力受损或轻到中度的认知功能障碍；c.需要长期护理，慢性疾病终末期或2项以上的日常活动能力受损，或轻到中度的认知功能障。

（二）建议

患者参与讨论，共同决定进一步诊断和治疗方案：

1. 确定进一步的检查、治疗和处理方案。

2. 血糖监测方案。

3. 生活方式干预：控制体重、合理膳食（饮食计划的制订和估算）、适量运动、戒烟限酒、限盐、心理平衡；注意每日的运动量和饮食方面应定时定量。

4. 足部、皮肤护理。

5. 家人监督和支持。

（三）处方

药物治疗方案调整时应注意的几个问题：

1. 降糖药物的效力和治疗的目标；

2. 降糖药物潜在的不良反应（尤其是低血糖风险、对体重的影响）；

3. 多病共患（心血管、肝肾功能）对降糖药物选择的影响；

4. 合并症和并发症治疗的治疗方案、相互作用和相互影响；

5. 患者的偏好。

治疗药物的选择可参照表10-1-7、表10-1-8和表10-1-9。

表10-1-7　2型DM患者初始药物治疗方案参考

临床状况	药物治疗方案
HbA1c 7.5%～8%	· 开始药物治疗和生活方式调整 · 若无禁忌证，使用二甲双胍作为初始治疗 · 不能服用二甲双胍且有CVD或心血管风险较高的患者：GLP-1RA或SGLT2i
合并CKD［eGFR＜45ml/min］	· 不论HbA1c是否达标，无禁忌的都应在二甲双胍基础上加用SGT2i，如不能使用SGLT2i的可选用GLP-1RA 　◇不推荐eGFR＜45ml/min时使用SGLT2i，当eGFR＜30ml/min时应停用 · 选择某些磺酰脲类药物、DPP-4抑制剂、瑞格列奈或胰岛素（用于HbA1c较高者），需谨慎给药
HbA1c＜9%且无临床CVD	· 胰岛素或GLP-1RA · 磺酰脲类药物、SGLT2i、DPP-4抑制剂、瑞格列奈或吡格列酮
HbA1c在9%～10%，且无临床CVD	· 初始治疗采用胰岛素或GLP-1受体激动剂
合并ASCVD或心血管风险为高危	· 若无禁忌，在二甲双胍基础上加用GLP-1RA或SGLT2i
合并心衰	· 若无禁忌，在二甲双胍基础上加用SGLT2i
症状性高血糖（如体重减轻）或重度高血糖伴酮尿	· 初始治疗首选胰岛素强化治疗 · 使用胰岛素或GLP-1RA · 若患者不愿接受注射，初始治疗也可选择大剂量磺酰脲类药物 　◇必须排除1型或其他特殊类型糖尿病 　◇格列美脲一次4mg或8mg，一日1次；或速释格列吡嗪，一次10mg，一日2次；或速释格列齐特80mg/d

续表

临床状况	药物治疗方案
症状性高血糖（如体重减轻）或重度高血糖伴酮尿	◇启动治疗后，密切监测血糖变化（每隔几日联系患者），若高血糖未缓解则增加剂量，若高血糖迅速缓解或发生低血糖则减少 ◇二甲双胍可以与磺酰脲类同时启用，并缓慢增加剂量；一旦膳食得到充分调整且二甲双胍剂量增加，则可以减少磺酰脲类的剂量，有时甚至可停药

注：心血管疾病（CVD）；慢性肾脏疾病（CKD）；估算肾小球滤过率（eGFR）；钠-葡萄糖共转运蛋白-2抑制剂（SGT2i）；胰高糖素样肽-1受体激动剂（GLP-1RA）。

表10-1-8 2型DM患者持续高血糖药物治疗方案

临床状况	药物治疗方案
二甲双胍单药治疗失败	·HbA1c＞8.5%：加用胰岛素 ·7.0%＜HbA1c＜8.5%：加用短效磺酰脲类药物，如格列吡嗪 ·有磺酰脲类禁忌证或不愿使用胰岛素的：可加瑞格列奈；无心力衰竭或骨折危险因素者也可加用吡格列酮
磺酰脲类单药治疗失败	·A1C＞8.5%：改用胰岛素 ·7.0%＜HbA1c＜8.5%：改用胰岛素或加用噻唑烷二酮类、二肽基肽酶4（DPP-4）抑制剂、GLP-1RA、SGLT2i、α-葡萄糖苷酶抑制剂
二联口服降糖药治疗失败	·改用胰岛素（停用磺酰脲类，继续使用二甲双胍） ·血糖接近目标值、不愿开始胰岛素治疗，以及减轻体重或避免低血糖是首要考虑因素的患者：可在开始胰岛素治疗之前先尝试使用GLP-1RA ·HbA1c离目标值不太远（≤8.5%）的患者、不能或不愿使用胰岛素的患者，DPP-4抑制剂或SGLT2i可作为第3种药物联合
肥胖患者	·适合接受手术且BMI≥40kg/m²或BMI介于35～39.9kg/m²，但改变生活方式及最佳内科治疗不能充分控制高血糖者：考虑手术

表10-1-9 2型DM患者胰岛素使用参考

应用指征	剂型选择
·初始治疗患者，出现下述情况考虑直接用胰岛素： ◇HbA1c＞9.5% ◇空腹血糖＞13.9mmol/L ◇随机血糖＞16.7mmol/L ◇出现酮尿 ◇"三多一少"：尤其是体重减轻 ·如口服药未能达到个性化血糖控制目标患者： ◇首选胰岛素	·依据胰岛功能选择： ◇胰岛功能较好，首选基础胰岛素 ◇胰岛功能较差，HbA1c＞9%的，可选预混胰岛素 ◇胰岛功能基本丧失，选3＋1强化胰岛素治疗 ·依据剂型特点选择： ◇基础胰岛素：控制空腹血糖为主，帮助控制餐后血糖；使用方便；低血糖反应少；可灵活加用口服药 ◇预混胰岛素：同时控制空腹和餐后血糖，效果更强；对生活习惯要求更高，应定时定量饮食；低预混降空腹血糖优于中预混，中预混降餐后血糖优于低预混 ◇强化胰岛素治疗：更接近生理状况；低血糖反应少；不方便

（四）转诊

当患者出现下述情况，应注意及时转诊：

1. 诊断困难患者

（1）临床分型不明确者；

（2）儿童和青少年（＜18岁）糖尿病患者；

（3）妊娠和哺乳期血糖异常者。

2．治疗困难患者

（1）反复发生低血糖者；

（2）血糖、血压、血脂长期治疗不达标者；

（3）出现严重降糖药物不良反应难以处理者。

3．并发症严重患者

（1）急性并发症：严重低血糖、DKA、HHS或乳酸性酸中毒；

（2）慢性并发症的筛查、治疗方案的制订和疗效评估在社区处理有困难者；

（3）慢性并发症导致严重靶器官损害需要紧急救治者：急性心脑血管病、DN导致的肾功能不全或大量蛋白尿、视网膜病变导致严重的视力损害、外周血管病变导致的间歇性跛行和缺血性疼痛等；

（4）糖尿病足出现皮肤颜色的急剧变化；局部疼痛加剧并有红肿等炎症表现；新发生的溃疡；原有的浅表溃疡恶化并累及软组织和骨组织；播散性的蜂窝织炎、全身感染征象；骨髓炎等。

（五）化验或和检查

2型DM患者的临床指标需定期监测，详见表10-1-10。

表10-1-10　2型DM复诊患者辅助检查项目参考

检查项目	针对的并发症	针对的合并疾病	正常情况下检测频率
HbA1c			治疗初每3个月检测1次，达到治疗目标每6个月检测1次
尿常规	DN		每6个月1次
血脂		高脂血症	达标后每年1次
尿微量蛋白 尿白蛋白/尿肌酐 血肌酐/尿素氮	DN	慢性肾功能衰竭	每年1次
肝功能		药物肝损害	每年1次
心电图	心脏、大血管并发症		每年1次
视力及眼底	DM视网膜病变		每年1次
神经电生理等相关检查	DM神经病变		确诊后病情稳定时每年1次
踝肱指数（ABI）	下肢动脉病变		每年1次

注：贫血和血红蛋白异常时HbA1c结果不可靠；糖尿病肾病（DN）。

（六）随访和观察

1．安排随诊时间，病情稳定时每1～3个月复诊一次，对辖区内≥18岁的糖尿病患者，常规每季度面对面随访1次，血糖未达标者，应2周内增加随访，仍未达标建议转诊治疗，转诊后2周内随访转诊情况；

2. 告知患者，如果出现严重低血糖反应、心脑血管急性并发症表现以及其他红旗征时应及时复诊（安全网）。

（七）机会性预防

2型DM患者是社区卫生服务重点人群，且老年人常见，应在接诊中适时提供健康照顾，落实国家基本公卫服务：①对慢性健康问题的连续性照顾：针对患者合并存在的高血压、冠心病、糖尿病、COPD、慢性肾脏疾病、肝硬化、脑血管意外后遗症等慢性非传染性疾病进行连续性管理；②根据患者的具体情况，落实国家基本公共卫生服务，提供诊疗过程中的全人健康照顾服务：老年保健、预防接种、传染病报告、癌症筛查等。

（八）结束

对病情复杂的患者，可引导患者确认如下三个问题中的一个或多个：①患者的主要健康问题是什么？②患者应该怎样做？③为什么要这样做？可使用开放式提问请患者复述，如"您能不能总结一下我们今天讨论的重点？或者您还有什么不清楚的吗？"

（吴　华）

第二节　高血压病（复诊）

高血压病（hypertension）是一个涉及全球范围内的重大公共卫生问题，其高患病率和低控制率极大地影响了人群的生活质量和远期预后，随着分级诊疗的推进，高血压病患者的复诊、随访以及管理基本上都下沉到了社区，基层医疗卫生机构已经成为高血压健康管理的"主战场"，为整合基本医疗和基本公共卫生工作（健康照顾）于一体，规范全科医生的诊疗行为，高血压病复诊患者的全科医学标准化诊疗路径建议如下：

一、病史采集

（一）问主要临床表现

1. 问患者近期血压控制情况：如血压最高水平、一般水平、血压波动等情况。

2. 问患者目前存在的不适、症状：如有则使用助记口诀"奇（起病情况）特（性质或特征）城（严重程度）市（时间特征）不（部位）加（加重、缓解因素）班（伴随症状）"，询问具体症状的临床特征。

3. 问患者是否存在血压升高可能的相关临床表现：头晕、头痛、鼻出血等。

（二）排除红旗征——严重并发症

问患者是否存在如下红旗征，排除高血压严重并发症，详见表10-2-1。

表10-2-1 高血压病复诊患者的红旗征及临床意义

红旗征	临床意义（可能性）
急性胸痛、胸闷，放射性肩背痛、咽部紧缩感、心悸、气急、烦躁等	急性冠脉综合征
撕裂样胸背部痛、疼痛剧烈、大汗、烦躁不安	急性主动脉夹层
呼吸困难、夜间端坐呼吸、夜间咳嗽、发绀、水肿	心力衰竭
头痛、喷射样呕吐、意识障碍、偏瘫、偏身感觉障碍、面舌瘫、失语	急性脑卒中或高血压性脑病
剧烈头痛、恶心、呕吐、颈背部痛、意识障碍、抽搐、偏瘫、失语、脑膜刺激征阳性	蛛网膜下腔出血
少尿或无尿，蛋白尿，血尿	急性肾功能不全

（三）排除高血压病慢性并发症及继发性高血压

问是否存在相关临床表现以排除稳定型缺血性心脏病、高血压视网膜病变和慢性肾功能衰竭，对血压难以控制的难治性高血压注意排除继发性高血压，详见表10-2-2。

表10-2-2 高血压病慢性并发症及继发性高血压临床表现

临床表现	临床意义（可能性）
反复发作的胸闷、压迫感、堵塞感等胸前不适以及牙痛、咽痛、左肩部疼痛等，与体力活动、应激有关，可伴头晕、出汗、消化不良、乏力等症状	稳定型心绞痛
视力下降、视物变形、视野暗影等视力障碍	高血压视网膜病变
乏力、饮食、水肿、泡沫尿	高血压慢性肾功能衰竭
血压升高前或同时出现蛋白尿、血尿、肾功能异常	肾实质性高血压
高血压伴自发或小剂量利尿剂诱导的低血钾、重度高血压或难治性高血压，年轻（＜40岁）发病的高血压	醛固酮增多症（原发或继发）
血压极度升高与正常血压相交替，伴头痛、心悸、多汗	嗜铬细胞瘤
向心性肥胖、满月脸、水牛背、紫纹，伴低钾血症、糖代谢异常等	皮质醇增多症
血压升高伴肾区可闻及血管杂音	肾动脉狭窄
夜间睡眠时打鼾并出现呼吸暂停	睡眠呼吸暂停综合征

（四）问治疗经过

询问高血压及合并慢病如糖尿病、高血脂治疗情况（包含药物不良反应、依从性）。

（五）问一般情况

问精神、睡眠、饮食等一般情况。注意长期慢性病患者精神问题、睡眠障碍背后可能存在的心理问题。

（六）问其他病史

采用助记口诀"过往家人均要旅行社工作"，利用谐音帮助全科医生规范问诊，不遗漏重要内容。如果是反复就诊的患者，有的病史及个人情况则无须反复询问，详见表10-2-3。

表10-2-3　高血压病患者其他病史问诊内容及临床意义

助记口诀	内容	临床意义（可能性）
过（过）	过敏史：尤其药物过敏史	·保障用药安全
往（往）	既往史：其他疾病史（如冠心病、心力衰竭、脑血管病、外周血管病、糖尿病、高脂血症、痛风、睡眠呼吸暂停综合征、肾脏疾病、甲状腺疾病等）	·其他慢性病治疗控制情况 ·注意多病共患的相互影响
家（家）	家族史：询问家族高血压、心脑血管疾病、高脂血症、肥胖症、糖尿病、肾脏疾病和过早猝死家族史等情况	·慢病多有遗传背景和共同生活方式
人（人）	个人生活史：日吸烟量、日均饮酒量、饮食史（摄盐、茶、咖啡等）、运动情况，工作，文化程度	·健康饮食：食物种类、搭配、热量分配 ·运动：种类、频次、运动时间
均（经）	月经婚育史	·与安全用药有关 ·绝经期替代疗法所用激素影响血压
要（药）	药物：近期用药情况，下述药物可能引起血压升高： ·NSAIDs或兴奋剂 ·口服避孕药：尤其是含大剂量雌激素的 ·非甾体类抗炎药（NSAIDs） ·抗抑郁药：包括三环类抗抑郁药、选择性5-羟色胺再摄取抑制剂和单胺氧化酶抑制剂 ·糖皮质激素和盐皮质激素 ·减充血剂：如去氧肾上腺素和伪麻黄碱 ·部分减肥药物 ·重组人红细胞生成素 ·环孢素或他克莫司 ·兴奋剂：包括哌甲酯和苯丙胺 ·非典型抗精神病药：如氯氮平和奥氮平 ·血管生成抑制剂：如贝伐珠单抗 ·酪氨酸激酶抑制剂：如舒尼替尼和索拉非尼 ·违禁药品使用：甲基苯丙胺和可卡因等	·注意药物的相互作用 ·注意对血压有影响的药物 ·注意药物不良反应的鉴别
旅（旅）	旅行史：最近是否出去旅游过，当地是否存在特殊流行病	—
行（心）	心理：情绪、兴趣等心理健康状况	·慢病患者易有心理健康问题
社（社）	社会经济状况：包括居住环境，和谁一起生活	·经济压力、社会压力影响治疗依从性 ·关注长期慢性病患者可能存在的社会问题，尤其是老年人
工作	工作和职业	·注意特殊职业影响

（七）探询ICE

探询患者对疾病、治疗、健康的理解（Idea）、担忧（Concern）和期望（Expectation）。

二、体格检查

高血压病患者体格检查包括评估有无终末器官损害征象，评估明确心血管疾病以及有无继发性高血压潜在病因的证据，详见表10-2-4。

表10-2-4 高血压病患者体格检查内容及临床意义

要素	内容	阳性体征的临床意义（常见病因）
生命体征	体温	
	脉搏[*]	
	血压[*]	· 复诊时测量较高侧上肢血压；怀疑直立性低血压，应测坐立位血压；怀疑主动脉夹层、大动脉粥样硬化，测量双上肢血压
	呼吸	· 心力衰竭患者可有呼吸急促
体型[*]	身高、体重、腰围、腰臀比	· 肥胖与腹型肥胖
一般情况[*]	神志、体位、面容、体态	· 脑血管病变等急性并发症
皮肤	紫纹、多毛	· 皮质醇增多症
头面部	面部：两侧额纹、鼻唇沟、皱眉、闭眼、露齿、鼓腮、伸舌	· 脑血管病、颅神经病变
	眼底检查[*]	· 有眼底病变症状时或年度周期性体检时应做眼底检查
	耳、鼻、口咽	
颈部	甲状腺触诊[*]	
	颈动脉听诊[*]	· 颈动脉杂音，注意颈动脉粥样硬化可能
	浅表淋巴结[*]	
胸部[*]	心脏听诊、视诊、触诊、叩诊	· 心律、心率、心尖搏动、杂音、S_3及S_4心音 · 如有异常加做心脏的视诊、触诊和叩诊
	肺部听诊、视诊、触诊、叩诊	· 是否有左心衰的啰音
腹部	腹部触诊[*]、听诊[*]	· 血管杂音（肾动脉杂音）、主动脉扩张及搏动、有无肾脏增大及包块
脊柱	脊椎触诊、活动度检查	
上肢	视诊、触诊（深浅感觉）	
下肢	视诊[*]：皮肤颜色、溃疡	
	触诊[*]：水肿、股动脉搏动、足背动脉搏动	· 评估周围血管搏动消失或者减弱 · 下肢非凹性水肿：心力衰竭
神经系统	肌力及肌张力、共济失调、运动系统、反射、感觉	· 必要时全面检查

注：[*]为建议每次查体应做的重点项目。

三、诊断和评估流程

（一）诊断

1. 现患问题的诊断及鉴别诊断：高血压病再次确认，必要时排查继发性高血压可能。

2. 并发症：是否存在靶器官损害、高血压急症。

3. 合并症：是否存在其他慢病（糖尿病、高脂血症、高尿酸血症等，心理健康、肥胖、不良生活方式以及其他疾病）。

（二）评估

1. 血压、血脂、尿酸及其他生理病理指标控制情况：若血压控制欠佳，综合评估分析原因，详见表10-2-5。

表10-2-5　高血压病患者血压控制不佳原因

常见原因	具体因素
血压测量方法不正确	可采用诊室外血压监测（动态血压监测或家庭血压监测），以排除白大衣高血压及假性高血压
患者治疗依从性差	自行停药，未按医嘱规律服药
服用影响血压的药物	使用如非甾体抗炎药、口服避孕药、类固醇药物、环孢素、促红细胞生成素、麻黄素类、甘草等药物
不良生活方式	摄入高盐饮食、大量吸烟、不规律作息、缺乏运动
并存临床疾病	过度焦虑、长期失眠、重度肥胖、慢性疼痛、高脂血症、糖尿病等
高血压药物治疗不充分	药物用量不足或未使用利尿剂或联合用药方案不正确
继发性高血压可能	睡眠呼吸暂停综合征、原发性醛固酮增多症、肾实质性高血压、肾血管性高血压、嗜铬细胞瘤、精神心理因素所致的难以控制的高血压

2. 心血管风险评估：危险因素、靶器官损害、并存临床疾患，详见表10-2-6。

表10-2-6　影响高血压病患者危险分层的重要因素

项目	内　容
心血管危险因素	年龄（男≥45岁，女≥55岁） 吸烟或被动吸烟 HDL-C＜1.04mmol/L（40mg/dl） LDL-C≥3.4mmol/L（130mg/dl） 空腹血糖异常（6.1～6.9mmol/L） 肥胖（BMI≥28.0kg/m²）
靶器官损害	左心室肥厚（心电图或超声心动图） 左心房扩大（超声心动图）、颈动脉粥样硬化斑块 臂踝脉搏波传导速度≥18m/s或颈股脉搏波传导速度＞10m/s 踝臂指数≤0.9
临床合并症	脑出血、缺血性卒中、短暂性脑缺血发作 冠心病、慢性心力衰竭、心房颤动 LDL-C≥4.9mmol/L或TC≥7.2mmol/L 慢性肾脏病，eGFR＜60ml/（min·1.73m²），或微量白蛋白尿≥30mg/24h，或白蛋白/肌酐比≥30mg/g 确诊糖尿病 主动脉疾病或外周血管疾病 视网膜病变（眼底出血或渗出、视乳头水肿）

四、全科诊疗计划和健康照顾流程

共同决策，以患者能够理解和接受的语言说明并执行诊疗和健康照顾方案，可用助记口诀"世（解释）卫（安慰）建议（建议）厨房（处方）钻（转诊）研（化验或检查）水（随访）鱼（预防）"利用谐音提醒全科医生规范诊疗行为，提供全人照顾。具体内容如下：

（一）解释和安慰

1. 告知和解释评估结果；
2. 确认患者综合控制目标（详见表10-2-7），向患者解释清楚，并与医疗团队的其他成员沟通交流；
3. 认同患者的特殊感受；
4. 安慰，给予信心，关怀；
5. 回应患者可能存在的ICE。

表10-2-7 有合并症患者血压综合控制目标

合并疾病	降压目标
合并糖尿病	推荐血压降至＜130/80mmHg；老年或伴严重冠心病者，宜采取较为宽松的降压目标值，即140/90mmHg
合并慢性肾脏病	建议血压降至≤130/80mmHg，对于80岁及以上老年慢性肾脏病患者血压降至＜140/90mmHg
合并冠心病	推荐患者血压降至＜130/80mmHg，应注意舒张压不宜降至＜60mmHg；高龄、存在冠状动脉严重狭窄的患者血压不宜过低
合并心力衰竭	对于射血分数降低型心力衰竭（heart failure and reduced ejection fraction，HFrEF）患者，建议目标血压120~125/＜80mmHg[使用非常规（首选）测量方法，包括标准化诊室测量、AOBPM、家庭血压监测和ABPM]或125~130/＜80mmHg（使用常规诊室测量）；对射血分数保留型心力衰竭（heart failure with preserved ejection fraction，HFpEF）患者，建议目标血压120~125/＜80mmHg（非常规测量法）或125~130/＜80mmHg（常规测量法）
合并心房颤动	推荐血压降至＜130/80mmHg
合并缺血性卒中或TIA史	缺血性卒中急性期的患者推荐在24~48h启动降压药物治疗，将血压控制于140~160/80~99mmHg。应严格监测血压并适度缓慢降压，不宜过低，保证全身器官灌注。急性期在溶栓时间窗内接受阿替普酶静脉溶栓治疗的患者，溶栓治疗后24h需监测血压，保证患者血压水平＜180/105mmHg 慢性期缺血性卒中患者需将血压降至＜140/90mmHg；但对于合并已知严重颅内外大动脉狭窄的患者，血压的管控不宜过于严格；对于脑小血管病造成的卒中，应严格控制血压，避免血压剧烈波动
合并脑出血	在脑出血急性期即应积极进行降压药物治疗，推荐降压目标为收缩压＜140mmHg；同时应监测血压，避免血压变异性过大；推荐将血压长期控制在＜130/80mmHg

（二）建议

患者参与讨论，共同决定进一步诊断和治疗方案。

1. 确定进一步的检查、治疗和处理方案。

2. 血压监测方案。

3. 健康教育/强化生活方式干预：控制体重、合理膳食（饮食计划的制定和估算）、适量运动、戒烟限酒、限盐、保持心理平衡；注意每日的运动量和饮食方面应定时定量，详见表10-2-8。

4. 家人监督和支持。

表10-2-8　高血压病患者非药物干预措施

方式	干预内容
饮食干预	·DASH：坚持服用富含水果、蔬菜、全谷物和低钠低脂乳制品 ·食用替代盐或低钠富合钾饮食：可使用替代盐烹饪或食用替代盐食品；建议钠盐的摄入＜5g/d
运动干预	·中等强度有氧运动：30～/天、5～/周，达到最大心率的50%～70% ·抗阻力量练习：90～150分/周，一次性最大负荷的50%～80%的重量，6个练习/组，进行3组，重复10次 ·等距握力训练：每次2分，共4次，每次间隔1分，每周3天 ·太极和气功也可以协助降压
减压干预	·呼吸控制：每日睡前进行缓慢有规律的呼吸（最好借助专业的呼吸设备），目标呼吸频率＜10次/分，15分/次，每周＞40分 ·冥想：每次20分，2次/天 ·瑜伽：每周3天，每天至少30分
减重干预[a]	·限制每日热量≤500～750kcal（必要时） ·运动方式选择中到高强度的有氧运动，每天30～60分，5～7天/周，达到最大心率的60%～90% ·最佳目标是达到理想体重，体重指数18.5～23.9kg/m²，控制腰围至男性＜90cm，女性＜80cm
戒烟限酒	·不吸烟、彻底戒烟、避免被动吸烟 ·饮酒者降低酒精摄入：男性≤20g/d，女性≤10g/d，最好戒酒，避免酗酒
综合生活方式干预	·饮食和运动联合干预是最有效的非药物干预措施，与其他生活方式干预措施的同时进行最大程度地降低血压

注：DASH为控制高血压饮食方法；a. 超重或肥胖者建议联合低热量饮食和运动进行减重；1kcal=4.2kJ。

（三）处方

1. 降压药物治疗方案调整时应注意的几个问题：

（1）患者的特点与药物适用范围；

（2）降压药物的效力和治疗的目标；

（3）降压药物潜在的不良反应；

（4）多病共患（心血管、肝肾功能）对降压药物选择的影响；

（5）合并症和并发症治疗的治疗方案、相互作用和相互影响；

（6）患者的偏好。

2. 药物治疗方案参考：详见表10-2-9。

表10-2-9 高血压病患者降压药物选择参考

	临床状况	药物治疗方案
并发脑卒中	无临床合并症或并发症	推荐ACEI、ARB、CCB和利尿剂
	中青年舒张期高血压	若心率≤80次/分：推荐ACEI/ARB
		若心率>80次/分：推荐β受体阻滞剂
	老年单纯收缩期高血压	推荐CCB
	并发心衰	合并HFrEF，推荐ARNI
		合并HFpEF，推荐ARNI/ARB/ACEI
		推荐利尿剂、ACEI，如效果不佳，可选用CCB
	并发左心室肥厚	推荐ACEI/ARB
	并发冠心病	有心绞痛症状：首选β受体阻滞剂和CCB；有心肌梗死病史：首选推荐β受体阻滞剂、ACEI/ARB
	并发房颤	推荐ACEI/ARB
	并发慢性肾脏病	推荐ACEI/ARB
	合并高血脂	推荐CCB、ACEI/ARB；慎用利尿剂、β受体阻滞剂
	合并高尿酸	推荐氯沙坦、氨氯地平；慎用噻嗪类利尿剂、β受体阻滞剂、ACEI、非氯沙坦类ARB
	合并呼吸暂停综合征	推荐ACEI/ARB；慎用利血平、可乐定等中枢降压药
	合并甲亢或偏头痛	推荐β受体阻滞剂
	合并哮喘、慢性支气管炎、肺气肿	推荐CCB、ACEI/ARB；慎用利血平、甲基多巴，及含利血平的复方制剂
	合并良性前列腺增生	推荐α受体阻滞剂，优选控释制剂
	合并糖尿病	推荐ACEI/ARB；慎用大剂量利尿剂和非选择性β受体阻滞剂
	妊娠期高血压	推荐拉贝洛尔、甲基多巴和硝苯地平；禁用ACEI和ARB，尽量避免选用利尿剂

注：血管紧张素Ⅱ受体阻滞剂（ARB）；钙通道阻滞剂（CCB）；射血分数降低的心力衰竭（HFrEF）；射血分数保留的心力衰竭（HFpEF）；血管紧张素受体-脑啡肽酶抑制剂（ARNI）。

（四）转诊

1. 当患者有如下临床表现时，转诊相应专科明确是否存在继发性高血压

（1）重度或难治性高血压（联合使用3种以上降压药物，血压控制不佳）；

（2）既往血压平稳的患者血压急性升高或不稳定性增加；

（3）30岁以下、不肥胖、无高血压家族史及其他高血压危险因素的患者；

（4）恶性或急进型高血压病：如重度高血压合并终末器官损害征象（如视网膜出

血或视盘水肿、心力衰竭、神经功能障碍或急性肾损伤）；

（5）其他怀疑继发性高血压的。

2．随访转诊

（1）至少两种降压药物足量使用，血压仍未达标；

（2）血压明显波动并难以控制；

（3）怀疑与降压药物相关且难以处理的不良反应；

（4）随访过程中发现临床疾患或心脑肾损害而难以处理；

（5）全科医生判断患者需转上级医院处理的情况。

3．当患者出现下述情况，应紧急转诊

（1）意识丧失或模糊；

（2）血压≥180/110mmHg伴剧烈头痛、呕吐，或突发言语障碍和/或肢体瘫痪（怀疑急性脑卒中）；

（3）血压显著升高伴持续性胸背部剧烈疼痛（怀疑夹层动脉瘤）；

（4）血压升高伴下肢水肿、呼吸困难，或不能平卧（怀疑急性左心衰）；

（5）胸闷、胸痛持续至少10min，伴大汗，心电图至少2个导联ST段抬高（怀疑ST段抬高型心肌梗死），应以最快速度转诊，考虑溶栓或行急诊冠脉介入治疗；

（6）其他影响生命体征的严重情况，如意识淡漠伴血压过低或测不出、心率过慢或过快，突发全身性严重变态反应等。

（五）化验和检查

高血压患者每年应进行1次全面的健康体检，根据个人病情需要及医疗机构实际情况选择相应的检查项目：

1．基本项目：血常规、尿常规、血生化（空腹血糖、血脂、血肌酐、血尿酸、血钾）、心电图。

2．推荐项目：餐后2h血糖（空腹血糖增高者）、糖化血红蛋白（合并糖尿病的患者）、尿微量白蛋白或白蛋白/肌酐比（尿蛋白定性阳性者）、促甲状腺激素、24h动态血压、超声心动图、颈动脉超声、肾脏超声、胸片、眼底检查、脉搏波传导速度、踝-臂指数。

3．选择项目：当患者血压不稳定、需要调整治疗方案、怀疑继发性高血压患者以及有心血管并发症等靶器官损害的患者，可根据病情进一步检查。

（六）随访和观察

安排随诊时间，病情稳定、血压达标时每3月复诊1次；血压未达标者，2～4周随访1次（规范管理的高血压患者随访管理详见表10-2-10）。告知患者，如果出现持续性血压升高、心脑血管急性并发症表现以及其他红旗征时应及时复诊（安全网）。

表 10-2-10　随访分类管理

随访项目	一般管理	重点管理	转诊患者随访
复诊随访对象	血压控制达标、年度风险评估为低危的高血压患者	血压控制未达标、年度风险评估为中危及以上的患者	转诊至上级医疗机构治疗的患者
复诊随访频率	原则上每3个月随访1次，每年至少完成4次	原则上每2~4周随访1次，直至血压达标后，根据情况予以调整	2~4周随访1次，未确诊或未达标者继续在上级医院治疗；符合转回基层的患者，根据情况纳入基层一般管理或重点管理
复诊随访内容	①测量血压； ②健康教育和健康生活方式指导； ③服药依从性和疗效； ④测量腰围、计算BMI； ⑤随访情况录入患者健康档案	①测量血压； ②健康教育和健康生活方式指导； ③根据情况调整治疗方案； ④危险因素监测； ⑤发现靶器官损害与并存相关疾病和/或及时转诊； ⑥随访情况录入患者健康档案	①通过面访或电话等方式，了解患者在上级医疗机构诊断、治疗及效果情况； ②符合转回条件者，及时转回，根据情况纳入一般管理或重点管理

（七）机会性预防

高血压病是社区卫生服务重点人群，且老年人常见，应在接诊中适时提供健康照顾，落实国家基本公共卫生服务。①对慢性健康问题的连续性照顾：针对患者合并存在的冠心病、糖尿病、COPD、慢性肾脏疾病、肝硬化、脑血管意外后遗症等慢性非传染性疾病进行连续性管理；②根据患者的具体情况，落实国家基本公共卫生服务，提供诊疗过程中的全人健康照顾服务：老年保健、预防接种、传染病报告、癌症筛查等。

（八）结束

对病情复杂的患者，可引导患者确认如下三个问题中的一个或多个：①患者的主要健康问题是什么？②患者应该怎样做？③为什么要这样做？可使用开放式提问请患者复述，如"您能不能总结一下我们今天讨论的重点？或者您还有什么不清楚的吗？"

（张永建）

AAD：acute aortic dissection	急性主动脉夹层
AC：allergic cough	变应性咳嗽
ACEI：angiotensin converting enzyme inhibitors	血管紧张素转化酶抑制剂
ACS：acute coronary syndrome	急性冠状动脉综合征
APE：acute pulmonary embolism	急性肺栓塞
ARB：angiotensin receptor blocker	血管紧张素Ⅱ受体阻滞剂
ARNI：angiotensin receptor neprilysin inhibitor	血管紧张素受体-脑啡肽酶抑制剂
ASCVD：arteriosclerotic cardiovascular disease	动脉粥样硬化性心血管病
AUB：abnormal uterine bleeding	异常子宫出血
AV：aerobic vaginitis	需氧菌性阴道炎
BPPV：benign paroxysmal positional vertigo	良性阵发性位置性眩晕
BV：bacterial vaginitis	细菌性阴道病
CAPS：centrally mediated abdominal pain syndrome	中枢介导的腹痛综合征
CCB：calcium channel blockers	钙通道阻滞剂
CKD：chronic kidney disease	慢性肾脏疾病
COPD：chronic obstructive pulmonary disease	慢性阻塞性肺疾病
CRP：c-reactive protein	C反应蛋白
CT：computerized tomographic scanning	计算机断层扫描
CVA：cough variant asthma	咳嗽变异性哮喘
CVD：cardiovascular disease	心血管疾病
DBP：diastolic blood pressure	舒张压
DKA：diabetic ketoacidosis	糖尿病酮症酸中毒
DM：diabetes mellitus	糖尿病
DN：diabetic nephropathy	糖尿病肾病
DVT：deep vein thrombosis	深静脉血栓形成
DPP-4：dipeptidyl peptidase-4	二肽基肽酶4
eGFR：estimated glomerular filtration rate	估算肾小球滤过率
EPS：epigastric pain syndrome	上腹痛综合征
FD：functional dyspepsia	功能性消化不良
FUI：functional urinary incontinence	功能性尿失禁

GAS：group A streptococcus   A族乙型溶血性链球菌

GERD：gastroesophageal reflux disease   胃食管反流病

GLP-1RA：glucagon-like peptide 1 receptor agonists   胰高糖素样肽-1受体激动剂

HDL-C：high density lipoprotein cholesterol   高密度脂蛋白胆固醇

HFrEF：heart failure with reduced ejection fraction   射血分数降低的心力衰竭

HFpEF：Heart failure with preserved ejection fraction   射血分数保留的心力衰竭

HHS：hypertonic hyperglycemia syndrome   高血糖高渗综合征

JIA：juvenile idiopathic arthritis   幼年特发性关节炎

IBS：irritable bowel syndrome   肠易激综合征

IBD：inflammatory bowel disease   炎症性肠病

LDL-C：low density lipoprotein cholesterol   低密度脂蛋白胆固醇

LPR：laryngopharyngeal reflux   咽喉反流

LUTS：lower urinary tract symptoms   下尿路症状

MRI：magnetic resonance imaging   磁共振成像

MS：multiple sclerosis   多发性硬化

MUI：mixed urinary incontinence   混合型尿失禁

MUS：medically unexplained symptoms   医学上难以解释的症状

NAEB：nonasthmatic eosinophilic bronchitis   非哮喘性嗜酸性粒细胞性支气管炎

NSAIDs：nonsteroidal anti-inflammatory drugs   非甾体类抗炎药

OD：organic dyspepsia   器质性消化不良

OAB：overactive bladder   膀胱过度活跃症

OSAHS：obstructive sleep apnea-hypopnea syndrome   阻塞性睡眠呼吸暂停低通气综合征

OUI：overflow urinary incontinence   充盈性尿失禁

PDS：postprandial distress syndrome   餐后不适综合征

PIC：postinfectious cough   感染后咳嗽

PP：pressure pneumothorax   PP张力性气胸

PPPD：persistent postural-perceptual dizziness   持续性姿势知觉性头晕

PTSD：posttraumatic stress disorder   创伤后应激障碍

PVD：postvoid dribbling   排尿后滴沥

RASI：renin-angiotensin system   肾素-血管紧张素系统抑制剂

SBP：systolic blood pressure   收缩压

SGT2i：sodium-glucose cotransporter-2 inhibitors   钠-葡萄糖共转运蛋白-2抑制剂

SPECT：single photon emission computed tomography   单光子发射计算机断层成像术

SS：sjogrensyndrome   干燥综合征

SLE：systemic lupus erythematosus   系统性红斑狼疮

SUI：stress Urinary Incontinence   压力性尿失禁

TC：total cholesterol   总胆固醇

TIA：transient ischemic attack   短暂性脑缺血发作

TV：trichomonas vaginitis   滴虫性阴道炎

UACS：upper airway cough syndrome   上气道咳嗽综合征

UTI：urinary tract infection   泌尿道感染

UUI：urgent urinary incontinence   急迫性尿失禁

VVC：vulvovaginal candidiasis   外阴阴道假丝酵母菌病

参考文献

1. 约翰·莫塔著. 全科医学［M］. 5版. 张泽灵, 刘先霞, 主译. 北京：科学技术文献出版社, 2019.

2. 马克 C.亨德森著. 全科医生鉴别诊断［M］. 2版. 徐自强, 孙沄, 主译. 北京：科学技术文献出版社, 2020.

3. 刘娟娟, 刘颖, 任菁菁. 常见未分化疾病的全科处理探讨［J］. 中国全科医学, 2015, 18（32）: 3985-3987.

4. Murtagh J. Fatigue—a general diagnostic approach［J］. Aust Fam Physician, 2003. 32（11）: 873-876.

5. Max rady college of medicine University of Manitoba. OSCE Tips, 2018. http：//umanitoba. ca/faculties/health_sciences/medicine/education/cpd/sdl/osce.html.

6. 李鸿鹤, Jan Carline, 孙宝志, 等. 美国家庭医生培养全过程及其对我国的启示［J］. 中华医学教育探索杂志, 2013, 12（5）: 433-436.

7. Wilhelm Kirch, C Schafii. Healthcare quality：Misdiagnosis at a university hospital in five medical eras［J］. J Public health, 2004, 12: 154-161.

8. 赵雪雪, 赵亚利, 刘艳丽, 等. 北京市全科医生循证医学实践现状的质性研究［J］. 中国全科医学, 201, 21（7）: 800-803.

9. 万学红, 陈红. 临床诊断学［M］. 3版. 北京：人民卫生出版社, 2019.

10. 罗双红, 舒敏, 温杨, 等. 中国0至5岁儿童病因不明急性发热诊断和处理若干问题循证指南（标准版）［J］. 中国循证儿科杂志, 2016（2）: 81-96.

11. Hirschmann JV. Fever of unknown origin in adults［J］. Clin Infect Dis, 1997, 24: 291-295.

12. 马智, 于柏龙. 临床症状体征鉴别诊断学［M］. 北京：军事医学科学出版社, 2005.

13. ROBERT S, PORTER, MD. 默克诊疗手册［M］. 20版. 王卫平, 译, 北京：人民卫生出版社, 2021.

14. 中华医学会. 肥胖症基层诊疗指南［J］. 中华全科医师杂志, 2020, 19（2）: 102-107.

15. Robert E, Rakel. 全科医学［M］. 9版. 曾益新, 主译. 北京：人民卫生出版社, 2020.

16. 方力争. 家庭医生诊疗手册［M］. 北京：人民卫生出版社, 2017.

17. 万学红, 卢雪峰. 诊断学［M］. 9版. 北京：人民卫生出版社, 2018.

18. 中华医学会风湿病学分会. 2020中国系统性红斑狼疮诊疗指南［J］. 中华内科杂志, 2020, 59（3）: 172-185.

19. 中华整形外科学分会淋巴水肿学组. 外周淋巴水肿诊疗的中国专家共识［J］. 中华整形外科杂志, 2020, 36（4）: 355-360.

20. 朱庆龄，盛晓阳. 婴儿肠绞痛的研究进展［J］. 中华儿科杂志，2017，55（4）：314-317.

21. Douglas P，Hill P. Managing infants who cry excessively in the first few months of life［J］. BMJ，2011，343：d7772.

22. Parker S，Magee T. Colic. In：The Zuckerman Parker Handbook of Developmental and Behavioral Pediatrics for Primary Care（3rd）［M］. Philadelphia：Lippincott Williams & Wilkins，2011.

23. 朱学骏，孙建方，涂平，等. 中国皮肤病性病图鉴［M］. 北京：人民卫生出版社，2017.

24. 中华医学会疼痛学分会头面痛学组，中国医师协会神经内科医师分会疼痛和感觉障碍专委会. 中国偏头痛防治指南［J］. 中国疼痛医学杂志，2016，22（10）：721-727.

25. 头痛分类和诊断专家共识专家组. 头痛分类和诊断专家共识［J］. 中华神经科杂志2007,40（7）：493-495.

26. Campbell，W. W. DeJong神经系统检查［M］. 7版. 崔丽英，等译. 北京：科学出版社，2014.

27. M.Akunjee，N.akunjee，Z.Maan，M.Ally. 破解临床技巧［M］. 程慧娟，译. 中国台湾：合记图书出版社，2012.

28. 中华医学会健康管理学分会. 中国体检人群听力筛查专家共识（2016年）［J］. 中华健康管理学杂志：2016，10（6）：420-423.

29. 中华人民共和国国家卫生和计划生育委员会. 婴幼儿听力损失诊断与干预指南［J］. 中华耳鼻咽喉头颈外科杂志，2018，53（3）：181-188.

30. 全国防聋治聋技术指导组. 老年听力损失诊断与干预专家共识（2019）［J］. 中华耳鼻咽喉头颈外科杂志，2019，54（3）：166-173.

31. 中国医师协会儿科医师分会耳鼻咽喉专业委员会. 儿童急性中耳炎诊疗——临床实践指南（2015年）［J］. 中国实用儿科杂志，2016，31（2）：81-84.

32. 王森德，何清幼，李世代，等. 家庭医师临床手册［M］. 4版. 台湾家庭医学医学会，2018.

33. 上海市突发急性眼部疾病公共卫生应急防控和管理专家组. 感染性结膜炎临床眼科防控专家共识［J］. 上海医药，2021，42（2）：3-8.

34. 中华医学会眼科学分会. 我国过敏性结膜炎诊断和治疗专家共识（2018年）［J］. 中华眼科杂志，2018，54（6）：409-414.

35. 中华医学会眼科学分会. 中国角膜上皮损伤临床诊治专家共识（2016年）［J］. 中华眼科杂志，2016，52（9）：644-647.

36. 中华医学会眼科学分会. 我国糖皮质激素眼用制剂在角膜和眼表疾病治疗中应用的专家共识（2016年）［J］. 中华眼科杂志，2016，52（12）：894-897.

37. 中华医学会眼科学分会. 我国急性前葡萄膜炎临床诊疗专家共识（2016年）［J］. 中华眼科杂志，2016，52（3）：164-166.

38. 中华医学会眼科学分会. 中国青光眼指南（2020年）［J］. 中华眼科杂志，2020，56（8）：573-586.

39. 中华耳鼻咽喉头颈外科杂志编辑委员会鼻科组. 中华医学会耳鼻咽喉头外科学分会鼻科学组. 鼻出血诊断及治疗指南（草案）［J］. 中华耳鼻咽喉头颈外科杂志，2015，50（4）：265-267.

40. 中国人体健康科技促进会儿童变态反应专业委员会. 儿童鼻出血诊断与治疗——临床实践指南（2021）［J］. 中国实用儿科杂志, 2021, 36（10）: 721-724.

41. 黄选兆, 王吉宝, 孔维佳. 实用耳鼻咽喉头颈外科学［M］. 12版. 北京: 人民卫生出版社, 2010.

42. Tunkel DE. Clinical Practice Guideline: Nosebleed（Epistaxis）［J］. Otolaryngol Head Neck Surg. 2020, 162（1_suppl）: S1-S38.

43. 临床诊疗进展圆桌论坛. 耳鸣的诊断与治疗［J］. 临床耳鼻咽喉头颈外科杂志, 2022, 36（5）: 325-334.

44. 余力生, 杨仕明, 王秋菊, 等. 耳鸣的诊断与治疗［J］. 临床耳鼻咽喉头颈外科杂志, 2022, 36（5）: 325-334.

45. 郝娟, 夏立军, 杨向茹. 耳鸣相关治疗最新研究进展［J］. 临床耳鼻咽喉头颈外科杂志, 2021, 35（12）: 1141-1144.

46. 刘蓬. 耳鸣的诊断思路［J］. 中国听力语言康复科学杂志, 2020, 18（1）: 64-67.

47. 孙艺红, 胡大一. 胸痛基层诊疗指南［J］. 中华全科医师杂志, 2019, 18（10）: 913-919.

48. 廖玉华. 心血管疾病临床诊疗思维［J］. 北京: 人民卫生出版社, 2013: 50-133.

49. Susan Shelmerdine. 临床技能测验完全攻略［M］. 楼岳铭, 译. 中国台湾: 合记图书出版社, 2017.

50. 郑黎晖, 姚焰, 张澍. 欧洲心律协会2011年心悸诊疗专家共识解读［J］. 心血管病学进展, 2012.

51. 中华人民共和国国家卫生和计划生育委员. 2017年心悸临床路径（县医院适用版）.

52. 祝墡珠. 全科医生临床实践［M］. 2版. 北京: 人民卫生出版社, 2018.

53. National institute for health and care excellence（NICE）. 2018 Guideline For Antibiotic Prescription For Acute Sore Throat. https://www.nice.org.uk/guidance/ng84.

54. European Society of Clinical Microbiology and Infectious Diseases（ESCMID）: Guideline for the management of acute sore throat（2012）. https://www.escmid.org/fileadmin/src/media/PDFs/4ESCMID_Library/2Medical_Guidelines/ESCMID_Guidelines/ESCMID_Sore_Throat_GL_CMI_Mar2012.pdf.

55. 中华医学会, 中华医学会杂志社, 中华医学会全科医学分会, 等. 咳嗽基层诊疗指南（2018年）［J］. 中华全科医师杂志, 2019, 18（3）: 207-219.

56. 中华医学会呼吸病学分会. 咳嗽的诊断与治疗指南（2021）［J］. 中华结核和呼吸杂志, 2022, 45（1）: 13-46.

57. 中华医学会, 中华医学会杂志社, 中华医学会全科医学分会, 等. 咳嗽基层合理用药指南［J］. 中华全科医师杂志, 2020, 19（7）: 582-592.

58. CaJacob NJ, Cohen MB. Update on Diarrhea［J］. Pediatr Rev, 2016, 37（8）: 313-22.

59. Riddle MS, DuPont HL, Connor BA. ACG Clinical Guideline: Diagnosis, Treatment, and Prevention of Acute Diarrheal Infections in Adults［J］. Am J Gastroenterol, 2016, 111（5）: 602-622.

60. Burgers K, Lindberg B, Bevis ZJ. Chronic Diarrhea in Adults: Evaluation and Differential Diagnosis［J］. Am Fam Physician, 2020, 101（8）: 472-480.

61. 国家卫生健康委员会，国家中医药管理局. 儿童急性感染性腹泻病诊疗规范（2020年版）［J］. 传染病信息，2021，34（1）：前插1-8.

62. 中华医学会，中华医学会杂志社，中华医学会消化病学分会，等. 慢性腹泻基层诊疗指南（2019年）［J］. 中华全科医师杂志，2020，19（11）：973-982.

63. 李雪，袁雅冬，席彪. 全科常见症状诊断、治疗、转诊思路培训指导［M］. 北京：中国协和医科大学出版社，2017：22-29.

64. 中华医学会. 慢性腹痛基层诊疗指南（2019年）［J］. 中华全科医师杂志，2019，18（7）：618-627.

65. 欧阳钦. 临床诊断学［M］. 3版. 北京：人民卫生出版社，2019，37-39.

66. 中华医学会消化内镜学分会结直肠学组，中国医师协会消化医师分会结直肠学组，国家消化系统疾病临床医学研究中心. 下消化道出血诊治指南（2020）［J］. 中华消化内镜杂志，2020（10）.

67. Ozen S，Ruperto N，Dillon MJ，et al. EULAR/PReS endorsed consensus criteria for the classification of childhood vasculitides［J］. Ann Rheum Dis，2006，65：936.

68. Ford AC，Mahadeva S，Carbone MF，et al. Functional dyspepsia［J］. Lancet，2020，396：1689.

69. American College of Gastroenterology（ACG）and the Canadian Association of Gastroenterology（CAG）：Clinical guideline-Management of dyspepsia（2017）. https：//www.cag-acg.org/images/publications/CAG_CPG_Dyspepsia_AJG_Aug2017. pdf.

70. 中华医学会消化病学会分会胃肠动力学组，中华医学会消化病学会胃肠功能性疾病协作组. 中国功能性消化不良专家共识意见［J］. 中华消化杂志，2016，36（4）：217-228.

71. 中华医学会消化病学分会胃肠动力学组. 中国消化不良的诊治指南（2007大连）［J］. 胃肠病学，2008，13（2）：114-117.

72. 高燕，张海松. 血尿的常见原因及鉴别［J］. 临床荟萃，2016（6）.

73. 叶任高，刘冠贤. 临床肾脏病学［M］. 北京：人民卫生出版社，1997.

74. Mariani AJ，Mariani MC，Macchioni C，et al. The significance of adult hematuria：1000 hematuria evaluations including a risk-benefit and cost-effectiveness analysis［J］. J Urol，1989，141（2）：350-355.

75. Alawamlh OAH，Goueli R，Lee RK. Lower Urinary Tract Symptoms，Benign Prostatic Hyperplasia，and Urinary Retention［J］. Med Clin North Am，2018，102：301.

76. 谢幸，孔北华，段涛. 妇产科学［M］. 9版. 北京：人民卫生出版社，2022.

77. Munro MG，Critchley HOD，Fraser IS，et al. The two FIGO systems for normal and abnormal uterine bleeding symptoms and classification of causes of abnormal uterine bleeding in the reproductive years：2018 revisions［J］. Int J Gynaecol Obstet，2018，143：393.

78. Munro MG，Critchley HO，Broder MS，et al. FIGO classification system（PALM-COEIN）for causes of abnormal uterine bleeding in nongravid women of reproductive age［J］. Int J Gynaecol Obstet，2011，113：3.

79. 中华医学会风湿病学分会. 类风湿关节诊疗规范［J］. 中华内科杂志，2022，61（1）：51-59.

80. 中华医学会骨科分会. 中国骨关节炎诊疗指南（2021年版）［J］. 中华骨科杂志，2021，41（18）：1291-1314.

81. 约翰·莫塔著. 全科医学［M］. 5版. 张泽灵，刘先霞，主译. 北京：科学技术文献出版社，2020：333-354.

82. 王雪强，王于领，张志杰，等. 运动疗法治疗颈痛的中国专家共识［J］. 上海体育学院学报，2020（1）：59-69.

83. Monahan JJ，Waite RJ. Cervical spine. In：Orthopaedics in primary care［M］. Baltimore：Lippincott Williams Wilkins，1999.

84. Anderson BC. Office Orthopedics for Primary Care：Diagnosis and Treatment（3rdedition）［M］. Philadelphia，WB Saunders Company，2005.

85. Yang JD，Tam KW，Huang TW，et al. Intermittent Cervical Traction for Treating Neck Pain：A Meta-analysis of Randomized Controlled Trials［J］. Spine（Phila Pa 1976），2017，42（13）：959.

86. Laura M. Finucane，Aron Downie，MPhil，et al. International Framework for Red Flags for Potential Serious Spinal Pathologies［J］. Journal of Orthopaedic & Sports Physical Therapy，2020，50（7）：350-372.

87. Steven Z. George，PT，Julie M. Fritz，PT，Sheri P，et al. Interventions for the Management of Acute and Chronic Low Back Pain：Revision 2021［J］. Journal of Orthopaedic & Sports Physical Therapy，2021，51（11）：CPG1-CPG60.

88. NICE：Evidence-based recommendations on iFuse for treating chronic sacroiliac joint pain（2022）. https：//www.nice.org.uk/guidance/MTG39/chapter/1-Recommendations.

89. 中国康复医学会脊柱脊髓专业委员会专家组. 中国急/慢性非特异性腰背痛诊疗专家共识［J］. 中国脊柱脊髓杂志，2016，26（12）：1134-1138.

90. Pollock JR，Moore ML，McQuivey KS，Makovicka JL，Economopoulos K，Bingham JS.Clinical examination of the hip［J］. N Engl J Med，2022，386：e65.

91. Robert E.Rakel著. 全科医学［M］. 9版. 曾益新，主译. 北京：人民卫生出版社，2020：34-41.

92. Joseph S，Esherick M D，FAAFP.美国全科医生实用诊疗手册［M］. 4版. 郭伟，译. 南京：江苏凤凰科学技术，2019：347.

93. ROBERT S.PORTER，MD. 默克家庭医学手册［M］. 3版. 胡大一，译. 北京：人民卫生出版社，2020.

94. SHAH AS，SALLER J.Evaluation and diagnosis of back pain in children and adolescents［J］. J Am Acad Orthop Surg，2016，102（1）24：37.

95. 吴秋萍，郑若姮，王静. 全科医学临床诊疗思维研究——白带异常［J］. 中国全科医学，2021，24（17）：2236-2240.

96. 中华医学分会妇产科学分会. 细菌性阴道病诊治指南（2021年版）［J］. 中华妇产科杂志，2021，56（1）：3-6.

97. 中华医学分会妇产科学分会. 阴道毛滴虫病诊治指南（2021修订版）［J］. 中华妇产科杂志，2021，56（1）：7-10.

98. 中华医学分会妇产科学分会. 需氧菌性阴道炎诊治专家共识（2021修订版）［J］. 中华妇产科杂

志，2021，56（1）：11-14.

99. 中华医学分会妇产科学分会. 混合性阴道炎诊治专家共识（2021修订版）［J］. 中华妇产科杂志，2021，56（1）：15-18.

100. 樊尚荣，张慧萍. 2010年美国疾病控制中心阴道炎治疗指南［J］. 中国全科医学，2011，14（8）：821-822.

101. 王辰，王颖梅，薛凤霞. 复发性外阴阴道假丝酵母菌病的预防与治疗［J］. 中国实用妇科与产科杂志，2022，38（5）：487-491.

102. Mackay EV，Beischer NA，Pepperell RJ，et al. Ilustrated Textbook of Gynaecology（2nd edn）［M］. Sydney：WB Saunders，1992.

103. Munro MG，Critchley OD，Fraser IS，et al. FIGO Menstrual Disorders Committee. The two FIGO systems for normal and abnormal uterine bleeding symptoms and classification of causes of abnormal uterine bleeding in the reproductive years：2018 revisions［J］. Int J Gynaecol Obstet，2018，143（3）：393-408.

104. Munro MG，Critchley HO，Broder MS，et al. FIGO classification system（PALM-COEIN）for causes of abnormal uterine bleeding in nongravid women of reproductive age［J］. Int J Gynaecol Obstet，2011，113（1）：3-13.

105. 中华医学会妇产科学分会妇科内分泌学组. 异常子宫出血诊断与治疗指南（2022更新版）［J］. 中华妇产科杂志，2022，57（7）：481-490.

106. 中华医学会糖尿病学分会. 中国2型糖尿病防治指南（2020版）［J］. 中华糖尿病杂志，2021，13（4）：315-392.

107. 中华医学会糖尿病学分会. 中国2型糖尿病防治指南（基层版）［J］. 中华全科医师杂志，2013，12（8）：675-696.

108. 中华医学会糖尿病学分会，国家基层糖尿病防治管理办公室. 国家基层糖尿病防治管理手册（2019）［J］. 中华内科杂志，2019，58（10）：713-721.

109. 中国内分泌相关专家小组. 中国糖尿病防控专家共识［J］. 中华预防医学杂志，2017，51（1）：12-19.

110. 中华医学会糖尿病分会，国家基层糖尿病防治管理办公室. 国家基层糖尿病防治管理指南（2022）［J］. 中华内科杂志，2022，61（3）：249-262.

111. 孙英贤，赵连友，田刚，等. 高血压急症的问题中国专家共识［J］. 中华高血压杂志，2022，30（3）：207-218.

112. 国家心血管病中心，国家基本公共卫生服务项目基层高血压管理办公室，国家基层高血压管理专家委员会. 国家基层高血压防治管理指南2020版［J］. 中国循环杂志，2021，36（3）：209-220.

113. 中华医学会，中华医学杂志社，中华医学会全科医学分会，等. 高血压基层诊疗指南（2019年）［J］. 中华全科医师杂志，2019，18（4）：301-311.

114. 国家心血管病中心，中国医师协会，中国医师协会高血压专业委员会，等. 中国高血压临床实践指南［J］. 中华心血管病杂志，2022，50（11）：1050-1095.